Akademie der Landwirtschaftswissenschaften
der Deutschen Demokratischen Republik
Institut für Landwirtschaftliche Information und Dokumentation

# agroselekt

## reihe 3 • tierproduktion

Gegründet als „Landwirtschaftliches Zentralblatt"

BAND 33
1988
HEFT 11

Akademie-Verlag
Berlin

ilid

ISSN 0233-2752 agroselekt, reihe 3, tierproduktion, Berlin **33** (1988) 11, 1705—1896

Im Plan der bibliographischen Vorhaben der Deutschen Bücherei Leipzig 1988 unter der Nr. 111 registriert

**Bezugsmöglichkeiten:**

Bestellungen sind zu richten

- **in der DDR** an den Postzeitungsvertrieb unter Angabe der Kundennummer des Bestellers oder an den AKADEMIE-VERLAG BERLIN, Leipziger Str. 3/4, PF-Nr 1233, DDR-1086 Berlin;
- **im sozialistischen Ausland** an eine Buchhandlung für fremdsprachige Literatur oder an den zuständigen Postzeitungsvertrieb,
- **in der BRD** und Berlin (West) an eine Buchhandlung oder an die Auslieferungsstelle KUNST UND WISSEN Erich Bieber OHG Wilhelmstr 4–6, D 7000 Stuttgart 1,
- **in den westeuropäischen Ländern** an eine Buchhandlung oder an die Auslieferungsstelle KUNST UND WISSEN Erich Bieber GmbH, General Wille Str 4, CH-8002 Zürich;
- **im übrigen Ausland** an den Internationalen Buch- und Zeitschriftenhandel; den Buchexport, Volkseigener Außenhandelsbetrieb der Deutschen Demokratischen Republik, DDR-7010 Leipzig, Postfach 160, oder an den AKADEMIE VERLAG BERLIN, Leipziger Str 3/4, DDR-1086 Berlin

**agroselekt, reihe 3 · tierproduktion**

Herausgeber · Akademie der Landwirtschaftswissenschaften der Deutschen Demokratischen Republik, Institut für Landwirtschaftliche Information und Dokumentation.

Verlag Akademie-Verlag Berlin, Leipziger Str 3/4, 1086 Berlin; Fernruf: 2236221 oder 2236229; Telex-Nr.: 114420, Bank Staatsbank der DDR, Berlin, Kto.-Nr 6836-26-20712.

Anschrift der Redaktion · Akademie der Landwirtschaftswissenschaften der Deutschen Demokratischen Republik, Institut für Landwirtschaftliche Information und Dokumentation; Krausenstr. 38/39, Postschließfach 1295; DDR-1086 Berlin; Fernruf 2000461

Druckgenehmigung: Ag 451/35/88.

Offsetdruck und buchbinderische Verarbeitung · VEB Druckerei „Thomas Müntzer", DDR-5820 Bad Langensalza.

Erscheinungsweise Jährlich erscheint 1 Band mit 12 Heften sowie einem Jahres-Autoren- und -Deskriptorensachregister

Bezugspreis je Band einschließlich Register 420,— DM zuzüglich Versandspesen; Preis je Heft 35,— DM. Der gültige Jahresbezugspreis für die DDR ist der Postzeitungsliste zu entnehmen.

Bestellnummer dieses Heftes 1030/III-33/11.





AN (EDV) 47938

03000

Akademie der Landwirtschaftswissenschaften
der Deutschen Demokratischen Republik
Institut für Landwirtschaftliche Information und Dokumentation

# agroselekt
## reihe 3 • tierproduktion

Gegründet als „Landwirtschaftliches Zentralblatt"

BAND 33
1988
HEFT 11

Akademie-Verlag
Berlin

ilid

ISSN 0233-2752 agroselekt, reihe 3, tierproduktion, Berlin **33** (1988) 11, 1705—1896

# agroselekt — reihe 3 · tierproduktion



Im Plan der bibliographischen Vorhaben der Deutschen Bücherei Leipzig 1988 unter der Nr. 111 registriert

**Bezugsmöglichkeiten:**

Bestellungen sind zu richten

- in der DDR an den Postzeitungsvertrieb unter Angabe der Kundennummer des Bestellers oder an den AKADEMIE-VERLAG BERLIN, Leipziger Str. 3/4, PF-Nr 1233, DDR-1086 Berlin;
- im sozialistischen Ausland an eine Buchhandlung für fremdsprachige Literatur oder an den zuständigen Postzeitungsvertrieb,
- in der BRD und Berlin (West) an eine Buchhandlung oder an die Auslieferungsstelle KUNST UND WISSEN Erich Bieber OHG Wilhelmstr 4–6, D 7000 Stuttgart 1,
- in den westeuropäischen Ländern an eine Buchhandlung oder an die Auslieferungsstelle KUNST UND WISSEN Erich Bieber GmbH, General Wille Str 4, CH-8002 Zürich;
- im übrigen Ausland an den Internationalen Buch- und Zeitschriftenhandel; den Buchexport, Volkseigener Außenhandelsbetrieb der Deutschen Demokratischen Republik, DDR-7010 Leipzig, Postfach 160, oder an den AKADEMIE VERLAG BERLIN, Leipziger Str 3/4, DDR-1086 Berlin

**agroselekt, reihe 3 · tierproduktion**

Herausgeber: Akademie der Landwirtschaftswissenschaften der Deutschen Demokratischen Republik, Institut für Landwirtschaftliche Information und Dokumentation.

Verlag: Akademie-Verlag Berlin, Leipziger Str 3/4, 1086 Berlin; Fernruf: 2236221 oder 2236229; Telex-Nr.: 114420, Bank Staatsbank der DDR, Berlin, Kto.-Nr 6836-26-20712.

Anschrift der Redaktion: Akademie der Landwirtschaftswissenschaften der Deutschen Demokratischen Republik, Institut für Landwirtschaftliche Information und Dokumentation; Krausenstr. 38/39, Postschließfach 1295; DDR-1086 Berlin; Fernruf 2000461

Druckgenehmigung: Ag 451/35/88.

Offsetdruck und buchbinderische Verarbeitung: VEB Druckerei „Thomas Müntzer“, DDR-5820 Bad Langensalza.

Erscheinungsweise: Jährlich erscheint 1 Band mit 12 Heften sowie einem Jahres-Autoren- und -Deskriptorensachregister

Bezugspreis je Band einschließlich Register 420,— DM zuzüglich Versandspesen; Preis je Heft 35,— DM. Der gültige Jahresbezugspreis für die DDR ist der Postzeitungsliste zu entnehmen.

Bestellnummer dieses Heftes 1030/III-33/11.



AN (EDV) 47938

03000

## 60.10.15. zoologie

**t811 – 0001** intestinal calcium absorption: mechanisms and applications (eng)
bronner, felix. - in: j. nutrit.. - bethesda, md. 117(1987)8. - s. 1347 - 1352 : 1 abb., 1 tab., 51 lit. - arb.st:dep. biostruct. and funct., univ. connecticut, health center, farmington, ct 06032. - b14, r48
**intestinale absorption von calcium: mechanismen und applikation**
**60.10.15.10.15.; 60.10.15.10.15.30.; 60.10.15.10.15.30.05.**
*mineralstoff; calcium; absorption; vitamin d; applikation;*
der ca-transport im darm erfolgt sowohl transcellular als auch paracellular. die beiden prozesse werden diskutiert. prozess 1 erfolgt im proximalen intestinum und nimmt einen wert von vm = 22 mymol/h/g an, das entspricht dem 70fachen der theoret. flussrate von intracellularem ca. der transport wird ueber vit. d geregelt. der aktive ca-transport wird durch funktionale und/oder ernaehrungsfaktoren wie alter und ca-aufnahme, beeinflusst. prozess 2 wird nicht direkt von diesen faktoren beeinflusst. erfolgt ueber das ges. intestinum. diese passage verlaeuft ueber die zellzwischenraeume und wird durch lactose, bestimmte triglyceride und aminosaeuren beguenstigt. - r. krawielitzki / dummerstorf-rostock.

**t811 – 0002 hormonale manipulation des wachstums**
karg, h. - in: uebers. tierernaehr.. - frankfurt/m. 15(1987)1. - s. 1 - 27 : 4 abb., 6 tab., 97 lit. - arb.st:lehrstuhl physiol. fortpflanz. u. laktat., techn. univ. , muenchen, freising-weihenstephan. - b14=za 5636
**60.10.15.10.15.05.; 60.10.15.10.15.35.; 60.10.15.10.05.**
*wachstum; hormon; fleischleistung; rind; schaf; schwein;*
die hormonale wachstumsregulation ist multifaktoriell gesteuert. moeglichkeiten der foerderung, bes. exper. mit wachstumshormongaben (sth) an rinder, schweine und schafe sowie einsatz von beta adrenergen agonisten, insulinartigem wachstumsfaktor, st-immunisierungstechniken werden aufgezeigt. thyreostatika und glucocorticosteroide sind ohne grosse wirkung. die meisten erfahrungen liegen mit sexualhormonwirksamen anabolika vor. bes. bei ochsen und kaelbern wurden lm- und futterverwertungsverbesserungen damit erreicht. sachgerechter einsatz ist risikolos. die risikobewertung fuer trenbolon und zeranol steht noch aus. diethylstilbestrol ist wegen genotox. eigenschaften verboten. sth und somatomedine sind zur fleischproduktion geeignet. - h. steger / dummerstorf-rostock.

**t811 – 0003** effect of presence of large entodiniomorphid protozoa on the rumen bacterial flora, fauna composition of small entodinia and in vitro cellulolysis and xylanolysis (eng)
ushida, k.; kaneko, t.; kojima, y. - in: jap. j. zootechn. sci.. - tokyo 58(1987)10. - s. 893 - 902 : 2 abb., 5 tab., 27 lit., zus. in japan.. - b14=zb 4276
**effekt der anwesenheit grosser entodiniomorphider protozoen auf die bakterienflora und die zusammensetzung der fauna von kleinen entodinium-spezies im pansen sowie die zellulolyse und die xylanolyse in vitro**
**60.10.15.10.15.05.01.**
*schaf; pansen; protozoa; pansenmikroorganismen; verdauung ; in vitro;*
in-vitro-kulturen mit pansensaft von schafen nach der entfernung der protozoen (df), der besiedlung mit entodinium-spezies (e) bzw. entodinium-arten, diploplastron affine und polyplastron multivesiculatum (edp) betrug die verdaulichkeit der cellulose waehrend 48 h 0,524, 0,709 und 0,739 und die fuer xylan 0,431, 0,466 und 0,598. die stimulation zellylolyt. bakterien durch protozoen war fuer die hoeheren verdaulichkeiten verantwortlich. bei e war die bildung von propionat und butyrat aus cellulose gegenueber df erhoeht und stieg bei edp weiter an. die wiederauffindung von cellulose-c in den fermentationsendprodukten war bei d f am niedrigsten, was auf eine hoehere synthet. kapazitaet bei protozoenfreien schafen hinweist. - h. guertler.

**t811 – 0004** dostizhenija i problemy reguljacii mikrobnykh processov v ehkosisteme

rubca zhvachnykh zhivotnykh (rus)
tarakanov, b. v. - in: izvest. akad. nauk sssr, ser. biol.. - moskva (1987)6. - s. 881 - 893 : 1 abb., 2 tab., 64 lit., zus. in engl. - arb.st:borovsk, vnii fiziol. biochimii i pitanija s.-ch. zivotnych. - b14=z 507
**ergebnisse und probleme der regulierung mikrobieller prozesse im oekosystem des pansens von wiederkaeuern**
60.10.15.10.15.05.01.
*pansenmikroorganismen; proteinsynthese; stickstoff; bakteriophage; aminosaeure;*
die faehigkeit der mikroflora zur biosynthese von eiweiss im pansen variiert in bestimmten grenzen und wird limitiert durch die bedingungen der energet. und n-ernaehrung. die mikroflora der vormaegen besitzt adaptationsmoeglichkeiten gegenueber dem ersatz pflanzl. proteins in der ration durch nichteiweissstickstoff. die mechanismen des positiven einflusses der verfuetterung von aminosaeuren auf den organismus der tiere wird durch die mikroflora vermittelt. das auftreten von bakteriophagen und lysogenen ist fuer die mikrobiozoenose des pansens ueblich. es wird ein schema der regulierung der anzahl von zellen- und phagenpopulationen in diesem oekosystem vorgeschlagen. - k. witt.

**t811 - 0005** decomposition of soluble casein by rumen ciliate protozoa (eng)
shinchi, shuji; abe, matanobu. - in: jap. j. zootechn. sci.. - tokyo 58(1987)10. - s. 833 - 838 : 4 tab., 13 lit., zus. in engl.. - b14=zb 4276
**abbau von loeslichem casein durch pansenziliaten**
60.10.15.10.15.05.01.
*kuh; pansen; pansenmikroorganismen; verdauung; casein; protozoa;*
eine holsteinkuh mit pansenfistel erhielt taeglich 3 kg reisstroh und 4 kg konzentrat. durch zentrifugation wurden die pansenziliaten in die gruppe der holotrichen protozoen (h) und der entodiniomorphen protozoen (e) getrennt. die inkubation von suspensionen von h mit loeslichem casein (lc) bedingte nur einen geringen anstieg der npn-fraktion, dagegen kam es bei e zu einem sofortigen abbau. durch ultraschall behandelte praeparationen von e und h bauten lc ab. ein futterentzug ueber 20 h bewirkte einen rueckgang des abbaues von lc durch e, hatte aber bei h wenig einfluss. es wird gefolgert, das h zwischenzeitlich lc in ihrem organismus speichern und dann langsam abbauen. - h. guertler.

**t811 - 0006 untersuchungen zur in-sacco-verdaulichkeit von unterschiedlich vorbehandeltem und anschliessend gamma-bestrahltem weizenstroh**
schneider, matthias; ochrimenko, wassili iwanowitsch; flachowsky, gerhard. - in: wiss. z. univ., math.-naturwiss. r.. - leipzig 36(1987)3. - s. 267 - 273 : 6 tab., 11 lit., zus. in engl. - nach zus.. - b14=z 755
60.10.15.10.15.05.01.; 60.35.80.15.05.
*stroh; verdaulichkeit; pansenfermentation; gammastrahlen; loeslichkeit; +nylonbeutelmethode;*
mit hilfe der nylonbeutel-methode wurde der ts-verlust nach panseninkubation von chem. vorbehandeltem (2 bzw. 4 % naoh, koh, ca(oh)2 und naoh/koh-mischlauge) und dann mit gamma-strahlen bestrahltem (0,1, 0,25, 0,5 und 1 mgy) weizenstroh bestimmt. der durch die chem. vorbehandlung hervorgerufene aufschluss konnte durch die bestrahlung weiter erhoeht werden, wobei die dosisbezogene aufschlusswirkung von der jeweil. vorbehandlung beeinflusst wurde. der anstieg des ts-verlustes im pansen nach bestrahlung ist mit einer erhoehten auswaschung (loeslichkeitserhoehung, partikelzerkleinerung) erklaerbar. der mikrobielle abbau wurde vorwiegend von der chem. vorbehandlung beeinflusst.

**t811 - 0007** rumen and total diet digistibilities in lactating cows fed diets containing full-fat rapeseed (eng)
murphy, m.; uden, p.; palmquist, d. l. - in: j. dairy sci.. - champaign, ill. 70(1987)8. - s. 1572 - 1582 : 6 tab., 35 lit. - arb.st:uppsala, swed. univ. agric. sci., dep. animal nutrit. and managem.. - b14, or1
**pansen- und gesamtverdaulichkeiten von rationen bei laktierenden kuehen, die raps mit vollem fettgehalt enthielten**
60.10.15.10.15.05.02.; 60.45.10.10.07.02.

*kuh; fuetterung; laktation; verdaulichkeit; raps; fett;*
kuehe in der mittleren laktation erhielten entweder 7 kg konzentratfutter (ko) und 10 kg heu (kontrollgruppe k) oder ein ration, in der 1 bzw. 2 kg ko (gr. 1 bzw. 2) durch rapsschrot (r) ersetzt wurden. die verdaulichkeiten (v) der ts im pansen, der neutralen detergentienfaser (ndf) und der zellulose betrugen 52,1, 46,1 und 51,8 % fuer k. r senkte die v der ts im pansen sowie den ges. anteil an ts, der im pansen abgebaut wurde. die verminderung der v von zellulose durch r im pansen wurde durch die dickdarmverdauung kompensiert, bei gr. 1 auch ts, ndf und hemicellulose. die mikrobielle proteinsynthese betrug 17,3, 24,8 und 26,6 g mikrobielles n/kg scheinbar im pansen verdauter org. masse fuer die rationen der gr. k, 1 bzw. 2. - h. guertler.

**t811 - 0008** rumen turnover and digestion of normal and brown midrib sorghum x sudangrass hybrid silages in dairy cattle (eng)
wedig, c. l.; jaster, e. h.; moore, k. j. - in: j. dairy sci.. - champaign, ill. 70(1987)6. - s. 1220 - 1227 : 6 tab., 29 lit. - arb.st:urbana, univ. illinois, dep. animal sci.. - b14, or1
**pansen-turnover und verdauung von silage aus einer hybridzuechtung von normaler und brauner midrib-hirse x sudangras bei milchkuehen**
**60.10.15.10.15.05.02.; 60.45.10.10.07.02.**
*rind; pansen; verdauung; gras; verdaulichkeit; silage;*
8 wachsende holstein-faersen und 4 ochsen mit pansenfisteln erhielten ad libitum in einem fuetterungsversuch im latein. quadrat (4 x 4) silage aus 2 hirse x sudangras-varietaeten (1) und deren braune midrib-mutanten (2). die saure detergentienfaser und das saure detergentienlignin lagen bei 2 niedriger als bei 1. die parameter des verdauungsverlaufes erbrachten bei untersuchungen in situ keine unterschiede in den geschwindigkeitskonst. zwischen 1 und 2. das ausmass der verdauung war jedoch bei 2 zum zeitpunkt 72 h signifikant groesser als bei 1. dies laesst vermuten, dass der ligningehalt das ausmass der verdauung beeinflusst. - h. guertler.

**t811 - 0009** use of natural 13c abundances as a tracer in domestic animals - the effects of natural 13c abundances of the diet on natural 13c abundances of feces, blood and milk in dairy cattle (jap)
sutoh, madoka; yoneyame, tadakatsu; koyama, takeo. - in: jap. j. zootechn. sci.. - tokyo 58(1987)9. - s. 730 - 736 : 5 abb., 12 lit., zus. in engl.. - b14=zb 4276
**die verwendung von natuerlichem 13c-ueberschuss als tracer bei haustieren - der einfluss von natuerlichem 13c-ueberschuss in der ration auf den natuerlichen 13c-ueberschuss in kot, blut und milch von milchkuehen.**
**60.10.15.10.15.05.02.; 60.10.15.10.15.10.**
*milchrind; radioaktives isotop; kohlenstoff; blutplasma; milch; kot; blutprotein;*
untersuchungen des natuerl. unterschiedes im 13c/12c-verhaeltnis auf die eignung als tracer. dazu wurden 2 rationen verglichen. c3 (welsches weidelgras d 13c = -22 %) und c4 (maissilage d 13c = -16 %). bei c3 lagen die d 13c-werte im kot niedriger als in der ration, bei c4 lagen die verhaeltnisse umgekehrt. die blut- und milchwerte lagen bei beiden rationen hoeher. rationswechsel von c3 zu c4 fuehrte zur anpassung der d-13c-werte von kot und milch innerhalb von 5 d, das 13c/12c-verhaeltnis der milch reagierte demnach schnell auf die veraenderungen. die halbswertszeit von c im blutplasma betrug ca. 15,4 d und stimmte damit mit der halbwertszeit von plasmaprotein ueberein. die 13c-werte der roten blutkoerperchen blieben unveraendert. - r. krawielitzki / dummerstorf-rostock.

**t811 - 0010** o stepeni i skorosti raspada nejjtral"no-detergentnojj kletchatki v rubce krupnogo rogatogo skota (rus)
markin, ju. v. - in: vses. nauch.-issl. inst. zhivotnovodstva, bjull. nauch. rabot. - dubrovicy (1986)84. - s. 75 - 78 : 3 tab.. - b14=za 5069
**ueber den grad und die geschwindigkeit des abbaus von neutral-detergent-faser im pansen von rindern**
**60.10.15.10.15.05.02.; 60.45.05.10.07.01.02.; 60.45.10.10.07.**
*bulle; futtermittel; silage; verdaulichkeit; konservierungsmittel; pansen;*
*+neutral-detergent-faser;*
bullen erhielten maissilage ohne zusatz (1) oder mit einem speziellen silierzusatz (2) bzw. mit

formalin behandelt (3). mittels in-situ-technik wurde in 24 h ein abbau von 53,8/59,4/61,0 % der ts und 39,0/51,7/52,3 % der neutral-detergent-faser (nf) festgestellt. die abbaugeschwindigkeit war in den ersten 12 h am groessten, wobei im verlauf des abbaus zwischen den varianten keine wesentl. unterschiede bestanden. versuche an ochsen mit duodenalbrueckenfisteln ergaben einen abbau von 61,4/59,2/56,4 % der nf und 60,8/58,8/56,6 % der saeure-detergent-faser (sf) im pansen. die gesamt-verdaulichkeit der nf betrug 67,4/67,3/65,3 % und der sf 62,7/61,2/58,0 %. - m. ulbrich.

**t811 - 0011** a procedure for measuring peptides in rumen fluid and evidence that peptide uptake can be a rate-limiting step in ruminal protein degradation (eng)
chen, g.; russell, j. b.; sniffen, c. j. - in: j. dairy sci.. - champaign, ill. 70(1987)6. - s. 1211 - 1219 : 6 abb., 2 tab., 26 lit. - arb.st:ithaca, n. y., cornell univ., dep. animal sci.. - b14, or1
**ein verfahren zur bestimmung von peptiden im pansensaft und der augenscheinliche beweis dafuer, dass die peptidaufnahme ein geschwindigkeitsbegrenzender schritt im proteinabbau im pansen sein kann**
**60.10.15.10.15.05.02.; 60.45.10.10.07.02.**
*kuh; verdauung; protein; pansen; peptid; pansensaft;*
zur erfassung von peptiden (p) im pansensaft wurde er zentrifugiert und der ueberstand mit 5 % (endkonz.) perchlorsaeure behandelt. perchlorat wurde anschliessend durch einen ueberschuss an k-karbonat entfernt und nh3 durch kochen eliminiert. vor und nach der hydrolyse mit hcl wurde der ueberstand auf ninhydrin-positives material untersucht. pansensaft von einer kuh, die heu und konzentratfutter (16 % rp) erhielt, enthielt 1200 mg p/l 1 h nach der fuetterung und 400 mg/l 8 h danach. die p vor der fuetterung enthielten mehr p-bindungen als unmittelbar danach. die er ebnisse lassen vermuten, dass die aufnahme von p in pansenmikroorganismen ein geschwindigkeitsbegrenzender schritt im proteinabbau im pansen sein kann. - h. guertler.

**t811 - 0012 einfluss einer buttersaeureapplikation auf einige stoffwechselparameter bei rindern**
fuerll, m.; debbagh, m. n.; schaefer, m. - in: 18. jahrestag., univ., sekt. tierprod. u. veter.-med.. - leipzig (1987)t. 1. - s. 127 - 133 : 5 abb., 1 tab., zus. in russ., engl. - nach zus.. - b14=za 5228
**60.10.15.10.15.05.02.; 60.10.25.35.10.; 60.50.30.19.**
*rind; stoffwechselkrankheit; buttersaeure; pansen; leber; glykogen; +hypoglykaemie; +hyperketonaemie;*
intraruminale buttersaeure- (0,5 und 1,0 g/kg lm) bzw. na-butyratapplikationen ueber 3 wo. waehrend der fresszeiten fuehren bei rindern zu einem anstieg bis zum 5., normalisierung zwischen 12. bis 15. versuchstag und zu erneutem anstieg bis versuchsende des jeweils um 6.00 uhr gemessenen beta-oh-butyratgehaltes im plasma. in den phasen der hyperketonaemie sind unterschiedlich ausgepraegte indigestionserscheinungen sowie leistungsdepressionen zu beobachten. freie fettsaeuren im plasma verhalten sich analog, aber etwas phasenverschoben zu den ketonkoerpern, der glucosegehalt differiert bei den einzelnen altersgruppen, das leberglycogen veraendert sich nur unwesentlich. im tagesverlauf steigen die ketonkoerper weitaus hoeher an.

**t811 - 0013** obmen azotistykh veshhestv v rubce vysokoproduktivnykh korov pri razlichnom urovne ehnergeticheskogo pitanija (rus)
fedorjaka, v. p.; katrechko, l. i.; zamazijj, m. d. - in: sel. soderzhanie i profilaktika zabolevanijj zhivotnykh. - kishinev : stiinca, 1986. - s. 7 - 9 : 3 tab. - arb.st:udssr, moldawisches forschungsinst. tierzucht veter.-med.. - b14=1987 a.713
**der stickstoff-stoffwechsel im pansen von hochleistungskuehen bei unterschiedlichem energie-ernaehrungsniveau**
**60.10.15.10.15.05.02.; 60.45.05.10.02.02.; 60.10.15.10.15.12.**
*hochleistungskuh; stickstoffumsatz; pansen; energiekonzentration; laktation; +trockenstehperiode;*
nach der 1 laktation wurden aus einer herde von 27 kuehen der schwarzbunten rasse 3 gr. zu je 9 tieren gebildet. die versuchsdauer betrug 15 mon. waehrend der trockenstehperiode betrug das energieniveau 100 (kontrolle), 114,3 und 124 %, waehrend der ausgleichsperiode (1 mon.

nach dem abkalben) fuer alle 3 gr. 100 % und waehrend der laktation 100, 114 und 132 %. folg. n-kennziffern (mg n/100 g panseninhalt) wurden ermittelt: trockenperiode - gesamt-n 53,2, 34,3 und 40,6, eiweiss-n 39,0, 25,2 und 23,7, rest-n 14,2, 9,1 und 16,9 - r. thiele.

**t811 - 0014** factors affecting the rate of breakdown of bacterial protein in rumen fluid (eng)
wallace, r. j.; mcpherson, carol a. - in: brit. j. nutrit.. - london 58(1987)2. - s. 313 - 323 : 2 abb., 6 tab., 26 lit. - arb.st:aberdeen ab2 9sb, bucksburn, rowett. res. inst.. - b14, r48
**faktoren, die die rate des abbaus von bakteriellem protein in der pansenfluessigkeit beeinflussen**
**60.10.15.10.15.05.02.; 60.10.15.10.15.05.03.**
*wiederkaeuer; pansensaft; protein; verdauung;*
das protein von b. fibrisolvens, l. casei, m. elsdenii, s. ruminatium und s. bovis wurde mit 14c-leu markiert und der abbau durch inkubation der bakterien mit pansensaft (ps) in gegenwart von unmarkiertem leu bestimmt. die proteinabbaurate (pa), gemessen am freigesetzten 14c-leu, betrug in obiger reihenfolge der spezies 28,6, 18,1, 17,7, 10,5 und 5,3 %/h. pa bis max 3 %/h wurden registriert, wenn im ps keine protozoen vorhanden waren. die pa im ps stieg mit der zahl der kleinen entodiniumarten. die population der grossen entodiniumarten und holotricha beeinflusste die pa nicht. die pa war bei abgetoeteten bakterien so gross wie bei lebenden. die proteolyt. aktivitaet des ps veraenderte die pa nicht. - j. voigt / dummerstorf-rostock.

**t811 - 0015** the effect of protein infusion on urinary excretion of purine derivatives in ruminants nourished by intragastric nutrition (eng)
fujihara, t.; oerskov, e. r.; reeds, p. j. - in: j. agric. sci.. - cambridge 109(1987)1. - s. 7 - 12 : 4 abb., 1 tab., 24 lit. - arb.st:aberdeen, ab 2 9sb, bucksburn, the rowett res. inst.. - b14=z 283
**die wirkung einer proteininfusion auf die ausscheidung von purinderivaten im harn von wiederkaeuern, die durch intragastrische ernaehrung versorgt wurden**
**60.10.15.10.15.05.02.; 60.10.15.10.15.12.05.**
*rind; protein; infusion; harn; purin;*
im 1. exper. erhielten 2 ochsen (260 kg lm) ueber 2 wo. intragastr. infusionen von ffs + casein (450 kj/kg metabol. lm, 0...1120 mg n/kg metabol. lm). im 2. exper. wurde 2 laemmern (36 kg lm) neben ffs und casein intraabomasal 1150...4570 mg bakterienprotein mit 10,1 % nucleinsaeuren pro kg metabol. lm verabfolgt. die endogene ausscheidung von allantoin (a) nach der enzymat. umwandlung von hypoxanthin, xanthin und harnsaeure in a betrug bei den ochsen 72 und bei den laemmern 26 mg/kg metabol. lm/d, wenn keine nucleinsaeuren infundiert wurden. die ausscheidung der purinderivate stieg mit der aufnahme an nucleinsaeuren linear an. die zusaetzlich zur endogenen ausscheidung im harn gefundene menge an purinderivaten betrug 96 und 101 % der resorbierten menge. - j. voigt / dummerstorf-rostock.

**t811 - 0016** bicarbonate de soude contre l"acidose du rumen des vaches (fre)
... - in: cultivar 2000. - lille cedex (1986)201. - s. e-23, e-25 : 2 abb.. - b14=zb 4309
**natriumbikarbonat gegen die pansenazidose bei kuehen**
**60.10.15.10.15.05.02.; 60.45.10.10.07.04.; 60.50.30.19.**
*kuh; fuetterung; konzentrat; pansen; azidose; carbonsaeure; + natriumbicarbonat;*
pansenazidose entsteht bei einem ueberschuss an konzentrat, der durch grobfutter schnell zu korrigieren ist. maissilage oder gras fuehren zum auftreten einer azidose, ohne dass der konzentratanteil zu hoch ist. infolge des glucid- und zelluloseabbaues beim normalen energiestoffwechsel der wiederkaeuer werden ffs wie essig-, butter- und propionsaeure gebildet. 50...150 l speichen taegl. enthalten 10 g/l bikarbonat oder 500...1500 g bikarbonat. der ph-wert des blutes ist bei ph 7,35...7,45 zu halten. die bikarbonatwirkung besteht in besserem futterverzehr, einer erhoehung der milchleistung, steigerung der umsetzungen, beschraenkung der lm-verluste zu laktationsbeginn und einer wiederherstellung des normalen buttersaeuregehaltes. - h. busse.

**t811 - 0017** the effect of diet, intraruminal ph and osmolarity on sodium, chloride and magnesium absorption from the temporarily isolated and washed reticulo-rumen of

sheep (eng)
gaebel, g.; martens, h.; suendermann, margret. - in: quart. j. exper. physiol.. - edinburgh 72(1987)4. - s. 501 - 511 : 1 abb., 6 tab., 33 lit. - arb.st:hannover, school veter. med., dep. physiol.. - b14=za 5775
**der effekt der ration, des ph-wertes und der osmolaritaet im pansen auf die natrium-, chlorid- und magnesiumabsorption aus dem zeitweise isolierten und ausgewaschenen hauben-pansen-raum beim schaf**
60.10.15.10.15.05.03.; 60.10.15.10.15.30.03.
*schaf; vormagensystem; fuetterung; futtermittel; pansen; ph-wert;*
6 erwachsene schafe erhielten jeweils ueber 15 wo. nur heu, 36 % heu und 64 % konzentratfutter, 10 % heu und 90 % konzentratfutter bzw. wieder heu allein. unter verwendung von kuenstl. pansenfluessigkeit wurde die nettoabsorption von na, cl und mg aus dem gewaschenen pansen bestimmt. die aufnahme zunehmender anteile an konzentratfutter erhoehte die oberflaeche der pansenpapillen und die nettoabsorption von na, cl und mg. die elektrolytaufnahme wurde bei einer senkung des ph-wertes erniedrigt. die fuetterung von heu allein brachte oberflaeche, resorptionskapazitaet sowie resistenz gegen niedrige ph-werte wieder auf das kontrollniveau. - h. guertler.

**t811 - 0018** involvement of the solid phase of rumen digesta in the interaction between copper, molybdenum and sulphur in sheep (eng)
allen, j. d.; gawthorne, j. m. - in: brit. j. nutrit.. - london 58(1987)2. - s. 265 - 276 : 1 abb., 5 tab., 32 lit. - arb.st:murdoch, western australia 6150, univ., school of vet. studies. - b14, r48
**die beteiligung der festen phase der pansendigesta an der wechselwirkung zwischen kupfer, molybdaen und schwefel beim schaf**
60.10.15.10.15.05.03.; 60.10.15.10.15.30.
*schaf; pansen; verdauung; resorption; kupfer; schwefel; molybdaen;*
die untersuchungen erfolgten an hammeln (pansenfistel), deren ration aus weizenheu, luzernehaecksel und hafer (40 : 40 : 20) bestand und pro kg ts 3,3 mg cu, 0,24 mg mo, 15,6 mg zn und 26,7 mg fe enthielt. geprueft wurde der einfluss des zusatzes von 5...25 mg mo/kg ts als ammoniummolyhdat (am) oder tetrathiomolybdat (tm). 88 % des cu und 94 % des mo waren mit der festen phase (fp) verbunden. durch am und tm wurde der anteil weiter erhoeht, und der tce-loesl. cu-anteil nahm ab. durch tm erfolgt eine enge bindung des cu an proteinfraktionen mit einer hohen molmasse. ein zusatz von sulfid beeinflusste die cu-verteilung nicht. tm bildet mit protein einen komplex, der cu chelliert, wodurch bei mo-reicher fuetterung die cu-resorption sinkt. - j. voigt / dummerstorf-rostock.

**t811 - 0019** rumen fluid volume and retention time of digesta in an indigenous and a conventional breed of sheep fed a low quality, fibrous diet (eng)
weyreter, h.; heller, r.; dellow, d. - in: z. tierphysiol., tierernaehr. u. futtermittelkd.. - hamburg 58(1987)1/2. - s. 89 - 100 : 2 abb., 4 tab., 21 lit., zus. in dt. - arb.st:d- 3000 hannover, bischhofsholer damm 15, tieraerztl. hochschule, abt. physiologie. - b14=z 426
**pansenfluessigkeitsvolumen und retentionszeit von magen-darminhalt bei heidschnucken und schwarzkopfschafen bei fuetterung mit stroh und abnehmenden konzentratfuttermengen**
60.10.15.10.15.05.03.; 60.45.15.10.01.07.
*schaf; fuetterung; stroh; konzentrat; pansensaft; retention;*
je 3 heidschnucken (h, 30...45 kg lm) und schwarzkopfschafe (s, 50 kg lm) erhielten weizenstroh ad libitum und schrittweise abnehmende mengen konzentrat. h hielten ihre lm, s nahmen um 20 % ab. die lm ohne panseninhalt sank bei h um 17 %, bei s um 29 %. wenn nur stroh gefuettert wurde, verdoppelten h das pansenvol., es erhoehte sich auf 31,6 % der lm. s erhoehten das pansenvol. nur wenig. h hielten i. vgl. zu s die partikel signifikant laenger im magen-darm-trakt zurueck. sie erhoehten die partikelretentionszeiten, wenn weniger konzentrat gegeben wurde. die ad libitum verzehrte strohmenge war bei s und h gleich, die ffs-konz. im pansen infolge verringerter verduennungsrate des panseninhaltes bei h hoeher als bei s. - j. voigt / dummerstorf.

**t811 - 0020 die gastrointestinalflora des schweines und ihre regulationsmechanismen**
schulze, frank. - in: fortsch.-ber. landwirtsch. u. nahrungsgueterwirtsch.. - berlin 25(1987)4. - 72 s. : 6 abb., 9 tab., 438 lit. - nach zus.. - b14=za 4266
**60.10.15.10.15.05.05.; 60.10.15.05.10.; 60.10.15.10.05.**
*schwein; verdauungssystem; darmflora; kontrolle;*
beim schwein finden sich in allen abschnitten des gastrointestinaltraktes lebensgemeinschaften von mikroorganismen, die sich dem jeweiligen lebensraum optimal angepasst haben. der makroorganismus bildet mit seiner mikroflora ein rel. stabiles system. da die darmflora zahlreiche pathogene keime enthaelt, bildet sie eine staendige gefahr fuer den makroorganismus. eine unkontrollierte bakterienvermehrung im darmkanal wuerde den wirt schnell ueberfluten. zahlreiche befunde ueber die rel. stabilitaet der gastrointestinalflora weisen auf das vorhandensein wirksamer regulationsmechanismen fuer die bakterienvermehrung und aufrechterhaltung der eubiose hin.

**t811 - 0021** flavouring agents improve feed acceptability (1) (eng)
el boushy, a. r.; kennedy, d. a. - in: poultry. - doetinchem 3(1987)4. - s. 32 - 33 : 1 abb., 1 tab. - arb.st:dep. animal nutrit., agric. univ., wageningen. - b14=zb 4247
**geschmackstoffe verbessern futterakzeptanz : 1. mitt.**
**60.10.15.10.15.05.06.**
*gefluegel; fuetterung; geschmack; futteraufnahme; futterzusatz;*
es wird dargestellt, dass durch geschmackstoffe auch beim gefluegel eine maskierung weniger akzeptierter rationsbestandteile sowie bessere futteraufnahme unter stressbedingungen moeglich sind. ausgehend von ueberlegungen zur ausbildung des geschmack- und geruchsinnes des gefluegels i. vgl. zu anderen tierarten werden verschiedene versuchsergebnisse zur beeinflussung der futteraufnahme aufgefuehrt. es werden als faktoren der futterakzeptanz u. a. die physikal. form, korngroesse, farbe sowie physiol. effekte angesprochen und geschmacksbeeinflussende futterzusaetze und -inhaltsstoffe aufgefuehrt. - r. schubert / merbitz.

**t811 - 0022** selenium-mercury interaction during intestinal absorption of 75se compounds in chicks (eng)
mykkaenen, h. m.; metsaeniitty, l. - in: j. nutrit.. - bethesda, md. 117(1987)8. - s. 1453 - 1458 : 1 abb., 4 tab., 40 lit. - arb.st:helsinki, univ., dep. nutrit.. - b14, r48
**selen-quecksilber-wechselwirkung waehrend der intestinalen absorption von 75se-verbindungen bei kuehen**
**60.10.15.10.15.05.06.; 60.10.15.10.15.30.**
*kueken; sorption; selen; quecksilber;*
die wirkung von hgcl2 und ch3hgcl auf die intestinale resorption von se-verbindungen (na2se03, na2se04, se-met) wurde bei 3 wo. alten leghorn-haehnen mittels duodenaler schleifentechnik untersucht. die ergebnisse zeigen eindeutig, dass die wechselwirkung zwischen se und hg waehrend der resorption am groessten ist, wenn diese elemente in anorg. form vorliegen und der hg-gehalt den se-gehalt mehrfach uebersteigt. da diese bedingungen normalerweise nicht vorliegen, hat die intestinale wechselwirkung zwischen beiden elementen keine nutritive bedeutung. - j. voigt / dummerstorf-rostock.

**t811 - 0023** utilisation digestive de rations riches en lignines chez le lapin en croissance. mesures de flux et de transit dans differents segments digestifs (fre)
gidenne, t. - in: ann. zootechn.. - paris 36(1987)2. - s. 95 - 108 : 6 tab., 35 lit., zus. in engl.. - b14=za 1162
**die scheinbare verdaulichkeit ligninreicher rationen beim wachsenden kaninchen. messungen des durchflusses und der durchgangsgeschwindigkeit in verschiedenen segmenten des verdauungskanales**
**60.10.15.10.15.05.07.; 60.45.36.05.07.; 60.45.05.10.07.01.01.**
*kaninchen; lignin; verdaulichkeit; magen; darm; verdauung;*
mit zunehmendem gehalt an geruestsubstanzen (gs) und ligninen sinkt die verdaulichkeit. die retentionszeit im magen und blinddarm ist rel. kurz. bei einem ligningehalt von 7,4...12,8 % ist ausser der energie- und zelluloseverdauung die verdaulichkeit geringer. im magen nehmen gs

zu, waehrend sie im zaekum wenig variieren. die auf kontrollschlachtungen zu verschiedener zeit basierende methode hat sich bei markiert gefuetterten kaninchen bei der messung des durchflusses als nicht adaequat erwiesen. einzelne gs haben verschiedene durchgangsgeschwindigkeiten. das problem der durchflussschaetzung beruht auf einer repraesentativen durchflussmenge. die gewinnung der digesta mit kanuelen kann das problem loesen. - h. busse.

**t811 - 0024** vitamin a status needed to maintain vitamin a concentrations in nonhepatic tissues of the pregnant rat (eng)
wallingford, john c.; underwood, barbara a. - in: j. nutrit.. - bethesda, md. 117(1987)8. - s. 1410 - 1415 : 1 abb., 5 tab., 30 lit. - arb.st:nat. eye inst., nat. inst. health, bethesda, md 20892. - b14, r48
**der vitamin-a-status, der gebraucht wird, um die vitamin-a-konzentration im nichthepatischen gewebe der traechtigen ratte aufrechtzuerhalten**
**60.10.15.10.15.05.07.; 60.10.15.10.15.35.03.**
*ratte; vitamin a; plazenta; fetus;*
untersuchungen der wechselwirkung zwischen vit.-a-gehalt im gewebe des muttertieres und vit.-a-anreicherung der feten bei vit.-a-entzug. zwischen 0 und 10 re g/d wurden signifikante vit.-a-unterschiede in placenta und feten festgestellt, waehrend bei anderen organen diese unterschiede nicht auftraten. regressionsgleichungen zeigten gute lineare uebereinstimmung zwischen vit.-a-gehalt des nichthepat. gewebes und den leberwerten bei vit.-a-entzug. schlussfolgerung aus den untersuchungen: es wird ein status von 3 myg/g leber gebraucht, um den vit.-a-stoffwechsel der traecht. ratte aufrechtzuerhalten. vit.-a-entzug ist fuer feten ein groesseres risiko als fuer muttertiere. - r. krawielitzki / dummerstorf-rostock.

**t811 - 0025** influence of usual zinc intake and zinc in a meal on 65zn retention and turnover in the rat (eng)
hunt, janet r.; johnson, phyllis e.; swan, patricia b. - in: j. nutrit.. - bethesda, md. 117(1987)8. - s. 1427 - 1433 : 2 abb., 3 tab., 21 lit. - arb.st:u.s. dep. agric., agric. serv., grand forks, human nutrit. res. center, grand forks. - b14, r48
**einfluss der gewoehnlichen zinkaufnahme und zink in einem mehl auf 65zn-retention und turnover bei der ratte**
**60.10.15.10.15.05.07.; 60.10.15.10.15.30.; 60.10.15.10.15.30.05.**
*ratte; retention; absorption; zink;*
rationen, die 12...151 mg zn/kg enthielten, wurden an ratten verfuettert und nach 3 wo. ein 65zn-markiertes mehl verabfolgt. retention und turnover wurden ueber die ganzkoerperanalyse erfasst. die ergebnisse zeigten, dass zn-gehalt von mehl und gewoehnl. zn-aufnahme getrennt wirksame, aber sich gegenseitig beeinflussende faktoren darstellen. die zn-retention war umgekehrt proportional dem natuerl. log des zn-gehaltes im mehl bei werten von 0,09...26 mymol. hoeherer zn-gehalt fuehrte zu hoeheren mengen an retiniertem zn, waehrend die menge in % abnahm. ein math. modell zur erfassung der beziehungen wurde aufgestellt. dessen graph. darstellung zeigte, dass der einfluss des zn der ration auf die zn-retention bei geringeren werten am hoechsten ist. - r. krawielitzki / dummerstorf-rostock.

**t811 - 0026** lack of an effect of dietary fructose on severity of zinc deficiency in rats (eng)
smith jun., j. cecil; failla, mark l.; fields, meira. - in: j. nutrit.. - bethesda, md. 117(1987)8. - s. 1443 - 1446 : 3 tab., 24 lit. - arb.st:u.s.dep. agric., beltsville, nutrit. res. center, beltsville, md 20705. - b14, r48
**das fehlen eines einflusses von fructose in der ration auf die hoehe des zn-mangels bei ratten**
**60.10.15.10.15.05.07.; 60.10.15.10.15.30.05.; 60.10.15.10.15.10.03.**
*ratte; zink; mangel; kohlenhydrat; fructose; staerke;*
in einem 2 x 2 faktoren-versuch mit 76 ratten, eingeteilt in 4 gr., wurde wie folgt gefuettert: 1. zn-mangel + fructose, 2. zn-mangel + maisstaerke, 3. zn-ausreichend + fructose, 4. zn-ausreichend + maisstaerke (0,7 oder 31 myg zn/g). die ergebnisse zeigen, dass durch die art des gewaehlten kohlenhydrates die hoechst empfindlichen indikatoren auf den zn-status der

tiere nicht veraendert wurden. dazu gehoeren wachstum, morbiditaetsrate, zn-konz im blutplasma und knochen. schlussfolgerung: die bei frueheren untersuchungen gefundenen wechselbeziehungen zwischen kohlenhydraten und cu, fe und se sind fuer diese spezifisch und koennen nicht auf zn erweitert werden. - r. krawielitzki / dummerstorf-rostock.

**t811 - 0027** iron, zinc and copper interactions: chronic versus acute responses of rats (eng)
storey, m. l.; greger, j. l. - in: j. nutrit.. - bethesda, md. 117(1987)8. - s. 1434 - 1442 : 8 tab., 43. - arb.st:dep. nutrit. sci., univ. wisconsin, madison, wi 53706. - b14, r48
**eisen, zink und kupferwechselbeziehungen: chronische gegen akute reaktionen bei ratten**
60.10.15.10.15.05.07.; 60.10.15.10.15.30.05.
*ratte; zink; eisen; kupfer; wechselwirkung; ueberernaehrung; mineralstoff;*
ratten erhielten rationen mit 33...35 myg fe/g und 15...25 myg zn/g und mit uebermaess. konz. von 1408...3042 myg fe/g und 2441...2470 myg zn/g. fe-ueberschuss hatte keinen einfluss auf die 65zn-retention (schienbein, niere, leber) und auf die scheinbare absorption von 65zn. dagegen fuehrte zn-ueberschuss zu geringeren haematitiswerten, und die scheinbare absorption und retention von 59fe (schienbein, niere, leber) wurden herabgesetzt. der cu-gehalt des serums sank auf weniger als 30 % i. vgl. zu kontrolltieren. die untersuchungen werden mit werten anderer vff. verglichen. die verdauung eines zn-ueberschusses hatte einen groesseren einfluss auf den fe-metabolismus als ein fe-ueberschuss auf den zn-metabolismus. - r. krawielitzki / dummerstorf-rostock.

**t811 - 0028** the effect of diet on the flux of propionate carbon through the citric acid cycle and gluconeogenic pathway in sheep hepatocytes (eng)
jessop, n. s.; scaife, j. r. - in: biochem. soc. trans.. - london 15(1987)5. - s. 828 - 829 - arb.st:edinburgh, school agric.. - b14=za 5727
**der einfluss der ernaehrung auf den fluss des propionat-kohlenstoffs durch den zitronensaeurezyklus und die glukoneogenese in schafhepatozyten**
60.10.15.10.15.10.03.; 60.10.15.10.15.05.03.
*schaf; leber; intermediaerstoffwechsel; kohlenhydratstoffwechsel; stofftransport; kohlenstoff;*
vff. gewannen hepatozyten von schafen, die entweder grobfutterreiche oder konzentratreiche rationen erhielten. anschliessend wurden die hepatozyten in pufferloesungen aufbewahrt, und es erfolgte der zusatz verschiedener propionatmengen (2 bzw. 20 mmol). die ration der schafe hatte nur einen geringen einfluss auf die aktivitaet der hepatozyten bei zulage von 2 mmol propionat. durch die hoehere propionatzulage erhoehte sich die glucosesynthese, und es zeigten sich einfluesse der ration auf den propionsaeurefluss im zitronensaeurezyklus der hepatozyten. - g. h. richter.

**t811 - 0029** measurement and use of d-alanine as a bacterial marker (eng)
garrett, j. e.; goodrich, r. d.; meiske, j. c. - in: canad. j. animal sci.. - ottawa 67(1987)3. - s. 735 - 743 : 7 tab., 28 lit. - arb.st:st. paul, mn 55108, univ. of minnesota, dep. of anim. sci.. - b14=za 2030
**messung und nutzung von d-alanin als bakterienmarker**
60.10.15.10.15.10.07.
*bacteriophyta; stickstoff; alanin;*
d-alanin kann mit hoher genauigkeit und richtigkeit bestimmt werden. es ist dap als marker fuer bakterien-n ueberlegen, da der variationskoeff. des n : indikator-verhaeltnisses geringer ist (15,4 zu 35,2 %). das n : indikator-verhaeltnis betrug fuer d-alanin 13,78, fuer dap 31,35. die korrelation zwischen dem n : d-alanin-und n : dap-verhaeltnis betrug 0,7, zwischen dem d-alanin- und dap-gehalt 0,33. das n : d-alanin-verhaeltnis von bakterien aus einer in-vitro-kultur war etwa doppelt so gross wie von in-vivo-bakterien bei gleicher diaet. deshalb sollte stets das n : d-alanin-verhaeltnis in den bakterien bestimmt werden. - j. voigt / dummerstorf-rostock.

**t811 - 0030** 1,25-dihydroxyvitamin d3 regulates tubulin expression in chick intestine (eng) nemere, ilka; theofan, georgia; norman, anthony w. - in: biochem. and biophys. res. commun.. - new york 148(1987)3. - s. 1270 - 1276 : 3 abb., 29 lit. - arb.st:div. biomed. sci., dep. biochem. univ. california, riverside ca 92521. - b14=za 5667

**1,25-dihydroxyvitamin d3 reguliert den tubulinabdruck im kuekendarm**

60.10.15.10.15.12.05.; 60.10.15.10.15.35.03.; 60.10.25.30.10.

*kueken; darm; vitamin d; stoffwechsel; proteinsynthese; rns;*

die unterdrueckung der proteinsynthese durch zykloheximidgabe in vivo fuehrt in 30 min zu einem 2fachen anstieg in der rna-hybridisierung mit einer alpha-tubulinprobe. der vit.-d-status offenbart eine zusaetzl. regulator. komponente. die analysen des ges. tubulingehaltes durch 3h-colchicin zeigen eine geringe bindung der proteine bei vit.-d-mangelkueken, ein anstieg des proteinniveaus tritt 1...15 h nach der 1,25-(oh)2d3-gabe ein. die max. bindungskapazitaet konnte 20 h nach hormonbehandlung und in normalen kueken nachgewiesen werden. - k. gruhn.

**t811 - 0031** vlijanie antitel k mitokhondrial"nomu k+-transportirujushhemu belku na transport k+ v mitokhondrijakh pecheni krysy (rus)

skarga, ju. ju.; dolgacheva, l. p.; fedotcheva, n. i. - in: ukr. biokhim. zh.. - kiev 59(1987)6. - s. 54 - 59. - b14=za 1248

**einfluss von antikoerpern gegen k+-transport-protein auf den transport von k+ in rattenlebermitochondrien**

60.10.15.10.15.12.05.; 60.10.15.10.15.30.03.

*rattus; lokation; kalium; protein; antikoerper; mitochondrie;*

der k+-transport in rattenlebermitochondrien wurde mittels immunochem. methoden untersucht. antikoerper gegen k+-transportprotein in den mitochondrien (mw 60000) wurden isoliert und als moegliche inhibitoren des k-transportes genutzt. die antikoerper verminderten den durch dinitrophenol induzierten efflux und das energieabhaeng. anschwellen um 50 %, ohne veraenderungen der atmung und der oxydativen phosphorylierung zu bewirken. - f. schoene.

**t811 - 0032** estimation of bioavailable amino acids in feedingstuffs for poultry and pigs : a review with emphasis on balance experiments (eng)

sibbald, i. r. - in: canad. j. animal sci.. - ottawa 67(1987)2. - s. 221 - 300 : 1 tab., 757 lit., zus. in franz. - arb.st:animal res. centre, agric. canada, ottawa, ontario, canada. - b14=za 2030

**bestimmung der biologisch verfuegbaren aminosaeuren in futtermitteln fuer gefluegel und schweine : ein ueberblick unter besonderer beruecksichtigung von bilanzversuchen**

60.10.15.10.15.12.05.; 60.10.15.10.15.05.05.; 60.10.15.10.15.05.06.

*futtermittel; inhaltsstoff; aminosaeure; verfuegbarkeit; gefluegel; schwein;*

vf. begruendet in einer umfangreichen lit.-uebersicht die notwendigkeit der bestimmung der verfuegbaren aminosaeuren (as), zeigt bedeutung und grenzen der verschiedenen methoden auf und vergleicht deren ergebnisse. im einzelnen werden behandelt: analytik der gesamt-as, bestimmung der biol. verfuegbaren as 1. in vitro (enzymat., chem., farbbindung, hydroxyprolin) 2. indirekt biol. (mikrobiol., insekten-, plasma-as-, n-verdauungs-untersuchungen) und 3. direkt biol. (wachstums- und bilanzversuche an schweinen und gefluegel mit ihren einflussfaktoren, wie z. b. versuchsdauer, umgebung, metabol. und endogene verluste, darmmikroflora, hemmfaktoren) sowie die nylonbeutelmethode. - j. wuensche / dummerstorf-rostock.

**t811 - 0033** influence of the gut microflora on protein synthesis in tissues and in the whole body of chicks (eng)

muramatsu, tatsuo; takasu, osamu; furuse, mitsuhiro. - in: biochem. j.. - london 246(1987)2. - s. 475 - 479 - arb.st:labor. anim. nutrit., school agric., nagoya univ., chikusa-ku, nagoya 464, japan. - b14=z 682

**einfluss der darmmikroflora auf die proteinsynthese in geweben und im gesamtkoerper von kueken**

60.10.15.10.15.12.05.; 60.10.15.10.15.05.06.

*kueken; mikroorganismus; darmflora; proteinsynthese; gewebe (tier);*

das wachstum von keimfreien kueken war signifikant hoeher als bei konventionellen tieren. eine groessere masse von leber, milz, duenn- und dickdam wurde bei den konventionellen kueken ermittelt. im jenunum und ileum sowie im gesamtkoerper erreichten die konventionellen kueken eine hoehere proteinsyntheserate. die gebildete menge an protein war in leber, jejunum und caecum bei abwesenheit der darmflora groesser. kein effekt der mikroben wurde auf die proteinsynthese im restkoerper (ohne darm und leber) ermittelt. - g. richter.

**t811 - 0034 effektive nutzung der eiweissressouren bei nichtwiederkaeuern auf der grundlage neuer erkenntnisse zum stickstoff- und aminosaeurenstoffwechsel**
gebhardt, g.; liebert, f. - in: 18. jahrestag., univ., sekt. tierprod. u. veter.-med.. - leipzig (1987)t. 1. - s. 180 - 192 : 5 abb., 2 tab., zus. in russ., engl.. - b14=za 5228
**60.10.15.10.15.12.05.; 60.45.05.10.02.02.; 60.45.20.10.07.**
*schwein; proteinstoffwechsel; stickstoffbilanz; aminosaeure essentielle; lysin; bedarf; +aminosaeure wirksame; +proteinansatzvermoegen;*

**t811 - 0035** vlijanie na soevija beltahk vahrkhu preminavaneto na khimusa v khranosmilatelnija trakt na plahkhove (bul)
georgieva, natalija; puncheva, margarita. - in: zhivotnovahdni nauki. - sofija 24(1987)7. - s. 71 - 75 : 2 tab., 20 lit., zus. in russ., engl. - nach russ. zus.. - b14=za 4615
**die wirkung von sojaeiweiss auf den chymusdurchgang bei ratten**
**60.10.15.10.15.12.05.; 60.10.15.10.15.05.07.**
*rattus; futterdurchgang; eiweiss; sojabohne; peristaltik; darm;*
mit hilfe der marker-methode (polyethylenglycol) untersuchte man die wirkung einer unterschiedl. menge sojaeiweiss (se). der versuch erfolgte mit 40 maennl. wistar-ratten im alter von 50 d und einer lm von 125 g, die 35 d lang rationen mit 10, 18 und 34 % se enthielten. die durchgangsgeschwindigkeit bestimmte man 5 d lang alle 24 h anhand der marker-menge in ihren exkrementen. nach 20 d fuetterung mit geringem se-anteil (10 %) ist der durchgang beschleunigt, bei erhoehtem se-gehalt (34 %) verzoegert. bei 18 % se ist die chymusdurchgangsgeschwindigkeit die gleiche wie in der kontrolle. nach 35taeg. fuetterung mit unterschiedl. se-mengen gab es keine veraenderung der geschwindigkeit des chymusdurchgangs mehr.

**t811 - 0036** amino acid absorption and endogenous amino acids in the lower ileum and excreta of chicks (eng)
bielorai, rachel; iosif, bernard. - in: j. nutrit.. - bethesda, md. 117(1987)8. - s. 1459 - 1462 : 3 tab., 19 lit. - arb.st:the volcani center, agric. res. organiz., inst. animal sci., dep. animal nutrit., bet dagan, israel. - b14, r48
**aminosaeurenresorption und endogene aminosaeuren im unteren ileum und in den exkreten von kueken**
**60.10.15.10.15.12.05.; 60.10.15.10.15.05.06.**
*kueken; resorption; aminosaeure; inhaltsstoff; dickdarm/exkret;*
an 6 gr. von je 15 kueken (10...16 d alt) wurden halbsynthet. diaeten mit fallenden soja-protein-gehalten (ca. 35, 26, 18, 9, 5 g n/kg, n-frei) und mg-ferrit als marker ad libitum gefuettert. aus den as-gehalten im inhalt des unteren ileum(il) und den exkreten(kot,k) wurde die scheinbare as-resorption(sr) und nach der regressiven methode die wahre as-resorption(wr) ermittelt. wr-k war hoeher als sr-k der proteinreichen diaeten 1...3, sr-il(diaeten 1...3) und wr-il waren aehnlich den wr-k-daten. die endogenen as-werte der n-frei gefuetterten kueken lagen sowohl im il als auch im k hoeher als die regressiv berechneten, und im il scheint auch das endogene as-muster veraendert zu sein. - j. wuensche / dummerstorf-rostock.

**t811 - 0037** protein degradation in yeast (eng)
teichert, ulrich; mechler, bernd; mueller, hanne. - in: biochem. soc. trans.. - london 15(1987)5. - s. 811 - 815 - arb.st:freiburg, univ., biochem. inst.. - b14=za 5727
**proteinabbau in hefe**
**60.10.15.10.15.12.05.; 60.45.05.10.07.01.26.**
*futterhefe; protein; proteolyse; proteinase;*

intrazellulaere proteolyse kann zu einem kompletten verschwinden des proteins fuehren. zum anderen koennen proteinasen (p) aufgrund begrenzter einschnitte in das protein, dessen biol. verhalten veraendern. unspez. p, die jedes protein angreifen, sind in ihrer aktion auf zellulaere kompartimente (lysosom, vacuole) beschraenkt. p, die ueberall in zellen vorkommen, muessen sehr spezifisch sein. sie bauen nur proteine ab, welche sie aufgrund bestimmter as-sequenzen oder anderer merkmale erkennen. die meisten untersuchten p der einzellereukaryotenhefe werden beschrieben. diese in den vakuolen vorkommenden p weisen unterschiede, aber auch gemeinsamkeiten i. vgl. zu den lysosomalen endopepdidasen auf. - f. schoene.

**t811 - 0038** protein degradation in animal cells (eng)
mayer, r. j. - in: biochem. soc. trans.. - london 15(1987)5. - s. 820 - 823 - arb.st:nottingham, univ., med. school, dep. biochem.. - b14=za 5727
**proteinabbau in tierischen zellen**
**60.10.15.10.15.12.05.**
*gewebe (tier); protein; proteolyse; proteinase;*
vf. postuliert einen protein-turnover-zyklus (ptz) mit den folg. voraussetzungen fuer den proteinabbau (pa): a) direkter pa innerhalb der zellorganellen ist lediglich im zellkern von bes. bedeutung, b) p, die sich zufaellig von den orten der funktion zu denen des abbaus bewegen, c) sequenz- und konformationserkennungssignale werden durch p an die orte des abbaus gesendet, d) die intrazellulaere p-erkennung und -uebertragung entwickelte sich, um "selbst" und "fremd" zu trennen oder um intrazellulaere krankheitsausloeser ("pathogens") zu eliminieren, e) einige p widerstehen dem abbau und bilden intrazellulaer aggregate, f) p-abkoemmlinge in beanspruchten zellen, beispielsweise bei hitzeschock, koennen ueber den ptz eliminiert werden. - f. schoene.

**t811 - 0039** gidroliznyjj sakhar v racione molochnykh korov (rus)
kirilov, m. p.; buzik, r. b.; iljukhina, l. a. - in: vses. nauch.-issl. inst. zhivotnovodstva, bjull. nauch. rabot. - dubrovicy (1986)84. - s. 18 - 21 : 2 tab.. - b14=za 5069
**hydrolysezucker in rationen fuer milchkuehe**
**60.10.15.10.15.15.03.; 60.45.10.10.07.02.; 60.45.05.10.07.01.27.**
*kuh; fuetterungsversuch; zucker; torf; blut; fettgehalt; cholesterol; + hydrolysezucker;*
an 2 gr. zu je 9 kuehen wurden die eigenschaften von hydrolysezucker aus torf geprueft. die tiere der 1. gr. erhielten zusaetzlich zur grundration 0,8 kg melasse, die der 2. gr. 2,7 kg hydrolysezucker. der zucker aus torf verschlechterte den geschmack der milch und des quarks. die verdaulichkeit der naehrstoffe der kontrollration war um 2...5 % hoeher als die der versuchsration. die fuetterung von hydrolysezucker fuehrte zu einer erhoehung des gesamtfettgehaltes des blutes um 28 %, des phospholipidgehaltes um 55 % und des cholesterolgehaltes um 42 %. - ch. ochrimenko.

**t811 - 0040** interactions of insulin and dexamethasone in the control of pyruvate kinase activity and glucose metabolism in sheep adipose tissue (eng)
plested, c. paul; taylor, eleanor; brindley, david n. - in: biochem. j.. - london 247(1987)2. - s. 459 - 465. - b14=z 682
**interaktionen zwischen insulin und dexamethason in der kontrolle der pyruvat-kinase-aktivitaet (pka) und des glukosestoffwechsels im fettgewebe beim schaf**
**60.10.15.10.15.15.03.; 60.10.15.10.15.35.05.**
*schaf; kohlenhydratstoffwechsel; fettgewebe; enzymaktivitaet; interaktion; insulin; nebennierenhormon; + glukokortikoid;*
vf. untersuchten in vitro den einfluss von zahlreichen subst. (insulin, actinomycin d, dexamethason) auf verschiedene stoffwechselprozesse in isolierten fettgewebeproben, welche in kulturloesungen aufbewahrt wurden. die pka im fettgewebe erhoehte sich bis zu einer lagerungsdauer von 48 h. waehrend insulinzusaetze die aktivitaet foerderten, wirkten dexamethason und actinomycin d hemmend. die glucoseverwertung im fettgewebe wurde durch insulin stimuliert und dexamethason gehemmt. es ergaben sich unterschiede in der regulation der pka zwischen leber- und fettgewebe. - g. h. richter.

**t811 - 0041** essential fatty acid deficiency during pregnancy in the rat. influence of dietary carbohydrates (eng)
cardot, philippe; chambaz, jean; thomas, ginette. - in: j. nutrit.. - bethesda, md. 117(1987)9. - s. 1504 - 1513 : 6 abb., 6 tab., 34 lit. - arb.st:saint-antoine, paris cedex, france, equipe de recherche sur le metabolisme et le role des lipides membranaires et des acides gras essentiels/beaumont, france, lab. des maladies metaboliques theix. - b14, r48
**mangel an essentiellen fettsaeuren waehrend der traechtigkeit der ratten: einfluss der nahrungskohlenhydrate**
**60.10.15.10.15.15.07.; 60.10.15.10.15.15.03.**
*rattus; traechtigkeit; mangel; carbonsaeure; wirkung; kohlenhydrat; + fettsaeure essentielle;*
an 4 gr. traechtiger und nichttraechtiger ratten wurden glucose (1) oder saccharose (2) als kohlenhydratquelle und maisoel(a) oder hydriertes kokosoel(gesaettigtes fett) (b) als fettquelle verabreicht. bei traechtigkeit trat mangel an essentiellen fettsaeuren bei 1 auf. der gehalt an arachidonsaeure im plasma-fetten und lebermicrosomen war bei 1-b-fuetterung traechtiger ratten erniedrigt. veraenderungen in einigen enzymgehalten erklaeren den effekt der glucose bei verhinderung von mangel an essentiellen fettsaeuren traechtiger ratten. - w. jentsch / dummerstorf-rostock.

**t811 - 0042 orientierende untersuchungen zum stoffwechsel verschiedenartiger akalorischer verbindungen mit fettaehnlichen eigenschaften bei der ratte**
aust, l.; mieth, g.; elsner, a. - in: nahrung. - berlin 32(1988)1. - s. 49 - 57 : 8 tab., 23 lit., zus. in russ., engl. - nach zus.. - b14=za 1720
**60.10.15.10.15.15.07.**
*rattus; futterfett; stoffwechsel; lipid; biosynthese; cholesterol;*
pseudofette auf der basis vollstaendig substituierter langkett. ester und ether von polyhydroxyverbindungen (saccharose, triglycerol und polyethylenglycol) verhalten sich mehr oder weniger indifferent gegenueber gastrointestinalen enzymsystemen, entfalten aber zugleich spezif. metabol. wirkungen auf den lipidstoffwechsel, bes. auf die cholesterolsynthese in der leber, den lipidspiegel des serums und die faekale cholesterolexkretion. zwischen den getesteten verschiedenartigen verbindungen bestehen gemeinsamkeiten und unterschiede, die als indizes fuer eine struktur-wirkungsspezifitaet zu werten sind. diesbezuegl. beziehungen werden naeher untersucht und kritisch beleuchtet.

**t811 - 0043** nekotorye problemy bioehnergetiki sel"skokhozjajjstvennykh zhivotnykh (rus)
novikov, ju. f.; novikov, m. ju.; kiva, m. ju. - in: vestnik sel"skokhoz. nauki. - moskva (1987)11. - s. 132 - 135 : 3 abb., 8 lit.. - b14=zb 1016
**einige probleme der bioenergetik bei landwirtschaftlichen nutztieren**
**60.10.15.10.15.20.**
*nutztier; energieumsatz; energiebedarf; modell;*
die fragen der bioenergetik der landwirtsch. nutztiere werden auf der grundlage math. modelle der nutzung aufgenommener energie fuer den massesatz, fuer die aufrechterhaltung der homoeostase, fuer die exkretion besprochen. es wird die moeglichkeit der math. ermittlung der optimalen mast- bzw. haltungsdauer (geringster energie- bzw. futteraufwand fuer max. leistung) vorgestellt und auf ihre abhaengigkeit von verschiedenen faktoren (optimale bedarfsdeckung, umweltbedingungen usw.) hingewiesen. auf dieser grundlage wird auf aufgaben der genetik bez. der besseren energieausnutzung durch landwirtsch. nutztiere aufmerksam gemacht. - ch. ochrimenko.

**t811 - 0044** the influence of ammonium ions on the aggregation of chicken liver xanthine dehydrogenase (eng)
cabrera, antonio lopez; bruguera, pau; canela, enric i. - in: biochem. soc. trans.. - london 15(1987)5. - s. 883 - 884 - arb.st:barcelona, spain, univ., dep. biochem. and physiol.. - b14=za 5727
**der einfluss von ammoniumionen auf den gehalt von xanthindehydrogenase in der**

**kuekenleber**
**60.10.15.10.15.30.03.; 60.10.15.10.15.35.07.**
*kueken; leber; ion; ammonium; interaktion; dehydrase;*
die molekulare form der xanthindehydrogenase (xd) mit der groesseren mobilitaet wurde mit (nh4)2s04 inkubiert (bis 1 m, 1 h) bei 4 cel oder 34 cel und das salz durch gelfiltration mit sephadex beseitigt. die polymere form der xd hatte eine (nh4)2s04-konz. von gleich und ueber 0,5 m. die inkubation der xd mit anderen salzen (na- , k- oder nh4-sulfat, -chlorid oder -nitrat)zeigte, dass die molekulare form der xd mit geringerer mobilitaet nur durch nh4-ionen beeinflusst wurde. diese beeinflussung der polymeren form der kuekenleber xd koennte durch einen bevorzugten ausschluss der nh4-ionen durch enzyme oder durch interaktionen mit protein bedingt sein. - g. richter.

**t811 - 0045** izuchenie potrebnosti korov v jjode (rus)
magomedov, m. sh. - in: vses. nauch.-issl. inst. zhivotnovodstva, bjull. nauch. rabot. - dubrovicy (1986)84. - s. 22 - 24 : 4 tab.. - b14=za 5069
**untersuchung des jodbedarfs von kuehen**
**60.10.15.10.15.30.05.; 60.45.10.10.06.02.**
*kuh; bedarfsnorm; jod; milchleistung; verdaulichkeit; naehrstoff;*
3 gr. zu je 8 kuehen erhielten eine einheitl. grundration ohne jodzusatz (1), mit jodzusatz nach der badarfsnorm 2 und mit einem um 20 % hoeheren jodzusatz, als die norm empfiehlt (3). das stabilisierte jodpraeparat wurde dem kraftfutter zugesetzt. 2 fuehrte zu einer milchleistungssteigerung in der 1. laktationshaelfte um ca. 8 % i.vgl. zu 1. die verdaulichkeit der org. stoffe war bei 2 um 6 % hoeher als bei 1. die kaelber wogen entspr. 34,8 (1), 40,3 (2) und 39,7 kg (3). der besamungsindex war entspr. 2,5, 1,6 und 1,6. - ch. ochrimenko.

**t811 - 0046** the effect of rice pollard and manganese levels in the diet on egg weight, shell quality and performance of crossbred layers (eng)
karunajeewa, hector; tham, sing h. - in: j. sci. food and agric.. - london 41(1987)2. - s. 141 - 152 - arb.st:dep. agric. und rural affairs, animal res. inst., werribee, victoria 3030, australia. - b14=zb 3036
**die wirkung von reiskleie und des mangangehaltes in der ration auf die eimasse, schalenstabilitaet und die leistung von kreuzungshennen**
**60.10.15.10.15.30.05.; 60.45.25.05.05.07.02.; 60.45.25.05.05.07.02.**
*legehenne; legeleistung; eimasse; ration; mangan; reis;*
an 768 weissen lehhorn-x-australorps-hennen wurden 0, 80, 160 und 240 g reiskleie (rk) oder 85...74, 93...105, 113...112 und 136...141 mg mn jeweils pro kg futter geprueft. ein anteil von 80 g rk fuehrte zu hoeherer einzeleimasse, ueber 80 g nahm keinen einfluss. die legeleistung und lm-zunahme der hennen waren bei 80 und 160 g rk je kg mischfutter reduziert, aber nicht bei 240 g. rk verringerte die eidotterfaerbung. die spezif. masse der eier war bei verfuetterung der reisrationen groesser und der gehalt an linolen- und aracharidonsaeure erhoeht. zunehmender gehalt von mn (74...141 mg/kg futter) hatte keinen signifikanten einfluss auf die eierproduktion und die -schalenstabilitaet. - g. richter.

**t811 - 0047** effect of zinc source and picolinic acid on 65zn uptake in an in vitro continuous-flow perfusion system for pig and poultry intestinal segments (eng)
hill, dale a.; peo jun., ernest r.; lewis, austin j. - in: j. nutrit.. - bethesda, md. 117(1987)10. - s. 1704 - 1707 : 5 tab., 16 lit. - arb.st:dep. animal sci., univ. nebraska, lincoln, ne 68583-0908, usa. - b14, r48
**der einfluss der zinkquelle und pikolinsaeure auf die 65zinkaufnahme in einem kontinuierlich fliessenden perfusionssystem fuer schweine- und huehnerdarmabschnitte**
**60.10.15.10.15.30.05.; 60.10.25.55.10.04.; 60.10.25.05.10.**
*schwein; broiler; zink; stoffwechsel; methionin; isotop; +picolinsaeure;*
beim schwein wurde die 65zn-absorption durch den darmabschnitt nicht beeinflusst. es bestand aber eine interaktion zwischen der zn-quelle und der pikolinsaeure. die 65zn-gesamtaufnahme war nicht unterschiedlich. die zulage von picolinsaeure verminderte die 65zn-absorption. beim broiler wurden keine unterschiede in der gesamt-65zn-absorption in das

darmgewebe gefunden. das zn aus zncl2 und zn-met wird gleichermassen aufgenommen. der picolinsaeurezusatz vermindert die zn-aufnahme. - m. anke.

**t811 - 0048** hypercorticism and manganese metabolism in brown adipose tissue of the obese mouse (eng)
begin-heick, nicole; deeks, josephine r. - in: j. nutrit.. - bethesda, md. 117(1987)10. - s. 1708 - 1714 : 5 tab., 35 lit. - arb.st:dep. biochem., univ. ottawa, ottawa, ontario, kanada k1h 8m5. - b14, r48
**ueberproduktion von corticosteron und manganstoffwechsel im braunen fettgewebe fettsuechtiger maeuse**
60.10.15.10.15.30.05.; 60.10.15.10.15.35.05.; 60.10.15.10.15.20.
*mangan; stoffwechsel; fettgewebe; mus; kortikosteron; nebenniere;*
bei ob/ob-maeusen konnte gezeigt werden, dass das braune fettgewebe einen niedrigen mn-gehalt in verbindung mit einer geringen mnsod- und sdh-aktivitaet besass. diese anomalie konnte durch mn-ergaenzung der ration teilweise korrigiert werden. adrenalektomie der ob/ob maeuse normalisierte den mn-gehalt des braunen fettgewebes und die sdh-aktivitaet, hatte aber wenig wirkung auf die mnsod-aktivitaet. corticosterongaben an magere maeuse reproduzierte die anomalie des mn-stoffwechsels, die bei den ob/ob-maeusen gefunden wurden, nicht. die ueberproduktion an corticosteron ist nicht fuer die veraenderung des mn-stoffwechsels verantwortlich. - m. anke.

**t811 - 0049** izpolzuvane na oblahchen aspergillus niger v. t. - otpadahchen micel pri proizvodstvoto na limonena kiselina, kato iztochnik na vitamin d2 : 2. opit s otbiti praseta (bul)
jjordanova, irina; cheshmedzhiev, bojan. - in: zhivotnovahdni nauki. - sofija 24(1987)7. - s. 60 - 65 : 6 tab., 8 lit., zus. in russ., engl. - nach russ. zus.. - b14=za 4615
**einsatz des bestrahlten myzels von aspergillus niger v. t. (abprodukt der zitronensaeureherstellung) als vitamin-d3-quelle : 2. mitt. ferkelversuch**
60.10.15.10.15.35.03.; 60.45.20.10.07.01.
*aspergillus niger; bestrahlen; vitamin d; biol aktivitaet; fuetterungsversuch; ferkel;*
der versuch erfolgte mit 3 gruppen von absatzferkeln. dabei wurde ermittelt, dass bestrahltes myzel kristallines vit. d3 bei ausgleich der biol. aktivitaet von 1 : 1 ersetzen kann. es wurden keine unterschiede im allgemeinzustand der ferkel, in der wachstumsenergie, futterverwertung, im vit.-d3-gehalt der leber und des blutserums, im ca- und p-gehalt der knochen (linker unterschenkel und 6. rippenwirbel) sowie bei roentgenograph. untersuchungen zwischen den gr. festgestellt, die vit. d3 oder bestrahltes myzelkonzentrat erhalten hatten, waehrend bei der kontrolle typ. merkmale von rachitis festzustellen waren.

**t811 - 0050** plasma and tissue levels of vitamin e in sheep following intramuscular administration in an oil carrier (eng)
hidiroglou, n.; mcdowell, l. r. - in: internat. j. vitamin and nutrit. res.. - bern 57(1987)3. - s. 261 - 266 - arb.st:gainesville, univ. florida, dep. animal sci.. - b14=za 4444
**der einfluss von intramuskulaeren vitamin-e-injektionen in oeliger suspension auf die plasma- und gewebekonzentration beim schaf**
60.10.15.10.15.35.03.; 60.10.15.10.15.05.03.
*schaf; verfuegbarkeit; vitamin e; inhaltsstoff; zellplasma; gewebe (tier);*
in einem versuch mit einjaehr. hammeln wurde die bioverfuegbarkeit verschiedener vit.-e-praeparate (d-alpha und dl-alpha-tocopherol) getestet. die ration der schafe bestand aus gras- (40 %), maissilage (20 %) und heu (40 %). die schafe erhielten eine einmal. vit.-e-injektion (40 mg/kg lm) und wurden 240 bzw. 360 h danach geschlachtet. durch die verschiedenen zusaetze erhoehte sich der tocopherolgehalt im plasma (von 1,3...1,9 auf 1,8...2,4 myg/ml) und in verschiedenen organen. die hoechste bioverfuegbarkeit ergab sich bei den tieren, die eine d-alpha-tocopherolinjektion erhielten und 360 h danach geschlachtet wurden. im depotfett wurden die groessten vit.-e-mengen gespeichert. - g. h. richter.

**t811 - 0051** vlijanie mikrobnogo karotina na soderzhanie vitamina a i karotina v syvorotke krovi, molozive i moloke korov (rus)
pivnjak, i. g.; zabolotskijj, v. a.; budnikov, v. a. - in: vses. nauch.-issl. zhivotnovodstva, bjull. nauch. rabot. - dubrovicy (1986)84. - s. 25 - 29 : 3 abb.. - b14=za 5069
**der einfluss mikrobiellen carotens auf den gehalt von vitamin a und caroten in blutserum, kolostrum und milch von kuehen**
**60.10.15.10.15.35.03.; 60.45.10.10.07.02.**
*kuh; futterzusatz; karotin; vitamin a; blutserum; kolostrum;*
schwarzbunte kuehe erhielten eine grundration mit 125000 ie vit. a (kontrolle) oder 100...250 mg mikrobiellen carotens (c) je tier und tag. die praeparate wurden 1 mon. vor und 2 mon. nach dem abkalben gegeben. waehrend ein zusatz von 100 mg keinen einfluss auf den c-gehalt im blutserum hatte, bewirkt der zusatz von 200 mg c eine erhoehung desselben um 33...40 % i. vgl. zur kontrolle. der hoechste c- und vit.-gehalt im kolostrum wurde beim 1. abmelken ermittelt, wobei die daten bei den versuchstieren erhoeht waren. - ch. ochrimenko.

**t811 - 0052** the influence of diet on the activity of certain lipogenic and gluconeogenic enzymes in sheep liver and adipose tissue (eng)
scaife, j. r.; jessop, n. s. - in: biochem. soc. trans.. - london 15(1987)5. - s. 827 - 828 - arb.st:aberdeen, school agric.. - b14=za 5727
**der einfluss der ernaehrung auf die aktivitaet verschiedener lipogener und glukoneogener enzyme in der leber und im fettgewebe des schafes**
**60.10.15.10.15.35.07.; 60.10.15.10.15.05.03.**
*schaf; leber; fettgewebe; enzymaktivitaet; interaktion; ernaehrung;*
schafe erhielten in einem versuch entweder eine grobfutterreiche (100 % trockengruen=a) oder eine konzentratreiche ration (90 % gerstenschrot, 10 % trockengruen=b) und es wurden pansenphysiol. parameter und zahlreiche enzymaktivitaeten bestimmt. bei ration b wurden im pansensaft ein niedriger molarer acetat-(46,0 bzw. 64,1 mol %) und ein hoeherer propionatanteil (39,6 bzw. 17,0 mol %) i. vgl. zu ration a ermittelt. die acetyl-coa-synthetase-, phosphoenolpyruvat-carboxycinase- und acetat-dehydrogenaseaktivitaeten waren bei der konzentratreichen ration hoeher. als ursache dafuer wird die verstaerkte gluconeogenese aus propionat angesehen - g. h. richter.

**t811 - 0053** alteration of pancreatic enzyme activities in small intestine of rats fed a high fructose, low copper diet (eng)
lewis, charles g.; fields, meira; craft, neal. - in: j. nutrit.. - bethesda, md. 117(1987)8. - s. 1447 - 1452 : 5 tab., 28 lit. - arb.st:beltsville, md 20705, u. s. dep. of agric. res. service. - b14, r48
**veraenderung der pankreatischen enzymaktivitaeten im duenndarm von ratten, die mit einer fructosereichen und cupferarmen diaet gefuettert wurden**
**60.10.15.10.15.35.07.; 60.45.05.10.02.01.01.**
*rattus; duenndarm; enzymaktivitaet; verdaulichkeit;*
maennl. ratten (56 g lm) wurden im alter von 21 d 4 gr. zugeteilt und erhielten in den folg. 39 d diaeten mit 62 % staerke (s) oder fructose (f) und 0,6 mg cu/kg (n) bzw. 6 mg cu/kg (h). in der leber sank der cu-gehalt bei n i. vgl. zu h auf 50 %. lm und rel. pankreasmasse waren bei fn am geringsten. die rel. lebermasse war bei f groesser als bei s. es bestanden signifikante s/f x wol.- und cu x wo.-wechselwirkungen bez. der luminalen amylaseaktivitaet und s/f x wo.-wechselwirkungen fuer die luminale lipase-, trypsin- und chymotrypsinaktivitaet. die geringste enzymaktivitaet war bei fn vorhanden. fn-diaeten bewirken verdauungsabnormalitaeten und pathol. zustaende bei wachsenden ratten. - j. voigt / dummerstorf-rostock.

## 60.10.25. chemie

**t811 - 0054 tryptophangehalte von futter- und lebensmitteln**
kirchgessner, m.; steinhart, h.; kreuzer, m. - in: landwirtsch. forsch.. - frankfurt/m. 40(1987)1. - s. 62 - 71 : 5 tab., 39 lit., zus. in engl.. - b14=z 307

**60.10.25.05.; 61.05.10.05.**
*futtermittel; lebensmittel; inhaltsstoff; tryptophan;*

**t811 - 0055** high-performance liquid chromatography of amino acids, peptides and proteins. application of derivative spectroscopy to the study of column residency effects in the reversed-phase and size-exclusion liquid chromatographic separation of proteins (eng)
hearn, m. t. w.; aguilar, m. i.; nguyen, t. - in: j. chromatogr.. - amsterdam 435(1988)2. - s. 271 - 284 : 12 abb., 25 lit. - arb.st:clayton, victoria 3168, australia, monash univ., dep. of biochemistry. - b14=za 5656
**hochleistungs-fluessigkeitschromatographie von aminosaeuren, peptiden und proteinen. anwendung von derivativer spektroskopie zum studium von saeulenverweil-wirkungen in der umkehrphasen- und groessenausschluss-fluessigkeitschromatographischen trennung von proteinen**
**60.10.25.05.10.; 60.10.25.50.10.; 60.10.25.70.10.**
*protein; peptid; aminosaeure; sth; rp-hplc;*
stationaere phasen-induzierte effekte auf die proteinkonformation wurden gemessen durch veraenderungen des max.-min.-verhaeltnisses des 2. abgeleiteten spektrums des eluierten proteins. weiter wurde die anwendung der vielwellenlaengen-detektion zum studium der gleichgewichtsentfaltung der wachstumshormone in harnstoff-loesung untersucht.
serienfotodiodenanordnung und abgeleitete spektren wurden angewendet zur messung teriaerer und quaternärer strukturaenderungen, verbunden mit proteindenaturierung waehrend der trennung. - i. schroeder.

**t811 - 0056** isolation and characterization of bovine mammary calmodulin (eng)
thompson, marvin p.; piazza, george j.; brower, dorothy p. - in: j. dairy sci.. - champaign, ill. 70(1987)8. - s. 1551 - 1556 : 2 tab., 4 abb., 25 lit. - arb.st:philadelphia, pa., us dep. agric., eastern regional res. center. - b14, or1
**isolation und charakterisierung von rinder-milchdruesen-calmodulin**
**60.10.25.05.10.; 60.10.15.12.; 60.10.25.70.10.**
*rind; milchdruese; isolierung; protein; vergleich; aminosaeure;*
rinder-milchdruesen-calmodulin wurde durch konventionelle fraktionierung gereinigt und mit dem analog gereinigten rinderhirn-calmodulin verglichen. affinitaetschromatographie an w-7 agarose ergab reine proteine mit je einem trimethyllysinrest pro 168000 dalton und im wesentl. identischer as-zusammensetzung. die klin. parameter der beiden proteine bezuegl. der aktivierung der phosphodiesterase wurden bestimmt. die konstanten fuer die halbmax. aktivierung wurden zu 39 nm (hirncalmodulin) und 44 nm (milchdruesen calmodulin) bestimmt. beide proteine zeigten aehnliche maximalgeschwindigkeiten. auf grund der as-zusammensetzung und der klin. daten wurde geschlussfolgert, dass die beiden proteine identisch sind. - p. reinhold.

**t811 - 0057** comparative studies on "acid -stable, heat-stable polypeptides" of ovine, caprine and bovine milks (eng)
ramos, mercedes; sanchez, rosa m.; olano, augustin. - in: z. lebensmittel-untersuch. u. forsch.. - berlin (west) 186(1988)1. - s. 22 - 24 : 2 abb., 2 tab., 16 lit., zus. in dt. - nach zus.. - b14=z 70
**vergleich ueber saeure- und hitzestabile polypeptide der schaf-, ziegen- und kuhmilch**
**60.10.25.05.10.; 60.10.25.70.10.; 61.15.20.10.**
*milch; kuh; schaf; ziege; inhaltsstoff; peptid;*
die polyacrylamid-gelelektrophorese ergab, dass alle fraktionen gleichartig waren. analysen mit gaschromatographie/massenspektrometrie wiesen auf das vorhandensein von fucose, mannose, glucose, galactose, glucosamin und galactosamin in den 3 untersuchten fraktionen hin. die saeure- und hitzebestaend. fraktion der kuhmilch hatte den niedrigsten gehalt an kohlenhydrat: 4,0 mg/100 mg protein, waehrend der hoechstgehalt in schafmilch gefunden wurde (7,3 mg/100 mg protein), hauptsaechlich bedingt durch den hohen gehalt an galactose, mannose und glucosamin. der gehalt an sialinsaeuren ist mit 2,06 mg/100 mg protein in kuhmilch niedriger als

in schaf- und ziegenmilch, die 2,68 mg bzw. 2,98 mg/100 mg protein enthielten.

**t811 - 0058** hydrochloric acid hydrolysis of proteins and determination of tryptophan by reversed-phase high-performance liquid chromatography (eng)
ng, l. t.; pascaud, a.; pascaud, m. - in: analyt. biochem.. - san diego 167(1987)1. - s. 47 - 52 - arb.st:physiol. metabolique et nutrition, univ. pierre et marie curie 9. quai saint bernard 75252, paris cedex 05. - b14=za 5471
**hcl-hydrolyse von proteinen und bestimmung von tryptophan ueber die umkehrphasen-hochleistungs-fluessigkeitschromatographie**
**60.10.25.05.10.; 60.10.25.70.10.**
*protein; tryptophan; analyse; rp-hplc; kueken; muskel; + hydrolyse;*
bei der normalen hcl-hydrolyse von proteinen zur bestimmung der aminosaeuren (as) bleiben trp wie auch die schwefelhaltigen as nicht stabil. es wurde deshalb eine einfache bestimmungsmethode fuer trp entwickelt, die auf der hydrolyse der proteine in 6 n hcl, die 0,4 % beta-mercaptoethanol enthaelt, beruht. trp wird ueber die hpcl-analyse des phenylthiocarbamyl-derivates bestimmt. die methode wurde mit 7 reverenzproteinen bzw. -peptiden sowie kuekenmuskel und -leberprotein ueberprueft. die wiederfindungsrate fuer trp war vollstaendig. fuer kohlenhydratreiche proben ist die methode jedoch nicht geeignet. - w. hackl.

**t811 - 0059** liquid chromatographic determination of taurine in vitamin premix formulations (eng)
suba rao, gowdahalli n. - in: j. assoc. off. analyt. chem.. - arlington, va. 70(1987)5. - s. 799 - 801 : 2 abb., 6 tab., 10 lit. - arb.st:abbott lab., pharmac. prod. div., north chicago il 60064. - b14, ha147
**fluessigkeitschromatographische bestimmung von taurin in vitamin-praemix-rezepturen**
**60.10.25.15.10.; 60.10.25.30.10.; 60.45.05.10.07.07.**
*taurin; analyse; vitamin; chromatographie; + rp-lc;*
die methode beinhaltet die extraktion von taurin mit 0,1 m bicarbonatpufferloesung folgend die vorsaeulederivatisierung mit dansylchlorid sowie die lc an umkehrphasensaeulen bei verwendung von 0,1 m acetatpufferloesung cph 7,2), acetonitril (75 + 25) als mobile phase sowie eine fluoreszenzdetektion. die bestimmung wird durch vit., mineralstoffe und andere inhaltsstoffe nicht gestoert. - j. v. lengerken / halle-lettin.

**t811 - 0060** a screening method for the simultaneous determination of putrescine, cadaverine, histamine, spermidine and spermine in fish by means of high pressure liquid chromatography of their 5-dimethylaminonaphthalene-1-sulphonyl derivatives (eng)
rosier, jan; peteghem, carlos van. - in: z. lebensmittel-untersuch. u. forsch.. - berlin (west) 186(1988)1. - s. 25 - 28 : 4 abb., 2 tab., 18 lit., zus. in dt. - nach zus.. - b14=z 70
**eine screening-methode fuer die gleichzeitige bestimmung von putrescin, cadaverin, histamin, spermidin und spermin im fisch mittels hochdruck-fluessigkeitschromatographie ueber 5-dimethylaminonaphthalin-sulfonyl-derivate**
**60.10.25.15.10.; 60.10.25.70.10.**
*fisch; inhaltsstoff; biogenes amin; hplc;*
die amine werden mit einer waessrigen trichloressigsaeure-loesung aus dem fisch extrahiert und mit hilfe von 5-dimethylaminonaphthalin-1-sulfonyl (dansylchlorid) derivatisiert. die reaktionsmischung wird auf eine rp-8-saeule injiziert und durch gradientelution getrennt. die beschriebene methode bringt einen betraechtl. zeitgewinn und eine verringerung der analysenkosten.

**t811 - 0061 untersuchungen zur maillard-reaktion : 15. mitt. derivatographische untersuchungen an den systemen d-glucose/glycin, alanin, phenylalanin und den entsprechenden amadori-produkten**
westphal, g.; oersi, f.; kroh, l. - in: nahrung. - berlin 32(1988)2. - s. 109 - 116 : 2 abb., 2 tab.,

14 lit., zus. russ., engl. - nach zus.. - b14=za 1720
60.10.25.20.; 60.10.25.05.
*glukose; glyzin; alanin; phenylalanin; + maillard-reaktion; + amadori-verbindung;*
ein vgl. der derivatogramme von 3 modellsystemen (d-glucose/glycin, dl-alanin und dl-phenylalanin) mit denen der entspr. amadori-produkte zeigt die therm. instabilitaet der amadori-verbindungen in abhaengigkeit vom aglycon. der extrem geringe endotherme enthalpiewert (dta-kurve) der umlagerungsprodukte stuetzt diese aussage.

**t811 - 0062** high-performance liquid chromatographic analysis of galactosamine, glucosamine, glucosaminitol, and galactosaminitol (eng)
cheng, pi-wan. - in: analyt. biochem.. - new york 167(1987)2. - s. 265 - 269 : 3 abb., 1 tab., 12 lit. - arb.st:chapel hill, north carolina 27514, univ. north carolina, dep. of pediatrics and biochemistry. - b14=za 5471
**hochleistungs-fluessigkeitschromatographie-analyse von galactosamin, glucosamin, glucosaminitol und galactosaminitol**
60.10.25.20.; 60.10.25.05.; 60.10.25.70.
*glycoprotein; peptid; oligosaccharid; nachweis; amin; hplc;*
n-acetylgalactosamin und n-acetylglucosamin binden kovalent oligosaccharide an peptide in den glycoproteinen. zur identifizierung des n-acetylhexosamins in dieser bindung wird durch alkal. borhydridbehandlung hexosaminitol erzeugt und bestimmt. vf. beschreibt die hierfuer eingesetzte hplc-methode. die analysenzeit betraegt nur 15 min und kann auf 10 min verkuerzt werden, wenn nur hexosamine analysiert und entweder 3-glucosamin oder 3-allosamin als innere standards verwendet werden. das schnelle verfahren ist aelteren methoden bei der analyse von hexosaminen in glycokonjugaten und hexosaminitolen aus glycokonjugaten nach alkal. borhydridbehandlung ueberlegen. - i. schroeder.

**t811 - 0063 untersuchungen zur maillard-reaktion : 16. mitt. zur reaktivitaet von amadori-verbindungen in abhaengigkeit vom reaktionsmilieu**
westphal, g.; kroh, l.; foellmer, u. - in: nahrung. - berlin 32(1988)2. - s. 117 - 120 : 4 abb., 7 lit., zus. in russ., engl. - nach zus.. - b14=za 1720
60.10.25.20.; 60.10.25.05.
*kohlenhydrat; aminosaeure; + maillard-reaktion; + amadori-verbindung;*
amadori-produkte, intermediate der nichtenzymat. braeunung, werden hinsichtlich ihrer reaktivitaet zur bildung brauner farbpigmente untersucht. i. vgl. zu den ausgangsstoffen braeunen entspr. amadori-produkte deutlich intensiver, ein bas. ph-bereich beschleunigt diesen prozess.

**t811 - 0064 chemische untersuchungen an schweineleber und den produkten der leberverarbeitung : 1. mitt. zum kohlenhydratgehalt der schweineleber in abhaengigkeit der thermischen belastung**
westphal, g.; doumbouya, a.; kroh, l. - in: nahrung. - berlin 32(1988)3. - s. 231 - 235 : 3 tab., 19 lit., zus. in russ., engl. - nach zus.. - b14=za 1720
60.10.25.20.10.; 61.10.20.
*schwein; leber; kohlenhydrat; kochen; glukose; glykogen;*
von den kohlenhydraten der schweineleber kann glucose mit wasser extrahiert werden. glycogen wird erst durch kochende laugen aus dem rohstoff herausgeloest und mit ethanol gefaellt. das kochen einer waessr. lebersuspension bewirkt erwartungsgemaess eine abnahme der glucosemenge. dabei wird der einfluss der leberproteine auf die kohlenhydratkonz. deutlich, ebenso die wechselwirkung zwischen beiden komponenten im sinne der nichtenzymat. braeunung. durch lagerungsversuche wird bestaetigt, dass weder gefrier- noch kochtemp. diese wechselwirkung voellig unterbinden koennen.

**t811 - 0065 chemische untersuchungen an schweineleber und den produkten der leberverarbeitung : 2. mitt. wechselwirkungen zwischen wasserloeslichen leberproteinen und glucose - nichtenzymatische braeunungsreaktionen**
westphal, g.; doumbouya, a.; kroh, l. - in: nahrung. - berlin 32(1988)3. - s. 237 - 242 : 3 abb., 3

tab., 21 lit., zus. in russ., engl. - nach zus.. - b14=za 1720
**60.10.25.20.10.; 60.10.25.05.10.; 61.10.20.**
*schwein; leber; kohlenhydrat; protein; glukose; duennschichtchromatographie; + maillard-reaktion;*
die wasserloesl. leberproteine lassen sich teilweise durch praeparative duennschichtchromatographie auftrennen und uv-spektroskopisch charakterisieren. der abnahme des messbaren proteingehaltes infolge denaturierung folgt eine leichte zunahme aufgrund der danach leichteren zugaenglichkeit der hydrophoben proteinbereiche und der hydrolyt. spaltung der eiweisse. die gleiche qualitat. einschaetzung laesst sich fuer das modellprotein (rinderserumalbumin) treffen. der zusatz von glucose fuehrte in beiden faellen zu einer intensivierung der wechelwirkung zwischen den proteinen und den zuckern - die folge ist in jedem falle eine verstaerkung der braeunungsintensitaet (maillard-reaktion).

**t811 - 0066** stanoveni thiaminu metodou plynove chromatografie (sze)
velisek, j.; davidek, j.; pistek, t. - in: sb. uvtiz, potravinarske vedy. - praha 4(1987)5. - s. 263 - 272 : 2 abb., 2 tab., 11 lit., zus. in russ., engl., dt. - nach zus.. - b14=za 6145
**thiaminbestimmung mittels gaschromatographie**
**60.10.25.30.; 60.10.25.70.**
*lebensmittel; inhaltsstoff; vitamin b1; nachweis; gaschromatographie;*
die methode der indirekten bestimmung von thi in lebensmitteln beruht in einer acidischen und enzymat. hydrolyse der probe, einer aufspaltung des thi durch hydrogensulfit-ionen bei siedehitze, in einer extraktion des entstandenen 5-(2"hydroxyethyl)-4-methylthiasols in chloroform und in einer analyse des eingedickten extraktes mittels gaschromatographie unter anwendung eines selektiven, auf s-verbindungen sensiblen flammenphotometr. detektors. die trennung wurde in einer glassaeule (2400 x 2 mm) mit 10 % der stationaeren phase von carbowax 20m auf chromaton n-aw von 0,125...0,16 mm koernung vorgenommen.

**t811 - 0067** determination of vitamin a derivatives in fortified foods and commercial vitamin supplements by high-performance liquid chromatography (eng)
ashoor, samy h.; knox, michael j. - in: j. chromatogr.. - amsterdam 409(1987). - s. 419 - 425 : 2 abb., 2 tab., 11 lit. - arb.st:usa, tempe, div. agric., arizona state univ.. - b14=za 5656
**die bestimmung von vitamin-a-derivaten in vitaminisierten nahrungsmitteln und handelsueblichen vitaminsupplementen mittels hochleistungs-fluessigkeitschromatografie**
**60.10.25.30.10.; 60.10.25.70.10.**
*vitamin a; analyse; hplc; dotter;*
die analysen wurden mit einem water assoc.-fluessigkeitschromatographen und einer 250 x 4 mm i.d. bio-sil ods-5s-rp-saeule mit einer 40 x 4,6 mm i.d. ods-10 patrone durchgefuehrt. fuer die mobile hplc-phase kamen 0,1 % eis-essigsaeure-loesg. und acetonitril-n-butanol-eisessigsaeureloesg. zur anwendung. durchflussrate 1,5• ml/min. extraktionsloesg. chloroform-aceton mit bht. standardloesg. all-trans-retinol, retinylacetat und -palmitat. unter ausschaltung der verseifung und der evaporation wurden mit dieser methode (injektion von 25...50 myl probenextrakt in den chromatographen, durchlauf 25 min) bei eidotter und vitaminierten nahrungsmitteln vit.-a-wiederfindungsraten von 95...100 % ermittelt. - r. thiele.

**t811 - 0068 schwingungsspektroskopische untersuchungen an milchfett**
rudzik, l.; allwoerden, n. h. von; feldheim, w. - in: dt. milchwirtsch.. - gelsenkirchen-buer 39(1988)6. - s. 178 - 181 : 8 abb., 8 lit. - nach zus.. - b14=zb 3771
**60.10.25.35.10.; 61.15.20.20.; 60.10.25.70.10.**
*milchfett; analyse; spektralanalyse; glyzerin; carbonsaeure; + triglycerid;*
durch schwingungsspektroskop. methoden (raman- und infrarotspektroskopie) werden an 2 butterfettfraktionen gleichen ursprungs untersuchungen bez. der verteilung der in den triglyceriden gebundenen fettsaeuren angestellt. die in den beiden fraktionen enthaltenen stellungsisomeren ungesaettigter fettsaeuren werden anhand ihrer charakterist.
absorptionsmaxima als cis- bzw. trans-isomeren identifiziert. durch vgl. dreier verschiedener untersuchungsmethoden kann aufgezeigt werden, dass die schwingungsspektroskop. analyse von nicht sehr unterschiedl. fettgemischen gegenueber den methoden gc und dsc einen hohen

informationsgehalt liefert und teilweise an leistungsfaehigkeit den anderen methoden ueberlegen ist.

**t811 - 0069** purification and properties of bovine liver aldehyde oxidase. comparison with xanthine oxidase (eng)
cabre, francesc; canela, enric i. - in: biochem. soc. trans.. - london 15(1987)5. - s. 882 - 883 - arb.st:barcelona, spain, univ., dep. biochem. and physiol.. - b14=za 5727
**gewinnung und eigenschaften der rinderleber-aldehyd-oxidase im vergleich mit der xanthin-oxidase**
60.10.25.45.10.; 60.10.25.70.10.
*rind; leber; oxydase; biol eigenschaft; struktur; molekulargewicht;*
vff. beschrieben ein verfahren zur gewinnung und reinigung der aldehyd-oxidase aus rinderlebern. weiterhin wurden verschiedene angaben zu den molekularen eigenschaften (absorptionsspektrum, elektrophoret. merkmale, molekularmassé, struktur, isoelektr. punkt, stabilitaet, fad-gehalt und aktivitaet mit aldehyden) mitgeteilt. teilweise existieren unterschiede zwischen den verschiedenen oxidasen, und andererseits gibt es gleiche molekulare eigenschaften. - g. h. richter.

**t811 - 0070** high-performance liquid chromatographic assay of chymotrypsin and chymotrypsin-like enzyme activity (eng)
pietta, pergiorgio; mauri, pierluigi; pace, mario. - in: j. chromatogr.. - amsterdam 411(1987). - s. 498 - 501 : 3 abb., 6 lit. - arb.st:italy, milan, dipt. di sci. e tecnol. biomed., sezione di chim. organica. - b14=za 5656
**die pruefung von chymotrypsin- und chymotrypsin-aehnlichen enzymaktivitaeten mittels hochleistungs-fluessigkeits-chromatographie**
60.10.25.45.10.; 60.10.25.70.10.
*chromatographie; chymotrypsin; enzymaktivitaet; hplc;*
die hplc wurde als pruefmethode zur bestimmung der esteraseaktivitaet von chymotrypsin (c) und chymotrypsinaehnl. enzymen (cae) getestet. als substrat diente n-acetyl-l-tyrosin-ethyl-ester (atee), das entstehende produkt war n-acetyl-l-tyr(at), der interne standard thymin. die beste trennung von atee, at und thymin wurde mit einer my-bondapak-c18-saeule erreicht. eluent-variationen von 0,5 ph-einheiten oder 2...3 % acetonitril hatten einen grossen einfluss auf die peakaufloesung. die detektorreaktionen fuer atee- und at-standardproben waren im bereich von 0,5...3,5 nmol (r = 0,997) und 0,2...8 nmol (r = 0,998) linear. zwischen der bildung von at und dem abbau von atee bestand proportionalitaet. - r. thiele.

**t811 - 0071** kinetic mechanism of chicken liver xanthine dehydrogenase (eng)
bruguera, pau; lopez-cabrera, antonio; canela, enrique i. - in: biochem. j.. - london 249(1988)1. - s. 171 - 178 - arb.st:dep. bioquim. i. fisiol., univ. barcelona, marti i franques i, 08028 barcelona, catalunya, spain. - b14=z 682
**kinetischer mechanismus der leberxanthin-dehydrogenase bei kueken**
60.10.25.45.10.; 60.10.15.10.15.35.07.
*kueken; leber; dehydrase; regression; +xanthindehydrogenase;*
ein steady-state ergebnis wurde aus einem weiten verhaeltnis der konz. von substrat und produkt erhalten, welches durch die rationalen funktionen des standes bei 1 : 1, 1 : 2, 2 : 2 und 3 : 3 bezueglich des substrates und 0 : 1, 1 : 1, 0 : 2 und 1 : 2 bezueglich des produktes angepasst war. genutzt wurde ein nichtlineares regressionsprogramm. fuer vergleichende zwecke erfolgte auch die untersuchung der xanthin/sauerstoff oxidoreduktase-reaktion. es wurde geschlussfolgert, dass die xanthin-dehydrogenase ein minimum an mechanismus erfordert bei einem stand von 1 : 1 fuer xanthin, 2 : 2 fuer nad+, 1 : 1 fuer harnsaeure und 1 : 2 fuer nadh in der xanthin/nad+-oxydoreductase-reaktion. - g. richter.

**t811 - 0072 blei in der umwelt. teil 1. tier**
gruen, manfred. - in: fortsch.-ber. landwirtsch. u. nahrungsgueterwirtsch.. - berlin 25(1987)10. - 52 s. : 9 abb., 47 tab.. - b14=za 4266

**60.10.25.55.10.04.; 60.10.15.10.15.30.05.; 60.50.30.30.**
*nutztier; blei (element); toxizitaet; diagnose; symptom; koerperteil;*
die pb-belastung landwirtschaftl. nutztiere kann in abhaengigkeit von der aufgenommenen pb-menge sowohl zu chron. als auch akuten pb-vergiftungen fuehren.pb-toxizitaetssymptome sind u. a. verminderter futterverzehr, wachstumsdepressionen, fortpflanzungsstoerungen, nierenschaeden, anaemie sowie zentralnervoese und periphere nervenschaeden. der pb-gehalt verschiedener koerperteile, des blutes, des harnes, der milch und des kotes spiegelt die pb-belastung wider. zur diagnose des pb-status sind auch die delta-aminolaevulinsaeure- und coproporphyrinausscheidung ueber den harn und die erythrozytenporphyrine geeignet. grenzwerte der pb-belastung werden mitgeteilt.

**t811 - 0073 biologische verfuegbarkeit von zink in getreidevollkornprodukten mit unterschiedlichem phytatgehalt**
harmuth-hoene, a. e.; meuser, f. - in: z. ernaehr.-wiss.. - darmstadt 26(1987)4. - s. 250 - 267 : 6 abb., 5 tab., 42 lit., zus. in engl. - nach zus.. - b14=za 3740
**60.10.25.55.10.04.; 60.10.25.45.10.; 60.45.05.10.07.06.**
*zink; verfuegbarkeit; rattus; roggen; weizen; phytinsaeure;*
aufgrund des hohen phytat(p)gehaltes ist die bioverfuegbarkeit von zink in getreidevollkornprodukten i. vgl. zu tier. nahrungsmitteln deutlich herabgesetzt. an wachsenden ratten wurde geprueft, wie sich eine reduzierung des p-gehaltes in vollkornprodukten aus roggen und weizen auf wachstum, zinkgehalt in femur und blutserum sowie auf die aktivitaet der alkal. phosphatase im blutserum auswirkt. durch p-reduzierung mit getreideeigener phytase verringerte sich der molare phytinsaeure/zink-quotient in den vollkornprodukten von 27...37 auf 3 .18. alle 4 untersuchten parameter zeigten eine signifikante verbesserung der zinkverfuegbarkeit mit abnehmendem phytinsaeure/zink-quotienten.

**t811 - 0074** selenium (eng)
... - geneva : world health organizat., 1987. - 306 s. : 13 abb., 57 tab., 775 lit.(environm. health criteria ; 58). - b14=sr 4894,58
**selen**
**60.10.25.55.10.04.; 60.10.15.10.15.30.05.**
*mensch; tier; selen; bedarf; toxizitaet;*
in einem uebersichtsref. werden umweltgesundheitsprobleme im hinblick auf den menschen besprochen, wobei auf 73 s. die se-wirkung bei tieren eroertert wird. in abhaengigkeit von der tierart variiert die orale ld-50 zwischen 2,3 und 13 mg se/kg lm. zur chron. toxizitaet kommt es beim rind ab 5 mg/kg und beim schaf ab 2 mg/kg. im generationstest mit maeusen fuehrten 3 mg se/l trinkwasser ab 3. generation zur herabsetzung der wurfgroesse. bei bedarfsgerechter vit.-e-versorgung liegt der prophylakt. se-gehalt im futter bei 0,02 mg/kg fuer wiederkaeuer und bei 0,03...0,05 mg/kg fuer das gefluegel. blutspiegel unter 0,05 mg/l loesen beim schaf muskeldystrophie aus. der quotient tox./diaetet. konz. liegt bei ca. 100, hat jedoch eine grosse variationsbreite, nahrungs-se mindert die tox. wirkung von schwermetallen (hg, cd) und xenobiotika. in schwaecherer dosierung besteht membranschutz und antimutagenitaet, in hoeherer erhoehte mutagenitaet und teratogenitaet. karzinogenitaet liegt nicht vor, sondern protektionswirkung gegen einige tumortypen. - s. willer.

**t811 - 0075 der fuetterungsabhaengige radio-caesium-expositionspfad fuer nutzbare haustiere sowie moeglichkeiten zur verminderung der radioaktiven strahlenbelastung**
giese, w. - in: uebers. tierernaehr.. - frankfurt/m. 15(1987)2. - s. 113 - 133 : 4 tab., 63 lit., zus. in engl. - nach zus.. - b14=za 5636
**60.10.25.55.10.04.; 60.10.15.10.15.30.05.**
*radioaktivitaet; caesium; fleisch; milch; futtermittel (pflanze); boden;*
die transferfaktoren pflanze/boden, fleisch/futter und milch/futter sind das ergebnis von bemuehungen zur quantitativen abschaetzung der radioaktivitaet in der gesetzmaess. abfolge von kontaminationsstufen. sie unterliegen aber auch den einfluessen verschiedener bodenparameter sowie von fuetterung und haltung. die verminderung der radioaktiven strahlenbelastung nutzbarer haustiere und von ihnen stammender lebensmittel (fleisch, milch) ist moeglich, wenn bentonit oder das noch staerker wirksame ammonium-eisen-hexazyanoferrat zugefuettert werden.

**t811 - 0076** simple gas chromatographic method for the determination of medicagenic acid in alfalfa (medicago sativa) (eng)
rao, dinesh; bories, georges. - in: j. chromatogr.. - amsterdam 410(1987)1. - s. 169 - 175 : 3 abb., 1 tab., 24 lit. - arb.st:france, toulouse cedex, labor. xenobiot., i.n.r.a.. - b14=za 5656
**eine einfache gaschromatographische methode zur bestimmung der medicagensaeure in luzerne (medicago sativa)**
60.10.25.65.05.; 60.10.25.70.; 60.45.05.10.07.01.01.
*saponin; analyse; luzerne; gaschromatographie; + medicagensaeure;*
medicagensaeure (ms) ist ein haupbestandteil der saponine in der luzerne. aus luzerneganzpflanzen, blaettern. stengeln und wurzeln sowie aus blattproteinkonz. werden die saponine mit ethanol- und diethyletherloesg. sowie butanol extrahiert. die hydrolyse der saponine zu sapogeninen erfolgt mit 0,5 m h2so4 in 1,4 dioxanwasser, die extraktion der sapogenine mit diethylether. nach der derivatisierung der freien sapogenine zu silylierten produkten wird die trimethylsilylierte ms im gaschromatographen mit flammenionisationsdetektor bestimmt. die nachweisgrenze der methode liegt bei 50 ng. - r. thiele.

**t811 - 0077** rapid and highly sensitive analysis of aflatoxin m1 in liquid and powdered milks using an affinity column cleanup (eng)
mortimer, david n.; gilbert, john; shepherd, martin j. - in: j. chromatogr.. - amsterdam 407(1987). - s. 393 - 398 : 2 abb., 1 tab., 10 lit. - arb.st:england, norwich, ministry of agric., fisheries and food, food sci. laboratory. - b14=za 5656
**schnelle und hochempfindliche analyse von aflatoxin m1 in fluessiger und pulverisierter milch unter verwendung einer affinitaetssaeulenreinigung**
60.10.25.65.15.; 60.10.25.70.10.; 60.45.10.10.06.02.
*milch; milchpulver; aflatoxin; chromatographie; erdnuss;*
aflatoxin m1(am1) ist ein hydroxilierter metabolit von ab1. er wird in der milch von tieren gefunden, die mit ab1 kontaminierte futtermittel aufgenommen haben. die besten ergebnisse bei der bestimmung von am1 wurden bislang durch octadecylsilan-festphasenextraktion der fluess. milch mit nachfolg. umkehrphasen-hplc erzielt. zur immunol. bestimmung der aflatoxine wurde die enzymgebundene immunosorbenspruefung (elisa) durch verwendung einer immunoaffinitaetssaeule in die analytik einbezogen. bei 9 untersuchten magermilchproben lag die wiederfindungsrate fuer am1 bei 85,7 % (74,2...94,6 %) mit einer standardabweichung von 6,4 %. als nachweisgrenze fuer am1 wurden 50 pg/l ermittelt. - r. thiele.

**t811 - 0078** mapping the binding site of aflatoxin b1 in dna: systematic analysis of the reactivity of aflatoxin b1 with guanines in different dna sequences (eng)
benasutti, matt; ejadi, samuel; whitlow, marc d. - in: biochemistry. - seattle, wash. 27(1988)1. - s. 472 - 481. - b14=zb 3832
**bindungsorte von aflatoxin b1 in der dna: systematische analyse der reaktion von aflatoxin b1 mit guanin in unterschiedlichen dna-sequenzen**
60.10.25.65.15.; 60.10.25.15.
*aflatoxin; gen; dna; bindung; guanidin;*

**t811 - 0079** conversion of a new metabolite to aflatoxin b2 by aspergillus parasiticus (eng)
cleveland, thomas e.; bhatnagar, deepak; foell, christopher j. - in: appl. and environmental microbiol.. - washington 53(1987)12. - s. 2804 - 2807 : 2 abb., 2 tab., 18 lit. - arb.st:u.s. dep. of agric., agric. res. service, 1100 robert e. lee boulevard, new orleans, louisiana 70179. - b14=za 5478
**umwandlung eines neuen metaboliten in aflatoxin b2 mittels aspergillus parasiticus**
60.10.25.65.15.; 60.50.05.10.07.
*aspergillus; metabolit; aflatoxin; fermentation;*

waehrend der fermentat. bearbeitung der 2 nichtaflatox. staemme srrc 2043 und srrc 163 von a. parasiticus ist ein metabolit entdeckt worden, der in aflatoxin (at) b2 umgewandelt werden konnte. srrc 2043 - ein vorlaeufer im at b1- pathwaykreislauf - speichert neben xanthon-o-methylsterigmatozystin (omst), eine dem at verwandte verbindung (homst). im verlaufe der kofermentation von srrc 2043 und srrc 163 wurden in der kultur grosse anteile von omst und homst reduziert bei gleichzeitiger bildung von at b1, at b2 und at g1. intakte srrc-163-zellen koennen reines omst oder dessen vorstufe - sterigmatozystin - in at b1 und at g1 umwandeln. dieselben zellen verwandeln aber auch isoliertes homst in at b2 oder at b1- oder at g1-bildung. - h. voelker.

**t811 - 0080** high-performance liquid chromatographic method for determining trichothecene mycotoxins by post-column fluorescence derivatization (eng)
sano, akira; matsutani, satoshi; suzuki, masao. - in: j. chromatogr.. - amsterdam 410(1987)2. - s. 427 - 436 : 5 abb., 3 tab., 17 lit. - arb.st:fac. of pharmaceut. sci., univ. of sci. tokyo, japan. - b14=za 5656
**eine hochleistungs-fluessigkeitschromatographie-methode zur bestimmung von trichothecen-mycotoxinen durch post-saeulen-fluoreszenz-derivatisierung**
**60.10.25.65.15.; 60.10.25.70.05.; 60.35.70.15.**
*hplc; mycotoxin; getreide; futtermittel;*
von den bisher ueber 60 bekannten trichothecenen (t) sind die beiden b-t deoxynilvalenol (don) und nivalenol (niv) fuer die nahrungssicherheit bes. relevant. ihre staend. bestimmung in getreide und futtermitteln ist deshalb erforderlich. die vorlieg. methode basiert auf der trennung von don, niv und fusarenon-x ueber eine c18-saeule. die nachfolg. fluoreszenzderivatisierung beinhaltet die behandlung von don und niv mit heisser alkaliloesg. und ihre ueberfuehrung in formaldehyd. daran schliesst sich die modifizierte hantzsch-reaktion mit acetoacetat (370 nm) und nh4-acetat an. die nachweisgrenze fuer standard-t liegt bei 5...10 ng. fue 0,05...1 ppm in getreide wurden wiederfindungsraten von 61,4...96,9 % ermittelt. - r. thiele.

**t811 - 0081** toxigenic fungi and the deterioration of nigerian poultry feeds (eng)
ogundero, vincent w,. - in: mycopathologia. - dordrecht 100(1987)2. - s. 75 - 83 : 3 abb., 5 tab., 15 lit. - arb.st:ibadan, nigeria, univ., dep. bot. and microbiol.. - b14=zb 1011
**toxigene pilze und wertverlust bei nigerianischem gefluegelfutter**
**60.10.25.65.15.**
*aspergillus; mycotoxin; futtermittel; futterqualitaet; futterwert; gefluegel;*
das wachstum toxigener staemme von aspergillus clavatus des. und a. flavus link bei 30 cel auf gemahlenem gefluegelfutter fuehrte zu einem betraechtl. absinken des protein-, oel- und rohfasergehaltes im futter. gleichzeitig wurde eine zunahme der freien fettsaeurefraktionen im futter infolge des mikrob. wachstums beobachtet. eine schnelle wertminderung des futters durch beide schimmelpilzarten trat bei temp. von 25 und 30 cel und einem ph-bereich von 4,8...6,4 ein. im naehrboden bei 30 cel angezuechtet, trat nach 8 d bei beiden schimmelpilzarten die hoechste myzelproduktion mit sporenbildung ein. an extrazellulaeren enzymen wurden amylase, pektatlyase, zellulasen, proteasen, lipasen, xyalanasen sowie dnase und rnase bestimmt. - w. fritzsch.

**t811 - 0082 untersuchungen zum carry over persistenter polychlorierter biphenyle (pcb) aus futtermitteln in die milch**
ewers, christiane; heeschen, w.; reichmuth, j. - in: kieler milchwirtsch. forsch.-ber.. - gelsenkirchen-buer 39(1987)3. - s. 123 - 140 - arb.st:inst. f. hyg., bundesanst. fuer milchforschung, kiel. - b14=z 954
**60.10.25.65.20.; 60.45.10.10.07.02.; 60.50.35.25.**
*kontamination; milch; biphenyl; futtermittel; + hexachlorbiphenyl;*
kuehe mit niedr. bis hohen geschaetzten koerperfettanteilen und milchleistungen von 15...23 kg/d erhielten langzeitig (8 wo.) dosen von 0,06 oder 0,1 mg/d polychlorbiphenyle (pcb) per sonde mit dem futter verabreicht. der uebergang von pcb in milch und koerperfett wurde laufend verfolgt. in der milch erreichten die pcb-gehalte etwa nach 3 wo. plateauwerte, im koerperfett erst gegen ende der pcb-gaben. danach fallen sie ab. mit steigender milchleistung

und sinkendem koerperfettanteil war ein deutl. anstieg der carry over-raten in den plateauwerten festzustellen. die nach applikationsende noch verbleibenden rest-pcb-mengen betrugen nach 8...10 wo. fuer tiere mit hohen koerperfettanteilen etwa das doppelte wie fuer magere tiere. - h. steger / dummerstorf-rostock.

**t811 - 0083** trials of some collagenic poducts as growth factors in bovine leucocyte cultures (eng)
livescu, brandusa elena; negoita, valeria; granciu, i. - in: bull. acad. sci. agric. et forestieres. - bucarest (1986)15. - s. 241 - 245 : 1 abb., 3 tab., 7 lit.. - b14=za 5607
**versuche mit einigen kollagenprodukten als wachstumsfaktoren in rinder-leukozytenkulturen**
**60.10.25.65.20.; 60.10.25.05.10.; 60.10.15.10.15.12.05.**
*kollagen; kalb; haut; blutserum; embryo; mbp; + wachstumsfaktor;*
das verwendete kollagen entstammt der haut (hydrolysat h1-loesung), dextran-ersatzstoffen(loesung b) oder der plazenta (loesung c). es wurden verschiedene konz. der a-, b- und c-loesungen verwendet, um das fetale kalbsserum ganz oder teilweise zu ersetzen. kollagen neigt dazu, an zellen anzuhaften, den stoffwechsel zu unterstuetzen und mitogen zu wirken. fuer zytogene untersuchungen ist es bes. geeignet. es entspricht der wirksamkeit fetalen kalbsserums, ist aber billiger und leicht verfuegbar. - h. busse.

**t811 - 0084** czynniki wzrostowe - nowa rodzina peptydow regulacyjnych (pol)
klein, andrzej. - in: postepy biochem.. - warszawa 33(1987)2/3. - s. 125 - 150 : 3 abb., 3 tab., 228 lit.. - b14=za 5877
**wachstumsfaktoren - eine neue familie von regulatorischen peptiden**
**60.10.25.65.20.**
*peptid; mbp; + wachstumsfaktor;*

**t811 - 0085** stanoveni rezidui sloucenin chinoxalinove struktury po aplikaci stimulatoru typu chinoxalin-1,4-n-dioxidu (sze)
sestakova, ivana; skarka, petr. - in: biol. a chem. zivocisne vyroby, veter.. - praha 23(1987)5. - s. 455 - 465 : 5 abb., 4 tab., 17 lit., zus. in russ., engl., franz., span., dt. - nach zus.. - b14=za 5041
**bestimmung von chinoxalin-rueckstaenden nach gaben von wachstumsstimulantien vom typ chinoxalin-1-4-n-dioxid**
**60.10.25.65.20.; 60.10.25.70.10.**
*ergotropikum; ente; rueckstand; duennschichtchromatographie; kalb; leber; + chinoxalin; + cyadox;*
mittels differenz-pulspolarographie wurden die desoxiderivate der eingesetzten wirkstoffe als rueckstaende in leber- und muskelgewebe von enten und kaelbern analysiert. bei enten wurden nach gaben von 15 bzw. 30 mg cyadox/kg futter in der leber 0,82 bzw. 0,38 mg/kg und im muskel 0,17 bzw. 0,13 mg/kg nachgewiesen. 20 d nach absetzen der wirkstoffbeifuetterung war kein rueckstand mehr nachweisbar. bei kaelbern waren in niere und muskel nach 14 d, in der leber nach 35 d keine rueckstaende mehr nachweisbar.

**t811 - 0086 leistungsfoerderer in der tierproduktion: einfluesse auf die qualitaet der erzeugten lebensmittel**
classen, h. g. - in: vdlufa - schriftenr.. - darmstadt (1987)20. - s. 139 - 154 - arb.st:univ. hohenheim, fachgebiet: pharmakol. u. toxikol. ernaehr.. - b14=sr 4612,20
**60.10.25.65.20.; 60.45.05.10.07.07.**
*ergotropikum; rueckstand; analyse; lebensmittel; qualitaet; hygiene;*
leistungsfoerderer ermoeglichen die kostenguenst. produktion von lebensmitteln und sind in diesem punkt uebergreifend qualitaetsfoerdernd. objektiv beurteilbare qualitaetsmerkmale wie beschaffenheit, hyg. zustand, sensor. oder technol. eigenschaften von produkten tier. herkunft werden durch leistungsfoerderer praktisch nicht beeinflusst. durch die anwendung zunehmend empfindl. nachweisverfahren ist eine voellige rueckstandsfreiheit tier. produkte nur in ausnahmefaellen realisierbar. deshalb ergibt sich die forderung nach wiss. begruendeten toleranzwerten, die eine gefaehrdung der gesundheit der verbraucher ausschliessen. - w. hackl.

**t811 - 0087** chemical residues in foodstuffs (eng)
mcewan, tom. - in: queensland agric. j.. - brisbane, austral. 113(1987)5. - s. 299 - 300 : 1 tab. - arb.st:queensland dep. of primary industries. - b14=zb 4302
**chemische rueckstaende in lebensmitteln**
**60.10.25.65.20.; 60.40.25.02.; 61.05.10.10.**
*lebensmittel; inhaltsstoff; rueckstand; rueckstandsmessung; karenzzeit;*
vf. beschreibt die eigenschaften einiger pestizide, die in der natur eine sehr hohe persistenz zeigen, z. b. ddt. in diesem zusammenhang erweist es sich als notwendig, die max. zulaess. konz. und die karenzzeiten zu kennen. die rueckstandssituation wird fuer australien als nicht besorgniserregend dargestellt. anhand einiger chlorierter kohlenwasserstoffe werden anwendungsbegrenzungen bekanntgegeben: fuer ddt, alsrin, chlordan, dieldrin, heptachlor, hch-isomere, lindan, endrin, hcb, endosulfan, methoxychlor. abschliessend werden einige kontaminationen beschrieben und deren zustandekommen kommentiert. - b. wirthgen.

**t811 - 0088** purification of glycosaminoglycans from bovine follicular fluid (eng)
bellin, m. e.; ax, r. l. - in: j. dairy sci.. - champaign, ill. 70(1987)9. - s. 1913 - 1919 : 3 abb., 2 tab., 15 lit. - arb.st:dep. dairy sci., univ. wisconsin 1675, observatory drive, madison 53706. - b14, or1
**reinigung von glykosaminoglykanen aus boviner follikelfluessigkeit**
**60.10.25.70.10.; 60.45.05.05.03.01.01.02.; 60.10.15.10.10.**
*fluessigkeit; follikel; isolierung; glukosamin; sulfat; polysaccharid; +glukosaminoglykan;*
es wird ein verfahren zur simultanen reinigung von heparan-(hs) und dermatansulfat (ds) aus boviner follikelfluessigkeit durch chloroform-/methanolextraktion in genuegenden mengen beschrieben, um die einfluesse dieser glykosaminoglykane (gag) auf zellulaere veraenderungen waehrend der follikelreifung zu pruefen. durch die extraktion werden 90 % der gag gewonnen. hs und ds lassen sich durch anionenaustauschchromatographie trennen. mit hilfe dieser prozedur lassen sich auch radiomarkierte gags darstellen und markierte hs und ds gewinnen, indem granulosazellen in vitro in radio-s-halt. loesungen inkubiert werden. bei laengerer kultur stimuliert insulin die bildung groesserer hs- und ds-anteile. das reinigungsverfahren bleibt das gleiche. - h. steger / dummerstorf-rostock.

## 60.10.30. genetik und evolutionsforschung

**t811 - 0089** recombinant gene transfer in animals. the potential for improving growth in livestock (eng)
wagner, t. e.; joechle, w. - in: control and manipulat. animal growth. - london : butterworths, 1986. -s. 293 - 313 : 106 lit. - arb.st:edison anim. biotechn. center, ohio univ., usa. - b14=1987 a 730
**rekombinierender gentransfer bei tieren : die potentiale zum foerdernden wachstum beim viehbestand**
**60.10.30.05.; 60.45.05.05.05.**
*gen; uebertragung; mammalia; wachstum; +gentransfertechnik;*
die rekombinierende gentransfertechnik (rg) bei landwirtsch. nutztieren ermoeglicht ihr optimales wachstum und eine max. produktion an tier. eiweiss. sie bietet beachtenswerte moeglichkeiten, ohne dabei wachstumshormon, -freisetzungshormon oder andere wachstumsfoerdernde agentien einzusetzen, und schaltet somit rueckstandsprobleme im schlachtkoerper aus. hierzu werden erste durchfuehrbare, prakt. angaben gemacht und ergebnisse ueber erfolge mit der rg mitgeteilt. weiterhin werden hinweise ueber faktoren und systeme zur foerderung des tierwachstums durch anwendung der rg aufgezeigt sowie grundlagen der damit zusammenhaengenden probleme eingehend behandelt. - h. steger / dummerstorf-rostock.

**t811 - 0090** perspektivy ispol"zovanija biotekhnologii v praktike zhivotnovodstva (rus)
golubev, a. k. - in: sel"skokhoz. biol.. - moskva (1988)1. - s. 3 - 9 : 13 lit., zus. in engl. -

arb.st:leningrad-puschkin, vnii razvedenija i genetiki s.-ch zivotnych. - b14=zb 3390
**perspektiven der anwendung der biotechnologie in der praxis der tierzucht**
**60.10.30.05.; 60.45.05.05.04.; 60.45.05.05.04.04.**
*tierproduktion; biotechnik; embryotransplantation; genetik, parthenogenese; symbiose; darmflora; + gen-engineering;*
auf der grundlage von lit.-angaben wird der zustand der biotechnol. untersuchungen in der tierzucht analysiert. dazu gehoeren die kb und die embryonentransplantation, die kultivierung von embryonen in vitro, die perspektiv. anwendung der parthenogenese. durch gen-engineering koennen produzenten des wachstumshormons und auch anderer biologischer aktiver stoffe geschaffen werden. eine grosse rolle spielt die symbiose der tiere mit den magen-darmbakterien. durch das gen-engineering koennen in die bakterienzelle neue gene eingefuehrt werden. die schaffung polytransgener tiere durch integration "nuetzlicher" gene in ihr genom ist moeglich. - k. witt.

**t811 - 0091** transgenic poultry: theory and practice (eng)
freemann, b. m.; bumstead, n. - in: world"s poultry sci. j.. - aylesbury, bucks, 45(1987)3. - s. 180 - 189 : 2 abb., 35 lit., zus. in russ., franz., span., dt. - nach zus.. - b14=za 1485
**transgenes gefluegel: theorie und praxis**
**60.10.30.05.10.; 60.45.25.05.05.03.**
*gefluegel; huhn; genetik; gen; genwirkung; vererbung; + gentechnik; + transgenetik;*
transgenik hat das ziel, fremde gene in das genom eines tieres zu ueberfuehren, so dass diese gene normal funktionieren und stabil entspr. den mendel"schen gesetzen vererbt werden. die bisher vorgeschlagenen methoden zur einfuehrung von genen in das genom des huhns betreffen die mikroinjektion der eizelle, verwendung befruchtungsfaehiger spermatozoen als uebertraeger (vektoren) und die verwendung von retroviren, die genetisch manipuliert werden muessen, um ihre replikation zu verhindern, bevor in ihr eigenes genom das zum transfer ausgewaehlte fremde gen eingebaut wird. im 2. teil dieser uebersicht wird der gegenwaert. stand des wissens hinsichtlich der identifizierung und isolierung (klonen) von genen behandelt, deren uebertragung beim gefluegel lohnend erscheint.

## 60.35.80. futterkonservierung und -lagerung

**t811 - 0092** povyshenie kachestva sveklovichnogo zhoma (rus)
borzakov, v. n.; pepelina, v. a.; ishkov, v. i. - in: kormoproizvodstvo. - moskva (1987)10. - s. 10 - 12 - arb.st:voronezhskijj sel"skokhoz. inst., su. - b14, pau1
**erhoehung der qualitaet von ruebennassschnitzeln**
**60.35.80.05.; 60.45.05.10.07.01.02.; 60.45.10.10.06.03.**
*extrahierte schnitzel; silieren; silierzusatz; mischsilage; harnstoff; stroh; milchsaeurebakterien; mastleistung;*
nassschnitzel sind ein wertvolles rinderfutter, enthalten aber zu wenig protein, vit. und mineralstoffe. in praxisversuchen wurden schnitzel (sch) in 3 varianten siliert: 1. sch mit schichtweise stroh + harnstoff bzw. amidkonzentrat + milchsaeurebakterienzusatz. 2. sch mit strohhaecksel, harnstoff und milchsaeurebakterienzusatz vermischt. 3. sch ohne zusatz. je tonne sch wurden 2 kg harnstoff, 2 kg diammoniumphosphat, 0,5 kg glaubersalz, 2,5 kg kochsalz, 2,5 kg milchsaeurebakterienzusatz und 80...100 kg stroh zugegeben. die silagen wurden bei mastbullen der simmentaler rasse eingesetzt. gegenueber der kontrolle fuehrten die rationen mit aufgebesserten sch-silagen zu mehrzunahmen von 171 g/tier. - m. fechner / paulinenaue.

**t811 - 0093** overeni nekterych konzervacnich prostredku a pridavku nebilkovinnych dusikatych latek pri silazovani kukurice (sze)
cermak, bohuslav; lad, frantisek; krhounkova, eva. - in: sb. agronomicka fak. v ceskych budejovicich, zootechn. r.. - ceske budejovice 4(1987)1. - s. 43 - 62 : 9 tab., 17 lit., zus. in russ., engl., dt. - nach zus.. - b14=za 6121
**ueberpruefung einiger konservierungsmittel und -zusaetze nichtproteinhaltiger stickstoffsubstanzen bei maissilierung**

60.35.80.05.; 60.45.05.10.07.01.02.; 60.45.05.10.02.07.
*mais; silieren; silierzusatz; qualitaet; silage;*
bei der anwendung des magnesiumsulfits als eines moeglichen konservierungsmittels kam es bei erhoehten dosen des mittels (0,3 und 0,4 %) zur verschlechterung der silagequalitaet. bei silagen nach einer laengeren aufbewahrung (4 wo.) kam es zu veraenderungen in den gehalten an ffs und naehrstoffen. man stellte einen erhoehten gehalt an essigsaeure fest. zur erhoehung kam es nicht bei silagen, bei denen silka s und harnstoff appliziert wurden. infolge einer laengeren aufbewahrung kam es zur senkung des gehalts an faserstoffen um 9,5 %. diese tendenz wurde bei der probe mit dem zusatz von ammoniumsulfat nicht bestaetigt. es kam auch zur erhoehung des alkoholgehaltes.

**t811 - 0094** some aspects of the efficient utilization of roughages in bovine feed (eng)
georgescu, d.; georgescu, doina. - in: bull. acad. sci. agric. et forestieres. - bucarest (1986)15. - s. 229 - 239 : 4 abb., 8 tab.. - b14=za 5607
**einige gesichtspunkte des wirksamen einsatzes von grobfutter in der rinderfuetterung**
60.35.80.15.05.; 60.45.05.10.07.01.04.; 60.45.10.10.07.
*rauhfutter; aufbereiten/verarbeiten; verdaulichkeit; naehrwert; fuetterung; rind;*
in den letzten jahren wurden bes. landwirtsch. nebenerzeugnisse auf wirksame methoden ihrer verarbeitung untersucht. die na- und ,ca-hydrolyse, hydro-barothermalbehandlung, ammonisierung u.a. bewirkten eine hoehere verdaulichkeit, jedoch hohe kosten und einen ungerechtfertigten energieverbrauch. oekonomisch ist die verwertung bei minimaler bearbeitung. - h. busse.

**t811 - 0095** composition and rumen degradability of straw from three varieties of oilseed rape before and after alkali, hydrothermal and oxidative treatment (eng)
alexander, bryan w.; gordon, alex h.; lomax, james a. - in: j. sci. food and agric.. - london 41(1987)1. - s. 1 - 15 - arb.st:nutrit. div. rowett res. inst., bucksburn, aberdeen ab29sb, uk. - b14=zb 3036
**zusammensetzung und abbau von rapsstroh drei verschiedener varietaeten im pansen vor und nach alkali-, hydrothermal- und oxidativer behandlung**
60.35.80.15.05.; 60.10.15.10.15.05.02.
*raps; stroh; strohaufschluss; naehrstoffgehalt; abbau; pansen;*
der raps der varietaeten bienvenu (b), rafal (r) und jet neuf (jn) wurde unter gleichen bedingungen angebaut. jn enthielt 67 % kohlenhydrate, 8,4 phenolreste und 9,4 % rp in der ts. fuer b betrugen die analogen daten 74,5, 10,0 und 5,4 %, fuer r 73,9, 10,1 und 3,9 %. der abbau des strohs wurde mittels nylonbeutel-methode am schaf gemessen. der verlust an ts war bei den varietaeten b und r im wesentlichen gleich und betrug 35 %. bei jn konnten nach 72 h inkubation 45 % abbau ermittelt werden. nh3-behandlung hatte keinen effekt auf die strohzusammensetzung und die abbaurate. naoh verbesserte den abbau um 10 % bei b und r, aber nur gering bei jn. autoklavierung des strohs erhoehte den abbau nicht. - g. richter.

**t811 - 0096 industriell hergestellte mischfuttermittel - ein unverzichtbarer beitrag zur erhoehung der effektivitaet der tierproduktion**
jacobi, h.; luedtke, h. - in: tierzucht. - berlin 42(1988)1. - s. 37 - 40 : 13 tab. - arb.st:wiss.-techn.-oekon. zentrum getreideverarbeitungsind., berlin. - b14, ost1
60.35.80.15.10.; 60.45.05.10.07.06.
*tierproduktion; fuetterung; mischfutter; alleinfuttermittel; futterqualitaet;*
es werden rohstoffquellen und bestandteile der mischfuttermittel sowie die qualitaet der mischfuttermittel und ihre wirkungen erlaeutert. sowohl fuer die mischfutterindustrie als auch fuer die tierproduktionsbetriebe gibt es moeglichkeiten, die futtereffekte zu steigern und den futteraufwand zu senken. - m. fritzsche / iden-rohrbeck.

## 60.45.05. allgemeine tierzucht

**t811 - 0097 die entwicklung der tierproduktion in der cssr**

sommer, a. - in: internat. z. landwirtschaft. - moskau (1988)1. - s. 53 - 55 : 5 tab.. - b14, ost1
60.45.05.; 60.45.10.; 60.45.10.10.06.
*tierproduktion; futterproduktion; fleischleistung; milchleistung; lebendmasse; zunahme;*
der begrenzende faktor bei der entwicklung der tierproduktion ist die tierernaehrung. die futterproduktion reicht noch nicht aus, um das genet. potential der gezuechteten typen voll auszuschoepfen. hauptzweig der tierproduktion der cssr ist die rinderproduktion. seit 1970 erhoehte sich das aufkommen an schlachtvieh um 33 % und von milch um 54 %. der rinderbestand erhoehte sich um 21 %. die jaehrl. steigerung der milchleistung betraegt durchschnittlich 2,8 %. in der schweineproduktion zeigt sich nach einer stagnation im lm-zuwachs eine steigende tendenz. 1986 lagen die tageszunahmen bei 550 g. seit 1975 geht in der tierproduktion der konzentratfutteraufwand zurueck. die anwendung wissensch.-techn. ergebnisse traegt zur steigerung der tierproduktion bedeutend bei. - m. fritzsche / iden-rohrbeck.

**t811 - 0098** use of microelectronics in animal breeding. report of e.a.a.p. working party (eng)
steane, d.e.; aleandri, r.; groeneveld, e. - in: livestock prod. sci.. - amsterdam 17(1987)4. - s. 293 - 304 : 28 lit., zus. in franz., dt. - nach zus.. - b14=za 5640
**anwendung von mikroelektronik in der tierzucht. bericht einer e.v.t. arbeitsgruppe**
60.45.05.; 60.55.05.15.; 60.01.30.29.13.
*tierproduktion; mikroelektronik;*
neue entwicklungen werden genauere messungen bereits existierender merkmale bieten. die spannweite neuer merkmale reicht von der effizienz bei wiederkaeuern ueber die in-vivo-schaetzung des fleischanteils und moeglicherweise der fleischqualitaet bis zur erfassung von blutmetaboliten und hormonspiegeln. die mikroelektronik gestattet eine bessere regelung der umweltbedingungen fuer einige species und eine effizientere ueberpruefung von umweltveraenderungen mit der moeglichkeit, fuer solche die daten zu korrigieren. die datenbearbeitung hat betraechtlich von der mikroelektronik profitiert, die entwicklung betriebsinterner systeme koennte allerdings zu einer isolierung von datenbestaenden mit offensichtlichen konsequenzen fuer einige zuchtprogramme fuehren.

**t811 - 0099** ehvm na sluzhbu proizvodstvu (rus)
lukashik, a. a. - in: zhivotnovodstva. - moskva (1987)12. - s. 11 - 13 - arb.st:otdel informacionno-vycislitel"nogo centra pri agro-promysclennom komitete grodnenskoj oblasti. - b14=z 418
**die edv im dienste der produktion**
60.45.05.; 60.55.05.15.; 60.01.30.29.13.
*tierproduktion; tierzucht; edv-einsatz;*
die anwendung moderner rechentechnik ist eine objektive notwendigkeit fuer die industriemaess. tierzucht. die einfuehrung des systems der informationsbearbeitung mittels computer erspart die arbeit mit den dokumenten der tierzuechter von hand. es erhoeht sich damit die technol. disziplin, entstehende stoerungen werden objektiv fixiert. durch strenge kontrolle der individ. leistung und der gleichbleibenden merzung von tieren mit niedriger leistung auf der basis zuverlaess. informationen ueber jedes tier erhoeht sich das genet. potential der herde. - k. witt.

**t811 - 0100** future production and productivity in livestock farming: science versus politics (eng)
... - amsterdam : elsevier, 1986. - 254 s. : zahlr. abb., tab., lit.(devel. animal and veter. sci. ; 20). - b14=sr 4562,20
**zukunft und produktivitaet der tierproduktion : wissenschaft kontra politik**
60.45.05.; 60.01.30.07.90.
*tierproduktion; wissenschaft; wirtschaftspolitik; prognose; produktionsstruktur;*

**t811 - 0101 elektronische steuerung und regelung in der tierischen produktion**
auernhammer, h. - in: computer im agrarbereich - ausbildung, beratung, betrieb. jahrestag. gil

hohenheim, okt. 1985. - stuttgart : verlag eugen ulmer, 1985. - s. 121 - 133 : 3 abb., zus. in engl. - nach zus.(inform.-verarb. agrarwiss. ; 9). - b14=sr 4501,9
60.45.05.05.; 60.01.30.29.05.90.; 60.01.30.29.13.
*tierproduktion; prozessorganisation; edv-einsatz;*
in vielen landwirtsch. betrieben sichert heute noch der tier. produktionszweig das familieneinkommen. vor allem oekon. gruende zwingen den nutztierhalter, diesen produktionsbereich zu rationalisieren. dies geschieht durch den einsatz von elektronik im management des betriebes sowie in der prozesssteuerung in der tierhaltung. die anwendung der prozesstechniken zeigt, dass die trennung zwischen management und prozesstechnik im elektronikeinsatz nur eine voruebergehende loesung darstellt. langfristig sollte sich die prozesstechnik nur auf ihre aufgaben konzentrieren. der betriebsrechner wird zur unterstuetzung des betriebsmanagements und zur staendigen prozessueberwachung eingesetzt.

**t811 - 0102** agricultural combine babolna. two-hundred years" traditions in animal breeding (eng)
... - in: animal prod. hungary. - budapest : intercooperation ltd, 1987. - s. 48 - 49 : 5 abb.. - b14=1987 b 146
**agrokombinat babolna. zweihundert jahre tradition in der tierzucht**
60.45.05.05.; 60.05.65.; 60.45.20.10.
*pferd; schwein; gefluegel; hybridzuechtung (tier); sportpferd;*
babolna wurde 1789 gegruendet und ist die farm mit der aeltesten tradition in ungarn, die vor allem durch die entwicklung der pferdezucht bis zum 2. weltkrieg gepraegt war. heute wird diese tradition mit der zucht von sport- und hobbypferden fortgesetzt. 1960 begann man in babolna mit dem aufbau der grundlagen fuer die moderne gefluegelzucht und -haltung, 1967 mit der industriemaessigen schweineproduktion. 1981 wurde ein spf-programm fuer schweine in die praxis ueberfuehrt, wodurch sich die ergebnisse der schweineproduktiom um 18...20 % verbesserten. als letztzes wurde ein broilerlamm-produktionsprogramm mit hilfe des kombinats gestartet. die hybridzuchtverfahren bei gefluegel und schwein werden beschrieben. - r. friedrich.

**t811 - 0103** rezhimy ispol"zovanija bykov-proizvoditelejj na plempredprijatijakh i specializirovannykh komplesakh (rus)
kushnir, v. m. - in: razvedenie i iskusstvennoe osemenenie krupnogo rogatogo skota, nauch. sb.. - kiev (1987)19. - s. 42 - 45 : 3 tab., 8 lit.. - b14=za 6197
**regime der nutzung von zuchtbullen in zuchteinrichtungen und spezialisierten komplexen**
60.45.05.05.03.02.02.; 60.45.05.05.03.01.02.02.
*zuchtbulle; sperma; qualitaet; spermagewinnung; spermaproduktion;*
von zuchtbullen mit guten qualitaetskennwerten des spermas koennen, beginnend vom 24. lebensmonat, 5 ejakulate/wo. gewonnen werden. erwachsene bullen muessen in 2 gruppen geteilt werden. von der 1. gr. ist das sperma am montag und donnerstag, von der 2. gr. am dienstag und freitag abzunehmen. weil die spermatogenese ununterbrochen erfolgt, muss die anzahl der ejakulate den ruhetagen der bullen entsprechen. ein solcher rhythmus ist der gewinnung von 3 oder 4 ejakulaten/wo. vorzuziehen. von jungen bullen (12...24 mon. alt) koennen in abhaengigkeit von alter, individ. besonderheiten und spermaqualitaet 2...3 ejakulate/wo. abgenommen werden. - k. witt.

**t811 - 0104** retrograde ejaculatie bij stieren (dut)
debruyne, r. - in: vlaams diergeneesk. t.. - gent 56(1987)6. - s. 472 - 475 : 1 tab., 4 lit., zus. in engl.. - b14=za 4358
**retrograde ejakulation bei bullen**
60.45.05.05.03.02.02.; 60.45.05.05.03.02.03.; 60.45.10.10.04.01.
*bulle; spermagewinnung; ejakulation; harn; harnleiter;*
in einem versuch wurden 7 kb-bullen verwendet. vor der gewinnung von ejakulaten wurden wenige spermien im urin der bullen gefunden. innerhalb 1 h nach der spermagewinnung waren bei rektaler massage mehr spermien im urin als nach der spermagewinnung mittels kuenstl. vagina. der urin vom 1. urinieren nach der spermagewinnung

wurde in 3 aufeinanderfolg. fraktionen geteilt. von der 1. zur 3. fraktion wurde eine abnehmende konz. an spermien festgestellt. davon leitet sich ab, dass die spermien im urin des 1. urinierens nach der spermagewinnung aus dem harnleiter und nicht aus der harnblase stammen, was dagegen bei elektro-ejakulation der fall zu sein scheint. - k. pilz.

**t811 - 0105** fertility evaluation of the straw freezing technique for boar semen under practical artificial insemination conditions (eng)
almlid, t.; stavne, s. e.; johnson, l. a. - in: zuchthygiene. - berlin (west) 22(1987)5. - s. 193 - 202 : 3 abb., 3 tab., 36 lit.. - b14=zb 3404
**ueberpruefung der tiefgefrierkonservierungs-technik von ebersperma in kunststoffrohren unter praktischen kb-bedingungen**
**60.45.05.05.03.02.04.; 60.45.20.10.04.05.**
*schwein; spermaaufbereitung; bewegung; wurfgroesse;*
die motilitaet von 5-ml-pailletten mit tiefgefrorenem ebersperma aus 330 untersuchten ejakulaten betrug in vitro und in vivo unter prakt. kb-bedingungen nach dem auftauen 26 % und die akrosomintegritaet 59 %. je ejakulat wurden 7,6 besamungsportionen mit je 5x10 exp9 spermien gefertigt. bei 250 besamten jung- und altsauen wurden von ejakulaten mit mindestens 30 % motilitaet 63 % abferkelrate und 9,7 ferkel je wurf (8,9 lebend geborene ferkel) erzielt. bei doppelbesamungen war die abferkelrate fast doppelt so hoch wie bei einzelbesamungen. in den wurfgroessen bestand dabei kein unterschied. - k. pilz.

**t811 - 0106** k metodike opredelenija vyzhivaemosti spermiev bykov (rus)
krugljak, a. p. - in: razvedenie i iskusstvennoe osemenenie krupnogo rogatogo skota, nauch. sb.. - kiev (1987)19. - s. 40 - 42 : 3 tab.. - b14=za 6197
**methode zur bestimmung der ueberlebensrate der spermien von bullen**
**60.45.05.05.03.02.04.; 60.45.10.10.04.**
*bulle; spermium; ueberlebensrate; tiefgefrieren; auftauen;*
die besten ergebnisse der bestimmung der ueberlebensrate von spermien wurden bei auftauen des spermas in einer 2,9%igen natriumcitratloesung und nachfolg. inkubierung in einer schale mit wasser, die im thermostat tbs-25 untergebracht wurde, erzielt. - k. witt.

**t811 - 0107** izkustveno osemenjavane na ovce po metoda na laparoskopijata s dahlboko zamrazena semenna technost ot koch (bul)
valee, jean charles; kojumdzhiev, slavcho; ruschev, khristo. - in: zhivotnovudni nauki. - sofija 24(1987)9. - s. 22 - 30 : 5 tab., 32 lit., zus. in russ., engl.. - b14=za 4615
**die kuenstliche besamung von schafen mittels laparoskopie mit tiefgefrorener samenfluessigkeit des bockes**
**60.45.05.05.03.02.04.; 60.45.15.10.01.04.05.**
*schaf; brunstsynchronisation; kuenstliche besamung; tiefgefriersperma; ablammen; methode; +laparoskopie;*
296 schafe wurden nach synchronisation mit pmsg mittels laparoskopie intrauterin mit tiefgefrorenem sperma besamt. bei einer konz. von 40 mio. spermien in der dosis wurden 77,8...80,2 % der schafe tragend, bei einer konz. von 80 mio., 81,2 %. 67,2 % der schafe brachten ein ablammergebnis von 165,8 %. die kontrollgruppe von 161 schafen wurde nach synchronisation herkoemmlich zervikal besamt. bei 80 mio. spermien in der dosis wurden nur 11...21 % der schafe tragend, mit 400...900 mio. spermien in der dosis 29,4...53,4 %. 30,4 % der schafe der kontrollgruppe brachten ein ablammerergebnis von 155,1 %. die besamumg mittels laparoskopie wird als geeignete methode zur nutzung genetisch wertvoller boecke bezeichnet. - h.-g. thulke / grosspoesna.

**t811 - 0108** oplodotvorennost" jaic kur z zavisimosti ot chisla spermiev v doze spermy (rus)
broerskijj, a. v.; semenova, a. a. - in: sel"skokhoz. biol.. - moskva (1987)12. - s. 70 - 76 : 5 abb., 19 lit., zus. in engl. - arb.st:zagorsk, vni technol. inst.. - b14=zb 3390
**die befruchtungsfaehigkeit der huehnereier in abhaengigkeit von der spermienzahl in der**

**spermadosis**
60.45.05.05.03.02.05.; 60.45.25.05.05.04.03.
*ei; kuenstliche besamung; sperma; masse; zeit;*
die anzahl spermien, die fuer eine sichere befruchtung einer eizelle notwendig ist, betraegt 5,0 mio. das minimum an spermien, das fuer die erzielung einer max. befruchtungsziffer notwendig ist, liegt in den grenzen von 40...70 mio. zellen. die besamung in den abendstunden, nicht frueher als 2...3 h nach beendigung der eiablage, sichert die gewinnung einer hoeheren befruchtungsziffer als die besamung in den tagesstunden in der zeit der intensiven eiablage. - k. witt.

**t811 - 0109** k podboru zhivotnykh v pary-analogi dlja provedenija zootekhnicheskikh opytov (rus)
antonenko, v. i. - in: razvedenie i iskusstvennoe osemenenie krupnogo rogatogo skota, nauch. sb.. - kiev (1987)19. - s. 5 - 8 : 3 tab., 3 lit.. - b14=za 6197
**zur auswahl der tiere in paar-analogie fuer die durchfuehrung zootechnischer versuche**
60.45.05.05.04.03.; 60.45.10.10.08.; 60.10.05.05.
*faerse; tierversuch; phaenotyp; abstammung; +paar-analogie;*
es sind vergleichende ergebnisse der auswahl von faersen in versuchsgruppen nach der methode der paar-analogie bei vollstaendigerer untersuchung des phaenotyps der tiere, ihrer abstammung und der werte der immunol. untersuchungen angefuehrt. - k. witt.

**t811 - 0110** stressy u sel"sko-khozjajjstvennykh zhivotnykh (rus)
pljashhenko, s. i.; sidorov, v. t. - moskva : agropromizdat, 1987. - 192 s. : 12 abb., 20 lit.. - b14=1988 a 209
**stress bei landwirtschaftlichen nutztieren**
60.45.05.05.06.02.03.
*stress; nutztier;*

**t811 - 0111** povedenie na mlechni kravi, otglezhdani svobodno boksovo v poluotkriti sgradi prez razlichnite sezoni : 1. povedenie na skorooteleni kravi (bul)
rusev, nikolajj; ignatov, anton. - in: zhivotnovudni nauki. - sofija 24(1987)9. - s. 3 - 9 : 3 abb., 2 tab., 17 lit., zus. in russ., engl. - nach russ. zus.. - b14=za 4615
**verhalten von milchkuehen bei boxenlaufstallhaltung in offenstaellen : 1. mitt. verhalten frischabgekalbter kuehe**
60.45.05.05.07.; 60.45.10.10.08.; 60.55.40.10.05.15.
*erstlingskuh; laufstallhaltung; kaltstall; fuetterung; melkanlage; verhaltensforschung;*
durch visuelle gruppenchronometrie in 10minuet. abstand wurden innerhalb von 24 h 4 beobachtungen an erstlingskuehen im 1. bis 3. laktationsmonat durchgefuehrt. die kuehe wurden in boxenlaufstallhaltung in offenstaellen auf weicher tiefstreu gehalten. ihr futter erhielten die tiere das ganze jahr hindurch auf betonierten aussenflaechen mit mobiler futterverteilung, gemolken wurden sie im automat. melkraum im fischgeraetenmelkstand. an der noerdl. stallseite befanden sich aussenflaechen, wo sich die tiere bei warmem und trockenem wetter aufhielten. die tiere lagen im sommer, herbst, winter und fruehling entspr. 503, 635, 690 und 626 min., sie standen - 482, 357, 273 und 286 min. die futteraufnahme dauerte entspr. 273, 248, 281 und 293 min. in allen jahreszeiten standen die tiere laenger draussen als im stall.

**t811 - 0112** behavioural and hormonal responses of sexually-experienced ile-de-france rams to oestrous females (eng)
schanbacher, b. d.; orgeur, p.; pelletier, j. - in: animal reprod. sci.. - amsterdam 14(1987)4. - s. 293 - 300 : 1 abb., 2 tab., 24 lit. - arb.st:stat. physiol. reprod., nouzilly/ frankr.. - b14=za 6016
**verhalten und hormonelle reaktion von sexuell erfahrenen ile-de-france-boecken auf den weiblichen oestrus**
60.45.05.05.07.; 60.45.15.10.01.04.03.
*schafbock; brunst; testosteron; verhalten; anpaarung; +zuchtsaison;*
es wurden verhalten und die hormonelle reaktion auf den weibl. oestrus von sexuell erfahrenen

ile-de-france-boecken in der spaeten zuchtsaison (dez.) und wieder waehrend der anoestrus/nicht-zuchtsaison (febr.) getestet. der kontakt mit oestr. mutterschafen rief positive verhaltensreaktionen bei den meisten boecken hervor einschl. anal-genitales schnueffeln, leichtes anstossen, aufspringen und decken. verbunden mit diesem heterosexuellen kontakt war ein rascher und signifikanter anstieg des mittleren plasma-testosterongehalts (ptg). waehrend des februartests stieg der ptg 4fach begleitet von 6facher erhoehung der lh-pulsfrequenz und anstieg des mittleren plasma-lh-gehalts um das 3fache. - k. pilz.

**t811 - 0113** nejjropeptidy v central"nykh mekhanizmakh pishhevogo povedenija (rus)
sudakov, s. k. - in: usp. sovr. biol.. - moskva 105(1988)1. - s. 100 - 116 : 3 tab., 161 lit. - arb.st:forschungsinst. fue normale physiol. "p. k. anochin" amw udssr, moskau. - b14=z 252
**neuropeptide in den zentralen mechanismen des fressverhaltens**
**60.45.05.05.07.; 60.10.15.10.15.; 60.45.05.10.01.**
*futteraufnahme; verhalten; peptid;*
auf der grundlage umfangreicher studien wurde bestaetigt, dass in der regulation des nahrungsaufnahmeverhaltens von menschen und tieren 3 gr. von neuropeptiden, aufnahmemotivierende, integrierende und saettigungspeptide, eine rolle spielen. es wird angenommen, dass die motivierenden peptide in der struktur des verhaltens im stadium der afferenten synthese und die integrierenden peptide hauptsaechlich im stadium der efferenten synthese wirken und dass der einfluss der saettigungspeptide in 1. linie auf den apparat des akzeptors der resultate der aktion gerichtet ist. - ch. ochrimenko.

**t811 - 0114** rezervy povyshenija polnocennosti kormov (rus)
rozhanchuk, n.; tmenov, i.; tryukene, v. - in: svinovodstvo. - moskva (1988)1. - s. 7 - 11 : 9 tab.. - b14=zb 2574
**reserven zur erhoehung der futtereffektivitaet**
**60.45.05.10.; 60.45.20.; 60.45.05.10.07.**
*schweineproduktion; abfallfutter; futtermittel (pflanze); futtermittel (tier); futterzusatz; futterverwertung;*
aus der sicht der anreicherung des futters mit verschiedenen zugaben zur erhoehung ihrer verdaulichkeit sowie ihrer speziellen behandlung zum besseren naehrstoffaufschluss durch die tiere werden als futterreserven erfahrungen und versuchsergebnisse zu folg. problemen dargelegt: der einsatz von schlachthofabfaellen in form des inhaltes der vormaegen von wiederkaeuern, die verbesserung der proteinverdaulichkeit von gluten durch verhefung, moeglichkeiten zum einsatz von feuchtkonzentriertem getreide sowie die verabreichung von mikromisiertem (mit infrarotstrahlung behandeltem) getreide als ferkelbeifutter. - k. dreihsig / dummerstorf-rostock.

**t811 - 0115** soderzhanie v kormakh kislotodetergentnogo proteina, ego aminokislotnyjj sostav i perevarimost" (rus)
dukhin, i. p.; markin, ju. v. - in: vses. nauch.-issl. inst. zhivotnovodstva, bjull. nauch. rabot. - dubrovicy (1986)84. - s. 79 - 82 : 2 tab.. - b14=za 5069
**der gehalt an saeure-detergent-protein, dessen aminosaeurezusammensetzung und verdaulichkeit**
**60.45.05.10.02.01.; 60.45.05.10.03.05.**
*futtermittel; inhaltsstoff; protein; aminosaeure; verdaulichkeit; +saeure-detergent-faser; +saeure-detergent-protein;*
gruenfutter, heu, frischsilagen, welksilagen, trockengruenfutter, stroh und konzentrate wurden auf ihren gehalt an saeure-detergent-faser (sf) und -protein (sp) untersucht. der anteil sp am rp schwankte zwischen 6,6...45,7 % ohne erkennbaren trend der futtermittelgruppen. das einmischen von torf in maissilage erhoehte den anteil sp von 19,6 auf 37,8 %. zulagen von natriummetabisulfit senkten den anteil sp erheblich. in silagen mit konservierungsmitteln war der as-gehalt im sp geringer als ohne. aus den untersuchungen wird die schlussfolgerung gezogen, dass durch konservierungsmittel die futterqualitaet und der biol. wert des proteins durch bildung schwerverdaul. verbindungen aus as und reduzierten zuckern sinken. - m. ulbrich.

**t811 - 0116** kihl"kihsnik kharakteristiki koefihcihjentihv peretravnostih pozhivnikh rechovin u molodnjaka (rus)
ponomarenko, m. m. - in: vihsnik sihl"s"kogosp. nauki. - kijiv (1987)8. - s. 60 - 61 : 1 tab., 4 lit., zus. in russ.. - b14=zb 1664
**quantitative charakteristiken der verdauungskoeffizienten bei jungrindern**
**60.45.05.10.02.01.01.; 60.10.15.10.15.05.02.**
*rind; bilanzversuch; verdauung; koeffizient;*
nach den methoden von dimitriev, cremton und chariss wurden unter benutzung vieler bilanzversuche verdauungskoeff. erarbeitet. folgende bedeutungsvolle parameter werden vorgestellt: mittlere arithmet. abweichung, mittlerer arithmet. fehler, variabilitaetskoeff., zuverlaessigkeitsgrenzen sowie maximum-, minimum- und durchschnittswerte. die angaben lassen sich als vergleichswerte benutzen. es wird der beweis gefuehrt, dass durch entspr. method. herangehen eine berechnung dieser parameter erfolgen kann. - b. meixner.

**t811 - 0117** ispol"zovanie rapsovogo shrota v kormlenii molodnjaka ovec (rus)
dvalishvili, v. g.; stepanova, g. n. - in: vses. nauch.-issl. inst. zhivotnovodstva, bjull. nauch. rabot. - dubrovicy (1986)84. - s. 68 - 71 : 6 tab.. - b14=za 5069
**verwertung von rapsschrot in rationen fuer jungschafe**
**60.45.05.10.02.01.01.; 60.45.15.10.01.07.**
*schaf; futterverwertung; extrationsschrot; raps; verdaulichkeit; zuwachs;*
im maissilagerationen fuer 3 gr. zu je 4 jungschafen wurde entweder sonnenblumenextraktionsschrot (l) oder im austausch zu 50 % (2) bzw. 100 % (3) rapsextraktionsschrot verabreicht. der versuch verlief in 2 perioden zu 72 (a) und 63 (b) d. die verdaulichkeit der org. subst. und des rohproteins sowie die s-bilanz wiesen in beiden perioden keine signifikanten unterschiede auf. bezogen auf die n-aufnahme betrug die n-bilanz 11,2/15,0/10,3 % in a und 16,2/18,3/23.1 % in b. die durchschnittl. lm-zunahmen waehrend der ges. versuchszeit erreichten 79/86/87 g/d. im blut der laemmer von I war der gesamt-n-gehalt etwas geringer als in den anderen gruppen. - m. ulbrich.

**t811 - 0118** perevarimost" sostavnykh chastejj kletchatki, opredeljaemykh po van-sustu (rus)
drozdenko, n. p.; bojjko, i. i. - in: vses. nauch.-issl. inst. zhivotnovodstva, bjull. nauch. rabot. - dubrovicy (1986)84. - s. 72 - 74 : 1 tab.. - b14=za 5069
**verdaulichkeit von bestandteilen der rohfaser nach van soest**
**60.45.05.10.02.01.01.; 60.45.15.10.01.07.06.**
*hammel; fuetterungsversuch; verdaulichkeit; rohfaser; rohprotein; silage; mischfutter;*
in versuchen mit hammeln wurde an gruenfutter, heu, silagen mit und ohne konservierungsmittel, welksilagen und mischfuttermitteln die verdaulichkeit von rohfaserfraktionen geprueft. die v von rohfaser betrug 53...67 %, adf 45...65 %, ndf 58...67 %, hemizellulose 79...100 %, zellulose 62...78 %. rohprotein war zu 50...60 % und saeure-detergent-protein (sp) zu 13...51 % verdaulich. die v des sp in heu, das mit natriummetabisulfit behandelt wurde, betrug 3,5 %. - m. ulbrich.

**t811 - 0119** wplyw zroznicowanego zywienia mlodego bydla opasowego na strawnosc skladnikow pokarmowych i niektore przemiany zachodzace w zwaczu (pol)
rapczynska, irena; lewicki, czeslaw; bujalska, aniela. - in: acta acad. agric. ac techn. olstenensis, zootechnica. - olsztyn 30(1987). - s. 35 - 45. - b14=za 2754
**der einfluss der differenzierten fuetterung von jungen mastrindern auf die verdaulichkeit der naehrstoffbestandteile und einige veraenderungen im pansen**
**60.45.05.10.02.01.01.; 60.45.10.10.07.04.; 60.10.15.10.15.12.**
*verdaulichkeit; mastrind; pansenfermentation; pellet;*
der versuch wurde an 20 bullen mit einer lm von 370 kg durchgefuehrt. die rationen der gr. 1 und 2 bestanden aus typ. futtermitteln der region zulawy. due bullen der gr. 3 und 4 erhielten granulierte vollportionsfuttermittel mit zugabe von 2 kg gerstenschrot. es wurde festgestellt, dass die fuetterung der bullen mit granulierten mischungen mit zusatz von gerstenstroh einen

negativen einfluss auf die verdaulichkeit der naehrstoffe und die umsetzung der n-verbindungen im pansen ausuebt. bei einsatz dieser futtermittel wurde eine verringerung der verdaulichkeit der org. subst., des gesamtproteins, der rohfaser und zellulose ermittelt. - o. jurack.

**t811 - 0120** strawnosc weglowodanow oraz niektore wskazniki biochemiczne krwi jalowek zywionych dawkami z udzialem pasz formowanych (pol)
sajko, jerzy; lewicki, czeslaw; rusiecka, irena. - in: acta acad. agric. ac techn. olstenensis, zootechnica. - olsztyn 30(1987). - s. 21 - 34. - b14=za 2754
**verdaulichkeit der kohlenhydrate sowie einige biochemische parameter des blutes von faersen, die mit rationen mit einem anteil an geformten futtermitteln gefuettert wurden**
**60.45.05.10.02.01.01.; 60.45.10.10.07.01.; 60.10.15.10.15.15.03.**
*verdaulichkeit; faerse; kohlenhydrat; pellet;*
der versuch wurde an 14 faersen (4 fuetterungsgruppen) durchgefuehrt. die faersen der gr. 1 erhielten eine zusammenstellung geformter futtermittel, bestehend zu 80 % aus der granulierten mischung a und zu 20 % aus brikettiertem trockenfutter aus gras. die faersen der gr. 2 und 3 wurden mit silage aus getreide-huelsenfruechten oder mais, komplettiert mit der gleichen menge der granulierten mischung b, und die der gr. 4 - mit grassilage, wiesenheu und der granulierten mischung c gefuettert. die hoechste verdaulichkeit der naehrstoffkomponenten wurde in der gr. 4 festgestellt und die niedrigste in der gr. 1. das harnstoff-ammoniak- und glucoseniveau im blutplasma der faersen wies keine anzeichen von stoerungen des eiweiss-energiehaushaltes auf. - o. jurack.

**t811 - 0121** energy and protein interrelationships in the young pig (eng)
campbell, r. g. - in: pig news and inform.. - farnham 8(1987)3. - s. 295 - 300 : 5 abb., 9 lit. - arb.st:animal res. inst., victoria dep. agric. and rural affairs, werribee, australia. - b14=zb 4086
**das verhaeltnis von energie und protein beim jungen schwein**
**60.45.05.10.02.02.; 60.10.15.10.15.12.05.; 60.10.15.10.15.20.**
*schwein; protein; protein-energie-quotient; energieumsatz; stickstoffumsatz; schlachtkoerper;*
es wird der einfluss des verhaeltnisses von protein- und energieeinnahme (p : e) auf den n-ansatz und das verhaeltnis von fett- und protein-ansatz diskutiert. die in abb. dargestellten zusammenhaenge betreffen folg. beziehungen: n-aufnahme und p : e bei ernaehrungsniveau 2,5- oder 4,0-n-retention, aufnahme an bruttoenergie - gesamtretenierte energie, im protein retenierte energie, fett : protein-verhaeltnis des zuwachses, bruttoenergieaufnahme - fett- und proteingehalt des schlachtkoerpers bei ausreichender oder unzulaengl. proteinversorgung, energieaufnahme - vorausgesagter koerperfettgehalt zwischen 1,8 und 6,5 kg lm bei unterschiedl. p : e. - h. jung / dummerstorf-rostock.

**t811 - 0122 energiebilanz und energieverwertung bei der milchkuh waehrend und nach energetischer ueberversorgung : 3. mitt. zum einfluss ueberhoehter energiezufuhr bei laktierenden kuehen und dadurch bedingte folgewirkungen**
kaufman, t. e. g.; kirchgessner, m.; mueller, h. l. - in: tierphysiol., tiernaehr. u. futtermittelkd.. - hamburg 58(1987)1/2. - s. 75 - 88 : 6 tab., 54 lit., zus. in engl. - arb.st:freising-weihenstephan, techn. univ. muenchen, inst. fuer ernaehrungsphysiol.. - b14=z 426
**60.45.05.10.02.03.; 60.10.15.10.15.20.; 60.45.10.10.07.02.**
*kuh; fuetterungsversuch; energieumsatz; bedarfsnorm; umsetzbare energie; milchproduktion;*
an 4 eineiigen zwillingskuhpaaren wurden in einem respirationsversuch die folgen ueberhoehter energiezufuhr auf die kriterien der energiebilanz untersucht. ueberversorgte tiere nahmen bei einer zulage von 20 mj nel 11 % mehr bruttoenergie auf als nach bedarf gefuetterte. in weiteren 4 wo. bedarfsgerechter fuetterung waren keine folgeeffekte auf den energieumsatz festzustellen. bei ueberversorgung wird eine hoehere kotenergieausscheidung zu 3/4 durch reduzierte harn- bzw. methanenergieausscheidung kompensiert. ueber den bedarf gegebene energie wurde zu 94 % auf koerperenergie und zu 6 % auf milchenergie aufgeteilt. die umsetzbarkeit der bruttoenergie betrug 58...60 %, die verwertung der ue fuer milchbildung betrug 60 % und der erhaltungsbedarf 488 kj ue/kg lm exp 0,75. - w. jentsch / dummerstorf-rostock.

**t811 - 0123** avaliacao de alimentos volumosos : 1. fenos, silagens e restos culturais na alimentacao de vacas em lactacao (spa)
gomide, jose alberto; zago, claudio p.; cruz, marcio e. - in: rev. soc. brasileira zootecn.. - vicosa 16(1987)3. - s. 284 - 298 : 12 tab., 21 lit., zus. in engl.. - b14=za 5779
**bewertung von rauhfutter. 1. mitt. heu, silagen und reisstroh als futtermittel fuer milchkuehe**
60.45.05.10.02.07.; 60.45.05.10.02.08.; 60.45.10.10.07.02.
*silage; rauhfutter; reis; futterwert; fuetterung; kuh;*
im versuch wurden folg. rauhfuttermittel bei milchkuehen verglichen: getreide- und elephantengrassilage, heu von brachiariagras, jaraguagras und guineagras sowie reisstroh. im allg. wurden silagen und heu als einziges rauhfutter angeboten, in einigen versuchen getreidesilage mit heu oder reisstroh. neben diesen ad libitum angebotenen futtermitteln erhielten die kuehe je 2 kg getreidemischung/tag. die rauhfuttermittel unterschieden sich nicht in der taegl. freiwill. aufnahme an ts, aber in der an verdaul. ts und protein. getreidesilage + heu fuehrten z. b. zu hoeherer aufnahme an verdaul. ts, guineagras- und jaraguagrasheu zu besserer rohproteinaufnahme. die milchleistung war bei getreidesilage oder mit zusaetzl. heu oder reisstroh am hoechsten. - r. friedrich.

**t811 - 0124** amino acid requirements and biological value of proteine for sheep (eng)
asplund, j. m. - in: j. nutrit.. - bethesda, md. 117(1987)7. - s. 1207 - 1211 : 3 abb., 4 tab., 11 lit. - arb.st:columbia, mo 65211, univ., dep. of anim. sci. - b14, r48
**aminosaeurebedarf und biologischer wert von proteinen fuer schafe**
60.45.05.10.03.05.; 60.45.15.10.01.07.
*schaf; aminosaeure; bedarf; protein; biol wertigkeit;*
im exper. 1 infundierte vf. bei hammeln (55 kg lm) 0...60 g mit as angereichertes casein (c)/d in den labmagen, im exper. 2 bei 4 hammeln (41 kg lm) 0, 10, 20 und 40 g c/d und im exper. 3 0, 10, 20 und 40 g mit pepsin versetzte gelatine. die energieversorgung erfolgte durch intraruminale infusion von ffs (440 kj ue/kg lm exp 0,75). der biol. wert wurde durch regression der n-ausscheidung im harn auf die aufnahme des wahren verdaul. n berechnet. er betrug fuer das angereicherte c 1,0, fuer c 0,87 und fuer gelatine 0,07. fuer die endogene harn-n-ausscheidung wurde unabhaengig von der n-quelle ein wert von 245 mg/kg lm exp 0,75 gemessen. das angereicherte c enthielt 20 % mehr met, 18 % mehr lys und 13 % mehr phe als das c. - j. voigt / dummerstorf-rostock.

**t811 - 0125** ehffektivnost" konservirovanija furazhnogo zerna povyshennojj vlazhnosti ugleammonijjnymi soljami (rus)
karipov, b. n. - in: vses. nauch.-issl. inst. zhivotnovodstva, bjull. nauch. rabot. - dubrovicy (1986)84. - 86 - 88 : 2 tab.. - b14=za 5069
**wirksamkeit der konservierung von feuchtem futtergetreide mit ammoniumcarbonat**
60.45.05.10.04.
*feuchtgetreide; konservieren; konservierungsmittel; proteingehalt; +ammoniumcarbonat;*
haferkorn mit 25...30 % feuchtigkeit wurde durch den zusatz von 0 bzw. 1,5...4,0 % ammoniumcarbonat konserviert. der beste konservierungserfolg wurde mit 3,0/3,5/4,0 % ammoniumcarbonat erzielt. dabei erhoehte sich der rohproteingehalt um 3,5...4,3 %. bei einer kombination von ammoniumcarbonat mit glaubersalz oder harnstoff nahm der rohproteingehalt des feuchtgetreides um 2,05...4,3 % zu. - m. ulbrich.

**t811 - 0126** planirovanie issledovanijj - vazhnyjj faktor razrabotki i utochnenija norm kormlenija zhivotnykh (rus)
cjupko, v. v. - in: moloch.-mjasnoe skotovodstvo. - kiev (1987)70. - s. 28 - 30. - b14=zb 3333
**die planung der untersuchungen - ein wichtiger faktor der erarbeitung und praezisierung von fuetterungsnormen fuer tiere**
60.45.05.10.05.; 60.45.05.10.03.
*tierproduktion; produktionssteigerung; futterproduktion; naehrwert; futteraufnahme;*
die produktionssteigerung in der tierzucht haengt von der vergroesserung der futterproduktion und der richtigen und rationellen fuetterung der tiere ab. hauptelemente der untersuchungen

zum bedarf der tiere fuer erhaltung und leistung sind die beurteilung des gehaltes an energie, eiweiss und mineralstoffen im futter, die bestimmung der aufnahme der einzelnen futterarten und der einfluss der rationszusammensetzung auf die gesamtaufnahme an ts des futters, die beurteilung des bedarfs der tiere, die bestimmung der effektivitaet der ausnutzung von energie, eiweiss und mineralstoffverbindungen der einzelnen futterarten und rationen. dies ermoeglicht die praezisierung aller normierungselemente fuer die erhoehung der effektivitaet der futterausnutzung. - k. witt.

**t811 - 0127 programm zur rationsberechnung, rationsaufstellung, hochrechnung auf den futterbedarf und futterbilanzierung fuer den pkr k 1003-4**
michler, g. - in: 18. jahrestag., univ., sekt. tierprod. u. veter.-med.. - leipzig (1987)t. 2. - s. 504 - 508 : 3 abb., zus. in russ., engl.. - b14=za 5228
**60.45.05.10.05.; 60.01.40.05.10.03.**
*futterplanung; futterbedarf; milchviehanlage; monogastrid; energiekonzentration; edva; + futtermitteldatei; + futtereinsatzplanung;*

**t811 - 0128 erfahrungen bei der nutzung der computertechnik fuer die futterplanung und -abrechnung**
kapelle, j. - in: 18. jahrestag., univ., sekt. tierprod. u. veter.-med.. - leipzig (1987)t. 2. - s. 478 - 485 : 2 abb., 4 lit., zus. in russ., engl. - nach zus.. - b14=za 5228
**60.45.05.10.05.; 60.01.40.05.10.03.**
*futterplanung; edva; mikrorechner; futterwirtschaft; lpg; veg;*
in den letzten 15 jahren konnten wicht. erfahrungen im bez. cottbus bei der nutzung der computertechnik fuer die futterplanung und -abrechnung gesammelt werden. das betrifft die vertragl. zusammenarbeit der mitarbeiter des wtz landwirtsch. mit den futteroekonomen der lpg, veg und ihren kooperationen bei der organisation der sachgemaessen anwendung aufeinander abgestimmter software. zur nutzung der mikrorechentechnik werden hinweise zum verhaeltnis der zuordnung der software der futterwirtschaft auf die dezentrale mikrorechentechnik und der zentralisierten, leistungsfaeh. grossrechentechnik, zur integration moderner basissoftware und zum internat. softwareaustausch entwickelt.

**t811 - 0129** foroptimering - erfaringer fra siste aar (nor)
sterten, hallgeir. - in: norsk pelsdyrbl.. - oslo 62(1988)2. - s. 12 - 13 : 1 abb.. - b14
**futteroptimierung, erfahrungen vom letzten jahr**
**60.45.05.10.05.; 60.45.35.10.**
*futtermittel; optimierung; futteroekonomie; edv-einsatz; energie;*
moeglichkeiten zur reduzierung der futterkosten ergeben sich durch futteroptimierung auf edv-basis. hierdurch lassen sich futtermischungen mit einem optimalen naehrstoffgehalt zu geringstmoeglichem preis zusammenstellen. die berechnungen beziehen sich auf den gehalt der futtermischung an rohware, naehrstoffgehalt, energiegehalt, energieverteilung im vergleich zu den normwerten, rohwarenpreis je 100 kg und den preis je mcal. - h. zimmermann.

**t811 - 0130 die erhoehung der effektivitaet in der futterwirtschaft durch rechnergestuetzte anwendung der futterplanung auf der grundlage des ddr-futterbewertungssystems in der tier- und pflanzenproduktion**
chudy, arthur. - in: 18. jahrestag., univ., sekt. tierprod. u. veter.-med.. - leipzig (1987)t. 2. - s. 463 - 471 : 2 lit., zus. in russ., eng. - nach zus.. - b14=za 5228
**60.45.05.10.05.; 60.01.40.05.10.03.; 60.01.40.05.05.15.**
*futterbewertungssystem; futterwirtschaft; futterplanung; edva; buero-/rechenanlage; kuh;*
ausgehend von der ertragssteigerung tier. erzeugnisse je ha hauptfutterflaeche fuer die grob- und konzentratfutterproduktion (= anteil. ln) bei rationellem einsatz der sekundaer- und hauptfuttermittel (eiweissfuttermittel), wird ein kompatibles programmpaket zur futterplanung fuer buerocomputer (robotron a 5120/30) vorgestellt. damit koennen die planung und bilanzierung der futterproduktion, die futterbilanzierung fuer belieb. planzeitraeume (jahresplanung), die mittelfrist. futterverteilungs- und -einsatzplanung und die operative rationsberechnung und futtereinsatzplanung rechnergestuetzt ausgefuehrt werden.

**t811 - 0131 zur entwicklung und anwendung des projektes fuen**
scholtz, diether. - in: 18. jahrestag., univ., sekt. tierprod. u. veter.-med.. - leipzig (1987)t. 2. - s. 472 - 477 : 1 abb., 2 lit., zus. in russ., engl. - nach zus.. - b14=za 5228
**60.45.05.10.05.; 60.01.40.05.10.03.**
*futterplanung; futterwirtschaft; futterbewertungssystem; buero-/rechenanlage; naehrstoff; bedarfsnorm;*
das buerocomputer-projekt fuen unterstuetzt analyse, kalkulation und vorbereitung der jahresplanung sowie laengerfrist. konzeptionen der futterwirtschaft in lpg, veg und ihren kooperationen. es ist bestandteil eines in entwicklung befindl. systems von edv-loesungen auf futterwirtsch. gebiet. ausgehend von angaben zu tierbestand und produktion werden fuer tiergruppen und brigaden/abteilungen berechnet und fuer betriebe und die kooperation aggregiert, fgv, rgv, eigenprodukt, energie- und naehrstoffbedarf auf der grundlage der normative des ddr-futterbewertungssystems (zur analyse normbedarf der istproduktion).

**t811 - 0132** novye detalizirovannye normy kormlenija sel"-skokhozjajjstvennykh zhivotnykh (rus)
kalashnikov, a. p.; sheglov, v. v. - in: vses. nauch.-issl. inst. zhivotnovodstva, bjull. nauch. rabot. - dubrovicy (1986)84. - s. 3 - 6. - b14=za 5069
**neue detaillierte fuetterungsnormen fuer landwirtschaftliche nutztiere**
**60.45.05.10.05.; 60.10.15.10.15.20.**
*nutztier; fuetterung; bedarfsnorm; umsetzbare energie; energetische futtereinheit;*
die neuen fuetterungsnormen (ausgabe 1985) sehen die normierung nach umsetzbarer energie (ue), ts, roh- und verd. protein, zucker, staerke, rohfaser, fett, mengen- und spurenelementen und vit., fuer gefluegel und schweine auch nach essentiellen as vor. nach den neuen normen wird der energiewert der futtermittel in mj ue bewertet und in energet. fe ausgedrueckt. in die normierung sollen das alter, der physiol. zustand, richtung und niveau der leistung einbezogen werden. i. vgl. zu frueher (6) werden in den neuen fuetterungsnormen fuer rind und schaf 20...24, fuer schweine 27...30 parameter beruecksichtigt. in der praxis fuehrte die anwendung der neuen normen zu einer milchleistungssteigerung um 11...13 %. - ch. ochrimenko.

**t811 - 0133 die futtersituation und vorrangige massnahmen zum grobfuttereinsatz in der winterfuetterungsperiode 1987/88**
knape, g. - in: tierzucht. - berlin 42(1988)1 - s. 34 - 36 - arb.st:zentralstelle fuer futtermittelpruef. u. fuetter. halle-lettin. - b14, ost1
**60.45.05.10.07.; 60.45.05.10.05.**
*grobfutter; futterqualitaet; bedarfsnorm; ration;*
die futtersituation ist bei grobfutter gekennzeichnet durch ein bedarfsdeckendes aufkommen mit jedoch territorialer differenziertheit. alle moeglichkeiten der anteilig hohen energie- und naehrstoffbedarfsdeckung aus dem grobfutter sind zu nutzen. dazu ist erforderlich, die daten der qualitaetskontrolle der ges. futterbestaende zu beruecksichtigen, die rationsgestaltung auf der basis der ts zu gestalten, das grobfutter leistungsabhaengig einzusetzen, taegl. kontrolle der futteraufnahme, ausreichende versorgung mit strukturwirksamer rohfaser in der winterfuetterung. weiterhin wird auf konservate und deren rationellen einsatz eingegangen. - m. fritzsche / iden-rohrbeck.

**t811 - 0134** comparative studies of some local oil seeds and seed cakes (eng)
shehata, nazira a.; el-nahry, fekry; darwish, nazek. - in: nahrung. - berlin 32(1988)1. - s. 9 - 14 : 4 tab., 17 lit., zus. in russ., dt. - nach zus.. - b14=za 1720
**vergleichende untersuchungen einiger lokaler oelsamen und samenkuchen**
**60.45.05.10.07.01.; 60.45.05.10.03.; 60.45.05.10.03.05.**
*oelpflanze; naehrstoffgehalt; protein; fett; energie; rohfaser;*
die 4 samenarten - saflor (sa), sonnenblume (so), lein (le) und raps (ra) sind reich an protein und fett. der aschegehalt schwankt von 3,17...5,11 %. der rohfasergehalt war bei sa und so niedrig, bei le und ra hoch. der energiegehalt war fast gleich. die samen waren reich an p und arm an ca. der fe-gehalt war rel. hoch. die per-werte waren bei sa 1,51, so 1,61, le 1,59, ra 1,84 und eine

caseindiaet 2,50. die npr-werte betrugen analog 3,11, 2,84, 2,84, 3,05 und 3,53. die npu-werte betrugen 48,5, 49,3, 47,4, 93,6 und 67,8.

**t811 - 0135** przypomnienia - porody - zalecenia (pol)
... - in: trzoda chlewna. - poznan 25(1987)12. - s. 11 - 12. - b14=zb 3933
**anmerkungen - ratschlaege - empfehlungen**
**60.45.05.10.07.01.01.; 60.01.40.05.10.07.**
*schweineproduktion; futtermittel; futterzusatz; reserven;*
fuer den monat jan. wird den schweinezuechtern empfohlen, die futtervorraete zu ueberpruefen und die erforderl. futterzusaetze wie mineralstoffmischungen, salzlecksteine u. a. sowie infrarotstrahler fuer die ferkel- und gefluegelaufzucht einzukaufen. weiter wird darauf hingewiesen, "veredeltes" rapsschrot erst durch vorheriges einsaeuern mit kohlenhydratfuttermitteln einzusetzen. untersuchungen haben gezeigt, dass rapsschrot, siliert mit gedaempften kartoffeln, zerkleinerten moehren, rueben, zerkleinertem mais u. a. grobfuttermitteln, im prozess der silierung 85...98 % der schaedl. bitteren glycoside verliert. - o. jurack.

**t811 - 0136** silos, zakonservirovannyjj murav"inojj kislotojj, v racionakh korov (rus)
barabanshhikov, n. v.; zajjceva, v. ja. - in: zhivotnovodstva. - moskva (1987)12. - s. 31 - 32 : 2 tab.. - b14=z 418
**silage, konserviert mit ameisensaeure, in den rationen fuer kuehe**
**60.45.05.10.07.01.02.; 60.35.80.05.; 60.45.10.10.07.02.**
*silage; konservieren; ameisensaeure; fuetterung; kuh; naehrwert;*
die konservierung von silage mit ameisensaeure traegt zur verbesserung ihres naehrwertes, zur erhoehung des gehaltes an caroten, zucker und milchsaeure bei. bei verfuetterung solcher silage wurden keine abweichungen im physiol. zustand der kuehe beobachtet. ihre milchleistung erhoehte sich um 4,2 %, es verbesserte sich die qualitaet der butter. - k. witt.

**t811 - 0137** izpolzvane na otpadahci ot khranitelno-vkusovata promishlenost za furazh na svinete (bul)
panajjotov, petahr b. - sofija, 1986. - 80 s. : 27 tab., 158 lit., zus. in russ., engl.. - b14=1987 a 289
**nutzung von abfaellen der nahrungsmittelindustrie als schweinefutter**
**60.45.05.10.07.01.20.; 60.45.20.10.07.; 60.45.05.10.05.**
*lebensmittel; verarbeitungsindustrie; abfall; kuechenabfall; futtermittel; schwein;*
fragen, die mit der nutzung von abfaellen der nahrungsmittelherstellung und -lieferung als quellen fuer schweinefutter verbunden sind, werden diskutiert, wobei in abfaelle der fleischverarbeitung, der fischerei und fischverarbeitung, der milch und -verarbeitung, der brauerei, der konservierung, der oel- und zuckerindustrie und solche aus haushaltungen untergliedert wird. daten und ergebnisse der untersuchungen von vff. verschiedener laender ueber den naehrstoffgehalt und normen fuer die zusammenstellung von rationen fuer verschiedene schweinekategorien werden dargelegt, ebenso ihr einfluss auf die produktivitaet der schweine. erfahrungen einiger sozial. laender mit der organisation des sammelns der abfaelle und des verfuetterns im umkreis grosser staedte werden vermittelt. - r. friedrich.

**t811 - 0138 einsatz von rapsextraktionsschrot in der gefluegelfuetterung**
jamroz, dorota. - in: 18. jahrestag., univ., sekt. tierprod. u. veter.-med.. - leipzig (1987)t. 1. - s. 221 - 229 : 3 tab., 38 lit., zus. in russ., engl. - nach zus.. - b14=za 5228
**60.45.05.10.07.01.21.; 60.45.25.05.05.07.02.; 60.45.25.05.05.07.04.**
*raps; extraktionsschrot; broiler; legehenne; fuetterung; gans; +glucosinolat;*
auf grund der poln. untersuchungen wurden einige probleme hinsichtlich des futterwertes von rapsextraktionsschrot (res) und der verwendung dieser komponente in kraftfuttermischungen fuer gefluegel dargestellt. der anteil von res fuer broilerkueken und legehennen unter 5 % erlaubt gute ergebnisse zu erhalten, ein 10%iger anteil kann auch zulaessig sein. fuer legegaense ist dieser wert hoeher - bis 12 %. bei einfuehrung der neuen oo-sorten kann der anteil an res fuer broiler bis zu 15 % gesteigert werden und fuer elterntiere - bis zu 10 %, ohne dass die

gefahr einer schaedl. wirkung entsteht. sind aber in der futtermischung solche futterkomponenten wie roggen und huelsenfruechte enthalten, muss der anteil an res verringert werden.

**t811 - 0139** studies on egyptian cottonseeds. fatty acid-composition and protein patterns (eng)
hamza, m. a.; abdel-aal, m. h.; khalil, m. m. - in: nahrung. - berlin 32(1988)3. - s. 255 - 259 : 1 abb., 1 tab., 11 lit., zus. in russ., dt. - nach zus.. - b14=za 1720
**untersuchungen ueber aetyptische baumwollsaaten. fettsaeuren-zusammensetzung und proteinmuster**
**60.45.05.10.07.01.21.; 60.10.25.05.05.; 60.10.25.25.05.**
*baumwolle; samen; carbonsaeure; protein; lipid; elektrophorese;*
zur ermittlung einiger eigenschaften ihrer lipide und proteine werden 14 aegypt. baumwollsaat-varietaeten analysiert. der fettgehalt der koerner betraegt 29,0...35,1 %, die jodzahl 110,9. die sorten zeigen nur kleine unterschiede hinsichtlich ihres fettsaeurengehaltes. gegenueber dem gehalt in den gesamtlipiden ist der gehalt an linolensaeure in den trigyceriden leicht erhoeht und in den polaren lipiden etwas erniedrigt. der proteingehalt betraegt in den proben 32,3...37,9 %. die wasserloesl. proteine liegen im bereich von 12,8...23,0 % und die in 0,02 n naoh loesl. proteine betragen 94,5...100 % der gesamtproteine. bei der elektrophorese wurden nur 2 banden erhalten.

**t811 - 0140 erhoehung des futterwertes von rapsextraktionsschrot**
schoene, friedrich; luedke, helmut. - in: 18. jahrestag., univ., sekt. tierprod. u. veter.-med.. - leipzig (1987)t. 2. - s. 296 - 301 : 2 tab., 13 lit., zus. in russ., engl. - nach zus.. - b14=za 5228
**60.45.05.10.07.01.21.; 60.45.20.10.07.06.; 60.10.25.50.10.**
*raps; extraktionsschrot; futterwert; mastschwein; fuetterung; schilddruesenhormon; +glucosinolat;*
rapsextraktionsschrot (res) enthaelt antinutritiva, die den schilddruesenhormonstatus, den eiweissstoffwechsel und die leistung beeintraechtigen. leistung und stoffwechsel von mastschweinen werden aber erst normalisiert, wenn antinutritiva des res beispielsweise mittels cu-ionen (cu2+) inaktiviert werden. in 2 versuchen mit ges. 99 wachsenden schweinen erreichten mit cu2+ behandeltem res gefuetterten tiergruppen signifikant hoehere leistungen als die gr., die unbehandeltes res erhielten. der erhoehte futterwert des res mit reduziertem gehalt an antinutritiva wurde ebenfalls durch die verbesserung des i-, zn-, vit.-a- und -p-status der schweine belegt.

**t811 - 0141 die bereitung von rapsextraktionsschrot-silage und deren verfuetterung in der schweinemast**
baintner, f.; mayer, b.; oross, d. - in: 18. jahrestag., univ., sekt. tierprod. u. veter.-med.. - leipzig (1987)t 1. - s. 201 - 210 : 2 abb., 5 tab., 8 lit., zus. in russ., engl. - nach zus.. - b14=za 5228
**60.45.05.10.07.01.21.; 60.45.20.10.07.06.**
*raps; extraktionsschrot; silage; schwein; fuetterung; cellulase; +glucosinolat;*
in silierversuchen mit rapsextraktionsschrot (res) wurde die wirkung der milchsaeuregaerung und die behandlung mit zellulase enzym (phylacell) auf den glucosinolatgehalt von res sowie auf die taegl. zunahme und den energieaufwand der mastschweine untersucht. mit der kombination der silierung und zellulase-behandlung konnten 4 % sojaextraktionsschrot mit 7 % res-silage ohne leistungsabfall ersetzt werden.

**t811 - 0142** single cell protein as food and feed (ger)
giec, a.; skupin, j. - in: nahrung. - berlin 32(1988)3. - s. 219 - 229 : 2 tab., 69 lit., zus. in russ., dt. - nach zus.. - b14=za 1720
**einzellerprotein als lebens- und futtermittel**
**60.45.05.10.07.01.26.; 60.45.20.10.07.; 60.45.25.05.05.07.**
*scp; schwein; kueken; fuetterung; mensch; protein;*
mehrere moderne verfahren der proteinexkretion, der reduzierung von nucleinsaeuren sowie

der herstellung von proteinisolaten werden beschrieben. diese isolate sind wertvolle proteinsubstitute, die erfolgreich bei rindern und schweinen erprobt wurden. unter exper. bedingungen konnten 10...20 % des proteins der futtermittel durch scp ersetzt werden. es werden mehrere in polen hergestellte protein-vit.-praeparate beschrieben. diese wurden aus ultrafiltraten auf molke gewachsener ausgewaehlter hefen und propionsaeurebakterien gewonnen. sie koennen als wertvolle lebens- und futtermittelsupplemente angesehen werden.

**t811 - 0143 aspekte zum rationellen einsatz von eiweissfuttermitteln unter nutzung einheimischer ressourcen**
herrmann, uwe. - in: 18. jahrestag., univ., sekt. tierprod. u. veter.-med.. - leipzig (1987)t. 1. - s. 193 - 200 : 5 tab., 4 lit., zus. russ., engl. - nach zus.. - b14=za 5228
**60.45.05.10.07.01.26.; 60.45.05.10.07.01.01.; 60.45.20.10.07.**
*futterhefe; lysin; ackerbohne; lupine; luzerne; schwein; + alkanhefe; + thioaminosaeure;*
fuer den effektiven einsatz der futtereiweisse ist die genaue kenntnis des protein- und as-gehaltes der einzelnen futtermittel erforderlich. in abhaengigkeit von der rohstoffbasis sind die gehaltswerte an rp und as der futterhefen sehr unterschiedlich. zwischen dem rp- und dem lys-gehalt, bezogen auf rp, besteht eine positive korrelation. steigende mahlfeinheit des getreides erhoeht die rp-verdaulichkeit und die praecaekale as-resorption. sie zeigt bei ackerbohnen und lupinen keinen entspr. einfluss. unterschiede in den gehaltswerten einzelner futtermittelchargen sowie differenzen in der as-resorption zwischen den futtermittelarten sind bei der rationsgestaltung staerker zu beruecksichtigen.

**t811 - 0144 verdaulichkeit der rohnaehrstoffe und aminosaeuren von knochenbrei**
gruhn, k.; zander, r. - in: 18. jahrestag., univ., sekt. tierprod. u. veter.-med.. - leipzig (1987)t 2. - s. 317 - 323 : 1 abb., 4 tab., 6 lit., zus. in russ., engl. - nach zus.. - b14=za 5228
**60.45.05.10.07.03.02.; 60.45.20.10.07.06.; 60.45.25.05.05.07.02.**
*knochen; lysin; verdaulichkeit; kuechenabfall; mastschwein; hahn (tier); + knochenbrei; + thioaminosaeure;*
im verdauungsversuch mit 5 kolostomierten leghornhybrid-haehnen wurde folg. scheinbare verdaulichkeit von knochenbrei ermittelt: org. subst. 78,7 %, rp 65,8 %, rohfett 95,0 % n-freie extraktstoffe 92,1 %, lys 79,9 % und thioaminosaeuren 65 %. auf der grundlage der vorliegenden ergebnisse kann der knochenbrei in einer menge von 500...750 g je mastschwein und tag, gedaempft mit sammelfutter oder kuechenabfaellen oder im gemisch mit futterkomponenten, verabreicht werden.

**t811 - 0145 der futterwert von abfaellen aus der gelatineproduktion**
kracht, w.; matzke, w. - in: 18. jahrestag., univ., sekt. tierprod. u. veter.-med.. - leipzig (1987)t. 2. - s. 310 - 316 : 1 abb., 5 tab., zus. in russ., engl. - nach zus.. - b14=za 5228
**60.45.05.10.07.03.02.; 60.45.20.10.07.06.; 60.10.25.05.10.**
*skleroprotein; fett; futterwert; lysin; mastschwein; fuetterung; + gelatine; + thioaminosaeure;*
bei der produktion von speise- und fotogelatine faellt ein aus skleroproteinen und fett bestehender rueckstand an, der als sudrueckstand (sr) bezeichnet wird. als wertbestimmende inhaltsstoffe und futterwertdaten wurden je kg ts ermittelt: 527 g rp, 423 g rohfett, 517 g verd. rp, 1115 efs und je 100 g rp 4,5 g lys und 1,1 g met + cys. in 3 mastversuchen an 732 schweinen wurden beim einsatz von 2 bzw. 3 kg sr zu 2,1 kg alleinfutter die taegl. zunahmen um 85 bzw. 104 g erhoeht. eine gabe von 2 kg sollte mit ruecksicht auf die qualitaet des schlachtfettes nicht ueberschritten werden.

**t811 - 0146 herstellung und einsatz von eiweissmischsilage**
poppe, siegfried. - in: 18. jahrestag., univ., sekt. tierprod. u. veter.-med.. - leipzig (1987)t. 1. - s. 244 - 249 : 5 tab., 5 lit., zus. in russ., engl. - nach zus.. - b14=za 5228
**60.45.05.10.07.03.04.; 60.45.20.10.07.06.; 60.50.15.25.01.**
*schlachtabfall; federmehl; blutmehl; lysin; mastschwein; fuetterung; + eiweissmischsilage; + fischabfall; + konfiskat;*
eiweissmischsilage (em) sind koerper gefallener oder getoeteter tiere, schlachtabfaelle, konfiskate, blut, federn, fischabfaelle u. a. fett- und eiweisshalt. sekundaerrohstoffe tier. herkunft, die durch therm. behandlung konserviert werden. eiweisshalt. sekundaerrohstoffe

mikrobiol. und pflanzl. herkunft koennen in den verwertungsprozess einbezogen oder zugemischt werden. zur herstellung der em ist das absetzverfahren geeignet. die produktion von em betrug 1986 ueber 250000 t. in umfangreichen fuetterungsversuchen wurde nachgewiesen, dass em gut geeignet ist, das im getreide vorhandene lys-defizit zu decken und ueber gute geschmackseigenschaften verfuegt. futterparameter und fuetterungsempfehlungen werden gegeben.

**t811 - 0147 untersuchungen zum futterwert von fermentationsprodukten aus tierexkrementen**
flachowsky, gerhard; strauss, achim; richter, gerd. - in: wiss. z. univ., math.-naturwiss. r.. - leipzig 36(1987)3. - s. 302 - 308 : 6 tab., 17 lit., zus. in engl. - nach zus.. - b14=z 755
**60.45.05.10.07.03.04.; 60.45.15.10.01.07.05.**
*exkrement; futterwert; verdaulichkeit; energiekonzentration; guelle; hammel;*
fermentationsprodukte aus tierexkrementen sind meist n-, aber auch aschereich. in 2 versuchsserien mit je 5 hammeln wurde die scheinbare verdaulichkeit der inhaltsstoffe von biomasse aus der oberflaechenbelueftung von schweineguelle und der eines legehennenguelle-stroh-fermentationsproduktes ermittelt. die scheinbare verdaulichkeit der org. subst. der biomasse betrug nur 52 %. sie kann in geringen mengen eine n-quelle fuer wiederkaeuer darstellen (n-verdaulichkeit 70 %). fuer die verdaulichkeit der org. subst. des legehennenguelle-stroh-fermentationsproduktes wurden 56 % ermittelt. die energiekonz. betrug nur 315 efr/kg ts.

**t811 - 0148 vergleich der verdaulichkeit der rohnaehrstoffe und aminosaeuren zwischen aufbereiteter rinderunterhaut und gerste beim gefluegel**
gruhn, kurt. - in: wiss. z. univ., math.-naturwiss. r.. - leipzig 36(1987)3. - s. 309 - 315 : 8 tab., 9 lit., zus. in engl. - nach zus.. - b14=z 755
**60.45.05.10.07.03.04.; 60.45.05.10.07.01.05.; 60.45.05.10.02.01.01.**
*hahn (tier); henne; verdaulichkeit; aminosaeure; energiekonzentration; gerste;*
die bestimmung der scheinbaren verdaulichkeit der rohnaehrstoffe, der bas. und schwefelhalt. aminosaeuren von subkutis i. vgl. zu gerste erfolgte an kolostomierten haehnen und hennen. die verdaulichkeit der org. subst. betraegt 77,1, die des rohproteins 81,8 und die des rohfettes 89,8 %, die entspr. werte fuer die gerste lauten: 81,3, 80,6 bzw. 56,7 %. die aus den verdauungswerten berechnete energiekonz. betraegt fuer die unterhaut 648 bzw. fuer gerste 679 efh/kg ts. die scheinbare verdaulichkeit des lys, his, arg, met und cys betraegt fuer die subkutis 84,4, 83,2, 90,1, 91,7 bzw. 60,8 % und fuer die gerste 72,9, 82,6, 85,6, 73,4 und 73,8 %.

**t811 - 0149 zur versorgung der wiederkaeuer in der ddr mit iod**
groppel, b. - in: 18. jahrestag., univ., sekt. tierprod. u. veter.-med.. - leipzig (1987)t. 2. - s. 363 - 369 : 5 tab., 9 lit., zus. in russ., engl. - nach zus.. - b14=za 5228
**60.45.05.10.07.05.; 60.10.25.55.10.04.; 60.45.10.10.07.**
*jod; mineralstoffgemisch; bodenart; futterplanze; wiederkaeuer; traenkwasser;*
der i-gehalt der futtermittel ist art- und pflanzenteilspezifisch. getreidekoerner und extraktionsschrote enthielten unter 0,1, graeser und leguminosen zum normalen schnittzeitpunkt 0,1...0,2 mg i/kg ts. die uebrigen futtermittel waren i-reicher. mit zunehmendem pflanzenalter nimmt der i-gehalt der pflanzen ab. das i-angebot fuer wiederkaeuer ueber futterpflanzen und wasser wird durch die meeresentfernung und die geol. herkunft des bodenmaterials variiert. in den suedl. bez. der ddr erhalten die wiederkauer ueber futter und wasser zu wenig i. dem mineralstoffgemisch fuer wiederkaeuer dieser gebiete wird deshalb seit maerz 1986 i (ki, kio3) zugesetzt.

**t811 - 0150 mineralstoffversorgung der wiederkaeuer in der vr ungarn**
regius, a.; anke, m.; szentmihalyi, s. - in: 18. jahrestag., univ., sekt. tierprod. u. veter.-med.. - leipzig (1987)t. 2. - s. 348 - 362 : 4 abb., 12 tab., 5 lit., zus. in russ., engl. - nach zus.. - b14=za 5228
**60.45.05.10.07.05.; 60.45.10.10.07.; 60.10.25.55.10.**
*spurenelement; grobfutter; wiederkaeuer; haar; mineralstoffgemisch; bodenart;*
*+mengenelement;*
der ca-, mg-, k- und fe-bedarf des wiederkaeuers ist in allen lebensraeumen ungarns gesichert,

auf einigen boeden nehmen die tiere bedarfsuebersteigende k- und fe-mengen auf. p und na muessen ohne ausnahme ueber mineralstoffmischungen ergaenzt werden. die cu-versorgung und der cu-status der wiederkaeuer ist auf den in ungarn verbreitetsten boeden, den loess- und auenstandorten, normal. auf den flaechenmaessig begrenzten sand-, torf-, moor- und sandsteinstandorten kann cu-mangel beim wiederkaeuer vorkommen. mit einem zn-defizit, das sekundaerer natur sein kann, ist am ehesten auf den diluvialen sanden und alkal. "szikes" zu rechnen.

**t811 - 0151 ergaenzung der rationen landwirtschaftlicher nutztiere mit mengen- und spurenelementen**
anke, manfred. - in: 18. jahrestag., univ., sekt. tierprod. u. veter.-med.. - leipzig (1987)t 2. - s. 339 - 347 : 2 abb., 6 tab., 1 lit., zus. in russ., engl. - nach zus.. - b14=za 5228
**60.45.05.10.07.05.; 60.10.25.55.10.; 60.10.15.10.15.30.**
*spurenelement; mineralstoffgemisch; rind; schaf; schwein; huhn, + mengenelement;*
fuer rind, schaf und pferd existieren ges. 8 mineralstoffmischungen (mm). dem schwein stehen 6 verschiedene mm je nach alter, futter und leistung zur verfuegung. die mm ohne p und mit cu ist fuer das mischfutter der mastschweine bestimmt. hackfruchtgemaestete schweine, zuchtschweine und ferkel erhalten die mm mit 35 g p. zur weiterverarbeitung in mischfuttermitteln und futtergemischen ist die mm mit 70 g p bestimmt, waehrend eine weitere mit 35 g p, se und i fuer industriell hergestelltes mischfutter der zuchtschweine und mm mit 50 g p, fe und i fuer die industrielle ferkelaufzuchtfutterproduktion bestimmt ist.

**t811 - 0152 futtermittelrechtliche zulassung und ueberwachung von leistungsfoerderern in der tierproduktion**
entel, h. j. - in: vdlufa - schriftenr.. - darmstadt (1987)20. - s. 155 - 171 - arb.st:bundesminist. ernaehr., landwirtsch. u. forsten. - b14=sr 4612,20
**60.45.05.10.07.07.; 60.10.25.65.20.**
*ergotropikum; antibiotikum; coccidiostatikum; medikament; mischfutter; zusatzfuttermittel;*
in der europaeischen wirtschaftsgemeinschaft ist die zulassung von leistungsfoerderern durch eine richtlinie ueber zusatzstoffe in der tierernaehrung aus dem jahr 1970 einheitlich geregelt. fehlentwicklungen im angebot an zusatzstoffen durch sog. zweithersteller waren dadurch jedoch nicht ausgeschlossen, so dass 1984 eine dritte aenderungsrichtlinie verkuendet wurde, die die begriffsdefinition "zusatzstoffe" durch "zubereitungen aus solchen stoffen" erweitert. demnach wird die verwendungsgenehmigung von "antibiotika", "wachstumsfoerderern" sowie "coccidiosfatica und anderen arzneimitteln" auf spezif., einzeln zuzulassende stoffe oder zubereitungen eingeschraenkt. - w. hackl.

**t811 - 0153 neue erkenntnisse beim einsatz von mineralstoffen, vitaminen und ergotropika in der tierernaehrung**
hennig, a. - in: 18. jahrestag., univ., sekt. tierprod. u. veter.-med.. - leipzig (1987)t. 2. - s. 324 - 338 : 10 abb., 8 tab., 19 lit., zus. in russ., engl. - nach zus.. - b14=za 5228
**60.45.05.10.07.07.; 60.10.15.10.15.30.; 60.10.15.10.15.35.**
*ergotropikum; vitamin d; phosphor; stoffwechsel; kalb; ferkel; + darmflorastabilisator;*
am beispiel von p, vit. d und darmflorastabilisatoren wird der erkenntnisfortschritt auf dem gebiet der mineralstoffe, vit. und ergotropika in den letzten 15 jahren dargestellt. auf die 3 stoffgruppen entfallen nur 2,25 % der gesamtfutterkosten, sie tragen aber betraechtlich zur futteroekonomie bei.

**t811 - 0154** khka i khkm - stimuljatory rosta zhivotnykh (rus)
selivanova, l. n. - in: khim. sel"skom khoz.. - moskva (1987)12. - s. 51 - 53 : 4 lit.. - b14=zb 3169
**ammonium- und magnesiumchlorat als tierische wachstumsstimulatoren**
**60.45.05.10.07.07.; 60.45.10.10.07.04.; 60.45.20.10.07.06.**
*ammonium; magnesium; salz; mbp; schwein; rind; futterzusatz;*
toxizitaet und stoffwechseleinfluss (schilddruese, innere sekretion) beider salze werden genannt. es werden gaben von 1,5...3 mg/kg ueber einen zeitraum von max. 2...3 mon. als optimal

erachtet. die schlachtung der tiere (bullenkaelber, schweine) darf nicht frueher als 5 d nach der letzten gabe dieser futterzusaetze erfolgen. - w. schuricht.

**t811 - 0155 einsatz der vitamine in der fuetterung**
richter, g.; schoene, f.; richter, g. h. - in: 18. jahrestag., univ., sekt. tierprod. u. veter.-med.. - leipzig (1987)t. 2. - s. 370 - 376 : 3 tab., 7 lit., zus. in russ., engl. - nach zus.. - b14=za 5228
**60.45.05.10.07.07.; 60.10.25.30.; 60.10.15.10.15.35.03.**
*vitamin a; vitamin d; bedarf; rind; schwein; gefluegel;*
fuer die rindfleisch- und milchproduktion, die schweinemast und -zucht sowie die gefluegelfleisch- und eierproduktion wurden die vit.-bedarfsnormen diskutiert und den versorgungsmoeglichkeiten ueber grobfutter und konzentraten gegenuebergestellt. daraus ableitend ist die prakt. bedeutung und die notwendigkeit von mischfutterzusaetzen herausgearbeitet worden.

**t811 - 0156** huisvesting en gezondheid bij landbouwhuisdieren (dut)
hoogerbrugge, a. - in: t. diergeneeskd.. - utrecht 112(1987)18. - s. 1069 - 1074 : 5 tab., zus. in engl. - nach engl. zus.. - b14=z 376
**haltungssysteme und gesundheit bei landwirtschaftlichen nutztieren**
**60.45.05.15.; 60.50.15.**
*tierproduktion; tiergesundheit; tierhaltung; gruppenhaltung; bodenhaltung;*
es liegen rel. wenig angaben ueber den einfluss von haltungssystemen auf die gesundheit von landwirtsch. nutztieren vor. fuer milchkuehe und gefluegel gibt es dominierende haltungssysteme in den niederlanden, es liegen jedoch keine wesentl. neuen angaben dazu vor. bei mastkaelbern wird gegenwaertig die gruppenhaltung untersucht. ersten ergebnissen zufolge gibt es hier bes. in den ersten 6..8 wo. viele probleme. umfangreichere untersuchungen sind zu schweinen durchgefuehrt worden. daraus wird abgeleitet, dass die bodenhaltung nicht nur im hinblick auf bein- und klauenprobleme wichtig ist, morbiditaet und mortalitaet sind bei schweinen, die auf (teil-)spaltenboeden gehalten werden, hoeher als bei traditioneller haltung.

## 60.45.10. rinderproduktion

**t811 - 0157** research and publishing trends in cattle reproduction in the tropics : 2. a third world prerogative (eng)
russell, j. m.; galina, c. s. - in: animal breed. abstr.. - farnham royal 55(1987)11. - s. 819 - 828 : 27 lit.. - b14, r48
**forschungs- und publikationstrends zur rinder-reproduktion in den tropen. 2. mitt. dritte welt-praerogative**
**60.45.10.01.; 60.01.40.05.10.05.**
*rinderproduktion; forschung; dokumentation; tropen;*
bibliographische analysen der publikationen ueber die reproduktion der rinder in den tropen zeigen eine teilnahme der dritten welt auf diesem gebiet der forschung. eine kleine zahl dieser studien erreicht den hauptstrom der wiss. lit., da sie sich in nationalen journalen sowie in nichtkonventionellen dokumenten befinden. das haupthindernis, welches die weltweite ausstreuung der forschungsergebnisse aus laendern der dritten welt begrenzt, scheinen die schwierigkeiten bei der verteilung von kopien von dokumenten zu sein. sprachbarrieren schraenken die assimilation und nutzung der information ein. - h.-d. matthes / dummerstorf-rostock.

**t811 - 0158 die rotbuntzucht in nordamerika**
diers, h. - in: tierzuechter. - hannover 40(1988)2. - s. 51 - 54 : 2 tab.. - b14=z 122
**60.45.10.05.**
*rind; rotbuntes rind; zuchtwert; zuechtung;*
die rotbuntzucht in nordamerika hat grossen einfluss auf die europ. zuchtgebiete. es wird eine zuechter. bestandsaufnahme der heutigen red-holstein-zucht gegeben. ein durchschnittl. mutterkalb erreicht den doppelten preis eines schwarzbunten (sb). die zahl der rotbunten (rb)

steigt unuebersehbar an. seit 1964 gibt es ein eigenes rb-herdbuch. durchschnittliche zuchtwerte (zw) (umgerechnet auf deutsche sb-basis) sind: usa rb, n = 8, zw fuer fett-kg +17, kanad. rb -10 kg. - h.-d. matthes / dummerstorf-rostock.

**t811 - 0159** intensifikacija molochnogo skotovodstva (rus)
antonjuk, v. s.; borisovec, k. f.; golubickijj, a. p. - in: zhivotnovodstva. - moskva (1987)12. - s. 6 - 9 : 1 tab.. - b14=z 418
**die intensivierung der milchviehzucht**
**60.45.10.10.; 60.01.40.05.05.15.; 60.01.40.05.10.05.03.**
*milchproduktion; intensivierung; futterproduktion; milchleistung; futteraufwand; arbeitsaufwand;*
im programm der intensivierung der milchwirtschaft steht die futterproduktion an erster stelle, sie bestimmt das leistungsniveau der milchviehherde u.a. kennwerte. bei erhoehung der milchleistung von 2500 auf 4000 kg sinken sie aufwaende dafuer um 17...18 %, sie sind wiederum eine zusaetzl. reserve fuer die vergroesserung der milchproduktion. fuer eine intensive reproduktion der herde sind je 100 kuehe 30...35 faersen aufzuziehen, davon sind 18...22 hochleistungs-erstlingsfaersen in die stammherde aufzunehmen. - k. witt.

**t811 - 0160** osnovnye polozhenija proektov fermy krupnogo rogatogo skota mjasnogo napravlenija produktivnosti s zakonchennym proizvodstvennym ciklom (rus)
radchenko, v. v.; jarmak, v. s. - in: moloch.-mjasnoe skotovodstvo. - kiev (1987)70. - s. 50 - 53 : 1 tab.. - b14=zb 3333
**die hauptgrundsaetze der projekte von farmen fuer rinder der fleischrichtung mit geschlossenem produktionszyklus**
**60.45.10.10.; 60.01.30.11.05.05.; 60.01.30.11.05.11.**
*fleischrind; zuwachs; arbeitskraft; rentabilitaet; technologie;*
die geplanten kosten fuer die farmen uebersteigen rbl. 1,675 mill. (fuer 800 kuehe) bzw. rbl. 2,418 mill. (1200 kuehe) nicht. die kosten fuer 1 tierplatz betragen entspr. rbl. 632 und 608. geplant ist eine produktion von 203 kg fleisch je tier bei einer gesamtproduktion von 4540 dt (800 kuehe) bzw. 6795 dt (1200 kuehe). der ges. tierbestand betraegt 2230 bzw. 3330 tiere. dabei wird der aufwand an arbeit und futter je 1 dt lm-zunahme bei 10,2...11,6 akh und 10,5...10,7 dt fe liegen. die auslastung je 1 ak betraegt 97...107 tiere. die rentabilitaet wird zwischen 55 und 59 % liegen. die elemente der technologie der produktionsprozesse werden angefuehrt. - k. witt.

**t811 - 0161** postupy pri zootechnicko-veterinarnich analyzach ve velkochovech skotu s nizkou urovni reprodukce (sze)
rob, oldrich. - praha : ustav vedeckotechn. inform. zemedelstvi, 1987. - 32 s.(met. zavadeni vysledku vyzkumu zemedelske praxe ; 8). - b14=sr 2716,8
**fortschritte bei den zootechnischen und veterinaermedizinischen analysen in rindergrossanlagen mit niedrigem reproduktionsniveau**
**60.45.10.10.; 60.45.10.10.05.; 60.01.40.05.10.05.**
*rinderproduktion; grossanlage; produktionsorganisation; zuchtprogramm; biotechnik; veterinaermedizin;*
dargelegt werden die ergebnisse von analysen ueber die verluste, die durch den subjektiven faktor sowie durch organisations- und leitungsfehler in den reproduktionsprozessen verursacht werden. die methoden zur bestimmung des standes der fuetterung aus quantitativer und qualitativer sicht, bezogen auf den gesundheitszustand und die reproduktion, sowie die methoden der kontrolle der ergebnisse der insemination und der erarbeitung der zuechtungsprogramme werden im einzelnen erlaeutert. weiterhin wird die nutzung biotechnol. verfahren fuer die reproduktion der rinderbestaende sowie die erforderl. zusammenarbeit mit dem veter.-med. dienst analysiert. - o. jurack.

**t811 - 0162** research in cattle production danish status and perspectives (eng)
neimann-soerensen, a. - frederiksberg : landhusholdningsselskabets forlag, 1987. - 233 s. : zahlr. abb., tab., lit.. - b14=1987 a 232
**forschung in der rinderproduktion. daenischer stand und perspektiven**

60.45.10.10.; 60.45.10.10.07.; 60.05.60.
*rind; leistungspruefung; tierhaltung; milchleistung; zuechtung (allgemein); rasse;*
zum 25jaehr. jubilaeum als prof. an der univ. kopenhagen wurde am 1.5.87 eine festschrift fuer a. neimann-sorensen mit 19 beitraegen herausgegeben. darin werden zuchtplaene (modellkalkulationen) fuer die daen. rinderrassen vorgestellt. im beitrag zur leistungspruefung fuer besamungsbullen werden wachstumsrate und schlachtkoerperqualitaet als wichtigste pruefmerkmale angesehen. ueber 3 vorschlaege der pruefung der stoffwechselregulation als moeglichkeit der frueheinschaetzung des zuchtwertes "milchleistung" und ueber die seit 1986 angewandte methode der zw-schaetzung "direkte datierung" (einbeziehung frueherer genet. informationen) wird berichtet, ebenso ueber 3 einkreuzungsversuche zur verbesserung der milch- und fleischleistung beim roten daenischen milchvieh. ein neues system zur kontrolle der nahrungsstruktur, das auf benoetigter kauzeit beruht, wird vorgestellt und der einfluss des ernaehrungsniveaus waehrend der aufzucht auf spaetere euterentwicklung und milchleistung untersucht. ein neues system zur proteinbestimmung, das aspekte des p-stoffwechsels beinhaltet, wird diskutiert. weitere artikel befassen sich mit der zusammensetzung der milch in beziehung zu rasse und fuetterung, mit einem standard fuer melkmethoden und -ausruestung, mit produktions- und haltungssystemen fuer milchrinder und deren verhalten in beziehung zur besatzdichte bei losehaltung. es folgen berichte ueber ausbildungsprogramme fuer rinderproduktion, die entwicklung der lokalen und internat. rinderzucht der letzten 25 jahre, ueber moeglichkeiten der verbesserung in den entwicklungslaendern, ueber eine einschaetzung der tierrassenbestaende in europa und ziele der molekularbiologie hinsichtlich der tierverbesserung. - r. friedrich.

**t811 - 0163** kharakter geneticheskojj izmenchivosti i vzaimosvjazi kachestvennyk pokazatelejj moloka u korov cherno-pestrojj porody (rus)
fedorov, v. p.; dripa, a. n. - in: razvedenie i iskusstvennoe osemenenie krupnogo rogatogo skota, nauch. sb.. - kiev (1987)19. - s. 38 - 40 : 2 tab.. - b14=za 6197
**der charakter der genetischen variabilitaet und die wechselbeziehungen der qualitaetskennwerte der milch bei schwarzbunten kuehen**
60.45.10.10.03.; 60.45.10.10.06.02.; 61.15.20.
*schwarzbuntes rind; kuh; vererbung; milchleistung; inhaltsstoff;*
der einfluss der vaeterl. vererbung auf die kennwerte der phaenotyp. variabilitaet von gehalt an eiweiss und ts der milch ist gering und schwankt von 4,5...38 % des gesamtniveaus der variation, der einfluss auf den fett- und eiweissgehalt der milch ist hoch und betraegt 33,0...38,0 %. innerhalb einer generation schwankt der grad der realisierung der genet. anlagen der qualitativen zusammensetzung der milch von 20,3...42,0 %. die wechselbeziehung zwischen dem tagesmelk und den chem. komponenten der milch ist negativ und schwankt von -0,40 bis -0,51, zwischen dem milchfettgehalt u.a. inhaltsstoffen der milch ist sie positiv und schwankt von 0,52...0,78. - k. witt.

**t811 - 0164** genetic relationshipe between fertility traits for dairy cows in different parasities (eng)
jansen, j.; werf, j. van der; boer, w. de. - in: livestock prod. sci.. - amsterdam 17(1987)4. - s. 337 - 349 : 8 tab., 24 lit., zus. in franz., dt. - nach zus.. - b14=za 5640
**genetische beziehungen zwischen fruchtbarkeitsmerkmalen von milchkuehen in verschiedenen laktationen**
60.45.10.10.03.; 60.10.30.25.; 60.45.10.10.04.06.
*kuh; fruchtbarkeit; korrelation; genetik; modell;*
fuer die analysen wurde ein multivariantes lineares modell verwendet, und die genet. parameter wurden mit einer reml-prozedur geschaetzt, so dass selektionseffekte beruecksichtigt werden konnten. untersucht wurden erstbesamungs- und erstkonzeptionsalter fuer jungrinder, 56 d non-return-rate (nrr) nach erstbesamung, service-periode und guestzeit. die varianzkomponenten stiegen mit zunehmender laktationsnummer an, bes. fuer die nrr. die genet. korrelationen zwischen erstbesamungsalter bei jungrindern und service-periode bei erstlaktierenden tieren betrug 0,67, fuer alter bei konzeption und guestzeit 0,66. die genet. korrelationen zwischen den service-perioden in den laktationen 1...3 lagen im bereich 0,78...0,89, die entspr. beziehungen fuer die guestzeit zwischen 0,68 und 1,06.

**t811 - 0165** ispol"zovanie dannykh immunogenetiki pri ocenke bykov po kachstvu potomstva (rus)
zhukova, n. m.; borozdin, eh. k.; vorob"ev, eh. g. - in: zhivotnovodstva. - moskva (1987)12. - s. 17 - 20 : 4 tab.. - b14=z 418
**die verwendung von daten der immungenetik bei der nachkommenschaftspruefung der bullen**
**60.45.10.10.03.; 60.45.10.10.05.02.; 60.45.10.10.06.02.**
*zuchtbulle; nachkommenschaft; nachkommenpruefung; selektion; gen; milchleistung;*
der unterschied in der leistung bei verschiedenen allelverbindungen des b-locus ist bedeutend. bei der beurteilung der bullen ist es zweckmaessig, die allele der vaeter aufzudecken, die die vererbung einer hohen milchleistung markieren. das ermoeglicht die vergroesserung des selektionseffektes und die verbesserung der arbeit zur aufzucht von bullenmuettern. fuer die beurteilung der zuchtbullen duerfen nur zuverlaess. toechter verwendet werden, daher muessen immungenet. abteilungen und labors diese arbeit unter kontrolle nehmen. - k. witt.

**t811 - 0166** trisomy x and 1/29 translocation in infertile heifers (eng)
pinheiro, l. e. l.; almeida jun., i. l.; carcia, j. m. - in: theriogenology. - los altos, calif. 28(1987)6. - s. 891 - 898 : 3 abb., 21 lit. - arb.st:dept. of clinics, fcav, unesp 14870 - jaboticabal, sp, brazil. - b14=za 6007
**x-trisomie und 1/29 translokation bei infertilen faersen**
**60.45.10.10.03.; 60.45.10.10.04.06.; 60.50.05.10.06.**
*fruchtbarkeit; translokation; anomalie; chromosom; faerse;*
es werden beobachtungen bei einer gruppe von 12 infertilen pitangueira-faersen mitgeteilt, wovon eine nicht nur eine xxx-chromosomenstruktur hatte, sondern auch traegerin der wohlbekannten 1/29 translokation war, wie von gustavsson beschrieben (hereditas, 63(1969), s. 68-69). die gruppe hatte nach der besamung eine hohe returnrate. 3 faersen waren traegerinnen einer 1/29 translokation, und eine davon besass eine trisomie fuer x-chromosome. ihre externen genitalien waren unveraendert, aber bei rektaler untersuchung der inneren geschlechtsteile und ovarien wurden unterentwicklungen wie bei praepuberalen faersen festgestellt. - h. steger / dummerstorf-rostock.

**t811 - 0167** vlijanie sezona goda na vosproizvoditel"nuju sposobnost" i molochnuju produktivnost" korov (rus)
avdeeva, v. n.; pilipjuk, e. a. - in: razvedenie i iskusstvennoe osemenenie krupnogo rogatogo skota, nauch. sb.. - kiev (1987)19. - s. 3 - 4 : 3 tab.. - b14=za 6197
**der einfluss der jahreszeit auf die fortpflanzungsfaehigkeit und die milchleistung von kuehen**
**60.45.10.10.04.; 60.45.10.10.06.02.; 60.45.10.10.08.**
*abkalben; jahreszeit; milchleistung; fortpflanzung;*
die groesste menge an abkalbungen wird im fruehjahr beobachtet (36,5 %), im winter, herbst und sommer betraegt der anteil der abkalbungen entspr. 24,5, 21,9 und 17,1 %. da die fruehjahrsabkalbungen mit dem groessten defizit und der schlechtesten qualitaet des futters zusammenfallen, beeinflusst dies die milchleistung und die reproduktionsfaehigkeit der tiere negativ. tiere, die in wintermonaten abkalben, haben die hoechste milchleistung, eine optimale serviceperiode und die beste befruchtungsziffer. deshalb ist es notwenig, die abkalbungen auf die wintermonate zu legen (dez. bis febr.). - k. witt.

**t811 - 0168 einfluesse auf die spermaproduktion beim rind**
schwab, w.; kupferschmied, h.; bachmann, ph. - in: zuchthygiene. - berlin (west) 22(1987)6. - s. 241 - 246 : 4 tab., 11 lit., zus. in engl. - nach zus.. - b14=zb 3404
**60.45.10.10.04.01.; 60.45.05.05.03.01.02.02.**
*bulle; spermaproduktion; rinderrasse; alter; jahreszeit; klima;*
an ueber 118000 ejakulaten von fast 1400 bullen wurden die einfluesse von rassengruppe, alter, jahreszeit, absamungsintervall und wochentag auf die spermawerte von besamungsbullen der rassen schwarzbuntes rind, eringervieh, simmentaler fleckvieh und simmentaler fleckvieh x red holstein analysiert. alle diese faktoren ueben einen hochsignifikanten einfluss auf ejakulatsvol., spermienkonz. und gesamtzahl der spermien je ejakulat aus. an einem teilmaterial (rund 18000

ejakulate von 175 bullen) wurde auch der wettereinfluss untersucht. unter unseren klimabedingungen hatte die grosswetterlage keine nachweisbaren auswirkungen auf die erfassten spermamerkmale.

**t811 - 0169** kharakteristika spermoprodukcii bykov raznykh genotipov v zavisimosti ot ikh vozrasta (rus)
petkevich, n. s.; grigor"ev, ju. n.; davydova, z. a. - in: sb. nauch. tr., nauch.-issl. inst. zhivotnovodstva. - dubrovicy (1986)47. - s. 93 - 95 : 2 tab.. - b14=za 2127
**charakteristika der spermaproduktion von bullen verschiedener genotypen in abhaengigkeit von ihrem alter.**
**60.45.10.10.04.01.; 60.45.05.05.03.01.02.02.**
*bulle; rasse; genotyp; alter; spermaproduktion;*
es wurde die dynamik der spermaproduktion nach 5 genotypengruppen im alter von 2...9 jahren untersucht: gr. 1 - braune amerikan. rasse, 2 - nachkommen von braunvieh-bullen, importiert aus australien, 3 - nachkommen des braunviehs, importiert aus den usa, mit 1/2 genanteil braunvieh amerikan. rasse und 1/2 der einheim. braunen rasse, 4 - einheim. braunvieh, 5 - reinrass. sytschewsker rind. unabhaengig von der rasse erhielt man die geringste ejakulatmenge im alter von 2 jahren. die spermatozoidkonz. verringerte sich mit einem alter von 2...3 jahren. umfang des ejakulates und seine spermatozoidkonz. veraendern sich altersabhaengig und sind bei der zuchtarbeit zu beruecksichtigen. - h. hoge.

**t811 - 0170** effect of a teaser bull on ovarian and behavioural activity of suckling beef cows (eng)
alberio, r. h.; schiersmann, g.; carou, n. - in: animal reprod. sci.. - amsterdam 14(1987)4. - s. 263 - 272 : 1 abb., 3 tab., 30 lit. - arb.st:abt. tierprod. nationinst. landwirtsch. technol., balcarce. - b14=za 6016
**einfluss eines stimulierungsbullen auf ovarien und verhaltensaktivitaet von saeugenden fleischrindkuehen**
**60.45.10.10.04.03.; 60.45.05.05.07.**
*fleischrind; saugperiode; brunststimulation; bulle; verhalten;*
in 2 versuchen wurde der einfluss der anwesenheit von stimulierungsbullen auf die sexuelle aktivitaet saeugender fleischrindkuehe untersucht. im versuch 1 (okt./nov.) wurden 105 kuehe 2 gruppen zugeteilt, wobei die behandelte (t) 58 d p.p. kontakt mit 2 vasektomierten bullen (v.b.) erhielt, waehrend die andere (c) ohne bullenkontakt blieb. bei den kuehen in t war der anteil in brunst und ovulation mit 67,9 und 73,6 % hoeher als in c mit 32,7 und 40,4 %. im versuch 2 (juni/juli) erhielten 9 kuehe 10 d p.p. kontakt mit einem v.b., waehrend weitere 9 ohne bullenkontakt blieben. dabei bestanden keine signifikante differenz der beiden gruppen im intervall zwischen kalbung und brunst bzw. ovulation. - k. pilz.

**t811 - 0171** izpitvane na vlijanieto na maskulinizirani kravi vahrkhu razmnozhitelnite funkcii i zaplodjaemostta na kravi, otglezhdani pri promishleni uslovija (bul)
nikolov, ivan; semkov, mikho; malkochev, malkoch. - in: zhivotnovahdni nauki. - sofija 24(1987)11. - s. 8 - 12 : 2 tab., 12 lit., zus. in russ., engl. - nach russ. zus.. - b14=za 4615
**einfluss maskulinierter kuehe auf die reproduktionsfunktionen und den befruchtungserfolg bei kuehen unter industriemaessigen haltungsbedingungen**
**60.45.10.10.04.05.; 60.45.10.10.04.06.**
*kuh; tierhaltung; industriemaess produktionsmethode; brunst; besamung; befruchtung (tier);*
bei einsatz maskulinisierter kuehe zur erkennung bruenst. kuehe und bestimmung des optimalen besamungstermins stellten vff. fest, dass die durchschnittl. dauer der rastzeit in der versuchsgruppe (in der maskulinisierte kuehe eingesetzt waren) um 9,1...9,3 d und die service-periode um 21,7...23,6 d gegenueber der kontrollgruppe verkuerzt waren. der befruchtungserfolg der erstbesamung lag in der versuchsgruppe um 6,21...7,97 % hoeher, die gesamtbefruchtungsrate war um 2,83...4,23 % besser als in der kontrollgruppe bei geringerem spermapelleteinsatz (0,4...0,5 weniger) je besamter kuh. die durchschnittl. fruchtbarkeit der versuchskuehe erhoehte sich um 3,25...4,08 %.

**t811 - 0172** correlation of the mating behaviour of bulls with patterns of gonadotrophins and oestrogens in oestrus cows (eng)
umezu, m.; miyamoto, a.; ito, s. - in: animal reprod. sci.. - amsterdam 15(1987)1/2. - s. 95 - 99 : 1 abb., 18 lit.. - b14=za 6016
**korrelation des paarungsverhaltens von bullen zu den mustern von gonadotropinen und estrogenen im oestrus der kuehe**
**60.45.10.10.04.05.; 60.50.10.20.02.20.**
*rind; paarung; verhalten; hormon; gonadotropin; oestrogen;*
mit 2 bullen wurde die korrelation zwischen deren paarungsverhalten und den gonadotropin-(gth=fsh+lh) und estradiol-17beta-(e2) mustern von im oestrus befindlichen kuehen ermittelt. in einem laufstall wurden 4 kuehe jedem bullen 44 h nach der 2. injektion mit dem pgf2alpha-analogon cloprostenol zugeordnet. aufspringen und ejakulieren der bullen wurde beobachtet und die serumgehalte von fsh, lh und e2 waehrend der naechsten 33 h gemessen. die bullen ejakulierten nur bei kuehen, deren e2-gehalt erhoeht und bei denen ein gth-erguss erfolgt. wenn die dauer der gth-gipfel gleich o und die hormonmuster der kuehe mit dem paarungsverhalten kombiniert waren, lagen 92,3 % der ejakulationen und 79,1 % der aufspruenge innerhalb der reihe der gth-erguesse. - k. pilz.

**t811 - 0173** fatores geneticos e de ambiente do desempenho de vacas mesticas holandes-zebu : 1. idade ao primeiro parto (spa)
polastre, rinaldo; milagres, joao camilo; teixeira, nilson milagres. - in: rev. soc. brasileira zootecn.. - vicosa 16(1987)3. - s. 227 - 232 : 2 tab., 22 lit. zus. in engl.. - b14=za 5779
**genetische und umweltbedingte einfluesse auf die leistung von holstein-zebu-kreuzungskuehen : das erstkalbealter**
**60.45.10.10.04.06.; 60.45.10.10.05.03.; 60.10.05.60.**
*kuh; kreuzung; erstkalbealter; genwirkung; umwelteinfluss; biometrie;*
das erstkalbealter (eka) von 571 kreuzungskuehen, zwischen 1965/78 geboren, toechter von 44 bullen, wurde nach der methode der kleinsten quadrate analysiert. das mittlere eka betrug 34,94 +- 0,33 mon. mit dem variationskoeff. 11,20 %. das geburtsjahr des bullen hatte signifikanten einfluss auf das eka der genet. gruppe, die jahreszeit der geburt des bullen keinen. die heritabilitaet des eka lag bei 0,08 +- 0,09. - r. friedrich.

**t811 - 0174** fatores geneticos e de ambiente do desempenho ho de vacas mesticas holandes-zebu : 2. intervalo de partos (spa)
polastre, rinaldo; milagres, joao camilo; filho, jaime laperuta. - in: rev. soc. brasileira zootechn.. - vicosa 16(1987)3. - s. 233 - 240 : 1 abb., 4 tab., 27 lit., zus. in engl.. - b14=za 5779
**genetische und umweltbedingte einfluesse auf die leistung von holstein-zebu-kreuzungskuehen. die zwischenkalbezeit**
**60.45.10.10.04.06.; 60.45.10.10.05.03.; 60.10.05.60.**
*kuh; kreuzung; zwischenkalbezeit; genwirkung; umwelteinfluss; biometrie;*
die zwischenkalbezeiten (zkz) wurden von 1968/79 bei 315 kuehen, die von 39 bullen gedeckt wurden, untersucht und nach der methode der kleinsten quadrate ausgewertet. die mittlere zkz betrug 444,5 +- 10,6 d und der variationskoeff. 20,44 %. der einfluss des kalbejahres, er genet. gruppe und des bullen waren signifikant, waehrend die jahreszeit der abkalbung keinen einfluss hatte. mehr holsteinbluet. tiere zeigten niedrigere intervalle, die am kuerzesten waren, wenn die kuehe um 8 jahre alt waren. die heritabilitaets- und wiederholbarkeitsschaetzwerte der zkz lagen bei 0,15 +- 0,06 und 0,18 +- 0,03. - r. friedrich.

**t811 - 0175** efeito do tamanho corporal na fertilidade da primeira e segunda estacao de monta, e na produtividade de femeas cruza charoles (spa)
lisboa, suenon rosa; olveira fernandes, luis carlos de. - in: rev. soc. brasileira zootechn.. - vicosa 16(1987)3. - s. 204 - 214 : 6 tab., 34 lit., zus. in engl.. - b14=za 5779
**der einfluss der kuhgroesse auf fruchtbarkeit und die leistung in der 1. und 2. zuchtperiode**
**60.45.10.10.04.06.; 60.45.05.05.04.04.**

*faerse; koerpermass; fruchtbarkeit; geburtsmasse; lebendmasse;*
90 fleischrindfaersen wurden in 3 groessengruppen unterteilt, die nach dem produkt aus hoehe und laenge des tieres festgelegt wurden. die tiere wurden alle gleich auf weide gehalten. die lm wurden zu beginn der zuchtperiode am 1., 90. und 180. tag nach abkalbung ermittelt. die lm der 3 gr. war in allen phasen unterschiedlich, in der 1. zuchtperiode wurde in allen gruppen eine aehnl. fruchtbarkeitsrate beobachtet, aber in der 2. war sie bei kleinen kuehen hoeher. die mehrzahl der abkalbungen (72 %) erfolgte in der 1. haelfte der kalbeperiode. kuhgroesse sowie kaelbergeschlecht beeinflussten nicht die geburtsmasse, aber die absetzmassen reflektierten die kuhgroesse. in diesem versuch hatte sie wenig oder keinen einfluss auf die leistung. - r. friedrich.

**t811 - 0176** vplyv roznej zivej hmotnosti jalovic pri prvom zapusteni na plodnost, rast a uzitkovost (sze)
blaho, rudolf. - in: pol"nohospodarstvo. - bratislava 33(1987)9. - s. 826 - 834 : 6 tab., 9 lit., zus. in russ., engl.. - b14=za 320
**einfluss einer unterschiedlichen lebendmasse von faersen waehrend der erstbelegung auf fruchtbarkeit, wachstum und leistung**
**60.45.10.10.04.06.; 60.45.10.10.06.01.; 60.45.10.10.04.05.**
*faerse; lebendmasse; besamung; fruchtbarkeit; wachstum; leistung;*
die lm der faersen vor der erstbelegung betrug 384,9 kg in gr. 1 und 335,6 kg in gr. 2. 30 d nach dem abkalben lag sie in gr.1 50,9 kg hoeher als in gr.2, die koerpermasse waren groesser als waehrend der erstbelegungsperiode, aber die fruchtbarkeit war bei einem besamungsindex von 1,87 niedriger i. vgl. mit den faersen der gr.2. in den ersten 100 laktationstagen gaben die faersen mit hoeherer koerpermasse 219,5 kg milch mehr. - h. hoge.

**t811 - 0177** l"influence de l"age du premier velage sur la duree de la vie et sur la longevite productive chez les vaches de la race frisonne pie noire (fre)
muresan, gh.; velea, c.; bud, i. - in: bull. acad. sci. agric. et forestieres. - bucarest (1986)15. - s. 253 - 259 : 2 abb., 2 tab., 4 lit.. - b14=za 5607
**der einfluss des erstkalbealters auf die lebensdauer und produktive langlebigkeit bei kuehen des schwarzbunten rindes**
**60.45.10.10.04.06.; 60.45.10.10.06.02.**
*kuh; schwarzbuntes rind; erstkalbealter; nutzungsdauer; milchleistung;*
der einfluss des eka auf die wichtigsten indizes ist bei den kuehe der altersstruktur zwischen 25 und 29 mon. optimal, bei denen die gesamtlebensdauer 1,5 % ueber der der restlichen individuen liegt, was einer um 5,7 % laengeren produktiven lebensdauer und einer um 19,8 % hoeheren durchschnittl. gesamtlebensproduktion entspricht. folglich ist die milchleistung von kuehen mit einem eka zwischen 25 und 29 mon. 21,8 % hoeher als bei den vor oder nach diesem alter abkalbenden kuehen. die nutzungsdauer in abhaengigkeit vom eka ist zwischen den rassen und betriebstypen verschieden. - h.busse.

**t811 - 0178 verteilungstyp und statistische auswertung quantitativer fruchtbarkeitsmerkmale in rinderherden**
willer, heidtraut; fuerstenberg, lutz; busch, walter. - in: arch. tierzucht. - berlin 31(1988)4. - s. 375 - 384 , 6 abb., 2 tab., 5 lit., zus. in russ., engl. - nach zus.. - b14=za 2286
**60.45.10.10.04.06.; 60.10.05.60.; 60.01.30.25.03.**
*kuh; fruchtbarkeit; herde; verteilgenauigkeit; math methode; zwischentragezeit;*
fuer 5 quantitative fruchtbarkeitsmerkmale wurden verteilungstyp der empir. haeufigkeitsverteilung, anpassung an eine diskrete (merkmal besamungsaufwand) bzw. an eine kontinuierl. theoret. verteilung (merkmale intervall erstbesamung bis konzeption, rastzeit, zwischentraechtigkeitszeit und wiederbesamungsintervall in tagen), geeignete transformationen zur normalisierung der asymmetrisch-eingipfl. verteilungen sowie masszahlen zu ihrer beschreibung untersucht. 2 einfache transformationen der merkmalsskalen koennen als adaequat und fuer die auswertung am mikrorechner rationell empfohlen werden.

**t811 - 0179** wplyw miesiaca ocielenia, wieku i poziomu produkcyjnosci krow na ich

zdrowie (pol)
empel, wojciech; grabowski, ryszard; kozanecki, marek. - in: med. weter.. - warszawa 43(1987)9. - s. 540 - 543. - b14=z 635
**einfluss des abkalbemonats, des alters und des produktivitaetsniveaus der kuehe auf ihre gesundheit**
**60.45.10.10.04.06.; 60.50.10.20.01.; 60.50.15.15.**
*kuh; abkalben; alter; tiergesundheit; prophylaxe; eliminieren;*
die kenntnis dieser abhaengigkeit kann eine bedeutung fuer die organisation der prophylaxe und fuer die entscheidung der behandlung oder merzung von milchkuehen haben. bei der entscheidung zur merzung von kuehen ist zu beruecksichtigen, dass aeltere kuehe eine groessere neigung zu gebaermutter-, euterentzuendungen, zitzen- und euterverletzungen aufweisen. in den prophylaxeprogrammen fuer herden, die einstreulos gehalten werden, sind bes. eutererkrankungen und erkrankungen der klauen zu beachten. - o. jurack.

**t811 - 0180** vazhnost" zhirorastvorimykh vitaminov dlja korov (rus)
umakhanov, m. a. - in: zhivotnovodstva. - moskva (1987)12. - s. 44 - 45. - b14=z 418
**wichtigkeit fettloeslicher vitamine fuer kuehe**
**60.45.10.10.04.06.; 60.10.15.10.15.35.03.; 60.45.10.10.08.**
*kuh; tierversuch; injektion; fettloesliches vitamin; fruchtbarkeit; reproduktion (tier);*
im analogieversuch standen 80 kuehe waehrend der 55...60 d der trockenstehperiode und nach dem abkalben. die versuchsgruppe erhielt zusaetzlich eine tetravitinjektion von 10 ml im abstand von 7...10 d bis zur wieder erfolgreichen besamung. die reproduktionsleistung der kuehe konnte durch gewaehrleistung der notwendigen haltungs- und fuetterungsbedingungen der kuehe und kaelber in ihren ersten 24 h des lebens verbessert werden. die vitaminisierung mit fettloesl. vit., die abkalbung in boxenstaenden und die einfuehrung des eintaeg. saugens der kaelber liessen die kuehe eher rindern, verkuerzten die serviceperiode um 1...1,5 mon., verringerten den besamungsindex und verbesserten die besamungsergebnisse um 29 %. - h. hoge

**t811 - 0181** telemetered body temperatures in a group of cattle during gestation and lactation (eng)
bennett, i. l.; holmes, c. r. - in: j. agric. sci.. - cambridge 108(1987)3. - s. 683 - 685 : 1 abb., 1 tab., 6 lit. - arb.st:csiro abt. trop. tierzucht wiss., trop. rinderforsch.-zentr. rockhampton mail centre, queensland, austral.. - b14=z 283
**telemetrische messung der koerpertemperaturen in einer gruppe von rindern waehrend traechtigkeit und laktation**
**60.45.10.10.04.07.; 60.50.15.15.; 60.55.45.05.**
*fleischrind; messen; koerper; temperatur; laktation; messgeraet;*
waehrend der nettoeffekt der laktation auf die koerpertemp. bei milchrindern ermittelt wurde, ist dieser effekt bei fleischrassen in trop. und subtrop. gebieten nicht abgegrenzt. das ist jetzt mit verbesserten telemetr. ausruestungen moeglich, die es gestatten, die koerpertemp. frei laufender rinder auf entfernungen von 400 m zu ueberwachen. telemetr. messungen der koerpertemp. und die zeit, die faersen sich im schatten auf der weide aufhielten, wurden in strateg. intervallen waehrend der periode vor deren erstzulassung im alter ueber 26 lebensmon. bis zur 2. zulassung mit 38 lebensmon. ueberwacht. die koerpertemp. der kuehe und die nutzung von schatten waehrend der laktation waren korreliert. - k. pilz.

**t811 - 0182** problemy organizacii plemennnogo sktovodstva (rus)
burkat, v. p. - in: razvedenie i iskusstvannoe osemenie krupnogo rogatogo skota, nauch. sb.. - kiev (1987)19. - s. 13 - 18 : 1 tab.. - b14=za 6197
**probleme der organisation der zuchtviehwirtschaft**
**60.45.10.10.05.; 60.01.30.19.11.**
*institut; selektion; planung; kuh; produktion; zuchtbulle;*
fuer die realisierung des programms der selektion in grossem massstab wird die schaffung regionaler wissenschaftlich-produktiver vereinigungen (npo) in der struktur des wiss. forschungsinst. empfohlen. das inst. erarbeitet ein langfrist. selektionsprogramm (20...25 jahre) fuer die region. die npo organisiert die immun- und zytogenet. registrierung der

bullenproduzierden kuehe und ihrere soehne mit dem ziel der identifikation der tiere nach der abstammung und der elimination von tieren mit chromosomenanomalien. das vorgeschlagene system der rassenumbildung bei rindern besteht in der verwendung von zuchtbullen besster verwandter und nicht verwandter rassen bei den bodenstaend. rassen zum zwecke der leistungssteigerung. - k. witt.

**t811 - 0183** sovershenstvovanie molochnogo tipa simmental"skojj porody - rezerv povysbenija udoev stad (rus)
nichik, b. a. - in: zhivotnovodstva. - moskva (1987)12. - s. 14 - 16 : 2 tab.. - b14=z 418
**die vervollkommnung des milchtyps beim simmentaler rind ist eine reserve fuer die erhoehung der milchertraege der herde**
**60.45.10.10.05.01.; 60.45.10.10.06.02.**
*simmentaler fleckvieh; tierzucht; zuchtziel; milchleistung;*
simmentaler kuehe mit einer milchleistung von 800 kg und mehr je 100 kg lm gehoeren zum milchtyp, mit einer leistung von 600...800 kg zum milch-fleischtyp und mit weniger als 600 kg zum fleisch-milchtyp. die verbesserung des milchtyps erfolgt durch eine homogene zuchtwahl der elternpaare in reinzucht. die methodik der bestimmung des produktionstyps der simmentaler nach den koeff. des produktionstyps (kpt) kann in allen betrieben mit befriedigender futterversorgung und normal entwickelten tieren angewendet werden. formeln sind angefuehrt. - k. witt.

**t811 - 0184** metody sozdanija i rezul"taty ocenki zhivotnyh linijj (rus)
benekhis, b. m.; strikalo, ju. p.; cyba, a. p. - in: razvedenie i iskusstvennoe osemenenie krupnogo rogatogo skota, nauch. sb.. - kiev (1987)19. - s. 8 - 13 : 4 tab.. - b14=za 6197
**methoden der schaffung und ergebnisse der beurteilung von tieren neuer linien**
**60.45.10.10.05.01.; 60.45.10.10.04.; 60.45.10.10.06.02.**
*rind; bewertung; milchleistung; neuzuechtung;*
es wurden 2 neue linien des schwarzbunten rindes geschaffen: "rand 3821", ein praepotenter verbesserer in bezug auf die milchleistung, und "panter 691", auf der grundlage von hollaend. schwarzbunten geschaffen. die linie "panter 691" zeichnet sich durch hohe milch- und milchfettleistung und gute fortpflanzungsfaehigkeit aus (4680...5246 kg milch bei 3,81...4,14 % fett in der 1. laktation). in bezug auf die melkgeschwindigkeit uebertreffen die "rand 3821"-toechter schwarzbunte altersgefaehrten und aehneln dem genotyp von tieren mit 50 % holstein-friesian-genanteil. - k. witt.

**t811 - 0185** svershenstvovanie planirovanija selekcionno-plemennojj raboty v molochnom skotovodstva (rus)
serokurov, v. m. - in: rezvedenis i iskusstvennoe osemenenie krupnogo rogatogo skota, nauch. sb.. - kiev (1987)10. - s. 30 - 32 : 3 lit.. - b14=za 6197
**die vervollkommnung der planung der selektions-zuchtarbeit in der milchviehzucht**
**60.45.10.10.05.02.**
*milchrind; planung; selektion; edv-methode;*
die modellierung mit hilfe der edv als verbesserte methode der planung und leitung des selektionsprozesses zur vervollkommnung der milchviehherden, begruendet auf einer vielfaktorenanalyse des produktionsprozesses, findet breitere anwendung bei der erarbeitung von perspektivplaenen der selektionzuchtarbeit. die prognose der milchleistung der kuehe in den herden der betriebe und territorien unter verwendung genetisch-selektiver und selektions-technol. modelle gibt ein unvergleichlich besseres uebereinstimmen der errechneten leistung mit der tatsaechlich erreichten als bei nutzung der parameter der vererbung und der genet. korrelationen. - k. witt.

**t811 - 0186 die modifizierte zweistufenselektion, dargestellt an hand eines anwendungsbeispiels aus der rinderzuechtung**
brade, wilfried. - in: arch. tierzucht. - berlin 31(1988)4. - s. 361 - 367 : 3 tab., 4 lit., zus. in russ., engl. - nach zus.. - b14=za 2286
**60.45.10.10.05.02.; 60.45.10.10.05.03.**

*rind; zuechtung (allgemein); selektion;*
vorliegende arbeit beinhaltet eine darst. der zu erwartenden selektionserfolge bei auslese der zuchttiere auf grund einer modifizierten 2-stuffen-selektion, die - im gegensatz zur klassischen mehrstuffenselektion - eine auswahl benoetigter individuen in jeder der beruecksichtigten stufe voraussetzt. an hand eines beispiels aus der rinderzuechtung wird deren moegl. anwendung in notwend. einheit mit einer weiterfuehrenden anpaarungsstrategie aufgezeigt.

**t811 - 0187** sozdanie mezkhozjjstvennojj selekcionnojj gruppy korov dlja poluchenija i ocenki plemennykh bykov mjasnogo napravlenija produktivnosti (rus)
efimenko, o. i. - in: razvenenie i iskusstvennoe osemenenie krupnogo rogatogo skota, nauch. sb.. - kiev (1987)19. - s. 20 - 22 : 3 tab.. - b14=za 6197
**die schaffung von zwischenbetrieblichen selektionsgruppen von kuehen fuer die gewinnung und beurteilung von zuchtbullen der fleischrichtung**
**60.45.10.10.05.02.; 60.45.10.10.06.02.; 60.45.10.10.06.03.**
*fleischrind; kuh; selektion; kennziffer; lebendmasse; milchleistung;*
die schaffung von zwischenbetriebl. selektionsgruppen von kuehen sieht das aufdecken und die gewinnung von zuchtbullen vor. die im verlauf von 5 jahren gebildete zwischenbetriebl. slektionsgruppe von kuehen besteht aus 544 kuehen (16.3 % des ges. viehbestandes der untersuchten herden). die kuehe dieser gruppe uebertreffen in lm und milchleistung die kennwerte der herden um 10...15 %. 25 bullen, die von kuehen der selektionsgruppe stammen, wurden nach der eigenen leistung bewertet. sie sind fortsetzer der entspr. linien. - k. witt.

**t811 - 0188 die anwendung der inzucht beim milchrind**
soldatow, a.; panyschew, n.; belostozkaja, galina. - in: internat. z. landwirtsch.. - moskau (1988)1. - s. 50 - 53 : 3 tab. - nach zus. - arb.st:landwirtshcaftsakad. moskau. - b14, ost1
**60.45.10.10.05.03.; 60.45.10.10.06.02.**
*milchrind; inzucht; intensivierung; milchproduktion; industriemaess produktionsmethode;*
es kann eingeschaetzt werden, dass unter den bedingungen der intensivierung der milchproduktion und des uebergangs zu industriemaessigen methoden die inzucht notwendig ist, denn durch sie koennen praepotente bullen und einheitl. nachkommen zum aufbau grosser bestaende fuer die insustriemaessigen anlagen, wo die individ. zucht- und selektionsarbeit kompliziert ist, erzeugt werden. eine maessige inzucht und die verwandtschaftszucht koennen in grossanlagen bei optimalen fuetterungs- und haltungsbedingungen betrieben werden. sie erfordern keinen zusaetzl. aufwand und bringen durch die hoeheren milchleistungen der ingezuechteten nachkommen einen oekon. nutzen.

**t811 - 0189** sovershenstvovanie cherno-pestrogo skota v moldavii (rus)
dogov, a. m.; salijj, i.i. - in: zhivotnovodstva. - moskva (1987)12. - s. 23 - 24 : 1 tab.. - b14=z 418
**die vervollkommnung des schwarzbunten rindes in moldawien**
**60.45.10.10.05.03.; 60.45.10.10.06.02.**
*rinderproduktion; schwarzbuntes rind; tierzucht; kreuzung; milchleistung; maschinenmelken;*
auf die schaffung und vervollkommnung hochleistungsfaehiger schwarzbunt-rinder hatten holstein-bullen grossen einfluss. die kreuzungstiere (f1 und f2) uebertreffen bei hohem fuetterungsniveau ihre muetter in der milchleistung um 1390...1053 kg. die erhoehung des genanteils des holstein-rindes auf 75 % bringt eine wenig hoehere milchleistung (166,8...333.3 kg), der fettgehalt der milch veraendert sich unwesentlich. kreuzungstiere sind gut fuer das maschinenmelken geeignet. - k. witt.

**t811 - 0190** tekhnologicheskie i produktivnye kachestva polukrovnykh posmesejj ot krasnojj stepnojj i golshtino-frizskojj prod (rus)
tretjak, m. m. - in: razvedenie i iskusstvennoe osemenenie krupnogo rogatogo skota, nauch. sb.. - kiev (1987)19. s. 32 - 34 : 1 tab.. - b14=za 6197
**technologische und leistungseigenschaften von f1-kreuzungstieren des roten steppen- und holstein-friesian-rindes**
**60.45.10.10.05.03.; 60.45.10.10.06.02.; 60.45.10.10.06.03.**

*kreuzung; rotes steppenrind; holstein-friesian-rind; leistung;*
f1-tiere der kreuzung o.g. rassen uebertreffen unter einheitl. fuetterungs- und haltungsbedingungen ihre reinrass. altersgefaehrten des roten steppenrindes in lm, melkertrag, menge an milchfett und melkgeschwindigkeit. der verbesserungseffekt der holstein-friesian in bezug auf die milchleistung ist um so bedeutender, je niedriger das leistungsniveau der herde ist, in der sie eingesetzt werden. - k. witt.

**t811 - 0191 vergleichsversuch von braunvieh mit brown swiss- und holstein-friesian-kreuzungen : 8. mitt. schaetzung von kreuzungsparametern**
esel, a.; haiger, a.; steinwender, r. - in: bodenkultur. - wien 38(1987)4. - s. 351 - 361 : 8 tab., 22 lit., zus. in engl. - nach zus.. - b14=z 24
**60.45.10.10.05.03.; 60.45.10.10.05.05.; 60.45.10.10.06.03.**
*mastrind; zuchtwertschaetzung; zuchtverf; heterosis; leistung;*
nach den geschaetzten kreuzungseffekten waere in der kaelbermast bei einer vollstaend. verdraengung des braunviehs mit brown swiss (oder holstein friesian) mit einem anstieg des futterverbrauches/kg zuwachs von 1,45 auf 1,64 kg (1,62 kg). einem rueckgang der schlachtausbeute von 63,5 % auf 56,3 (57,7 %) und beim m. long. dorsi mit einer verminderung der querschnittsflaeche von 45 auf 31 cm2 (32 cm2) und des locker gebundenen wassers nach grau-hamm von 119 auf 70 mg (59 mg) zu rechnen. fuer die bullenmast wurde bei aehnl. grundtendenz wie in der kaelbermast ein rueckgang der schlachtausbeute von 55,0 auf 48,9 % (49,6 %) und des fleisch:knochenverhaeltnisses von 5,16 auf 4,51 (4,06) geschaetzt.

**t811 - 0192** effet du niveau alimentaire sur la production des vaches issues du croisement de la pie noire polonaire avec differentes souches frisonnes (fre)
jasiorowski, h. a.; grabowski, r.; rucinski, p. - in: ann. zootechn.. - paris 36(1987)2. - s. 215 - 220 : 4 tab., 1 lit., zus. in engl.. - b14=za 1162
**die wirkung des futterungsniveaus auf die leistungen von kreuzungskuehen des polnischen schwarzbunten rindes mit verschiedenen zuchtrichtungen der friesian-rindern**
60.45.10.10.05.03.; 60.45.10.10.07.02.; 60.45.05.10.07.06.01.
*kuh; fuetterung; kreuzung; konzentrat; leistung; rasse;*
es wurden 10 schwarzbunte friesianzuchtrichtungen der welt in polen verglichen. 2 sich im konzentratanteil vor allem unterscheidende futterungssysteme wurden untersucht: mit einem konzentratanteil der ts von 13...15 % und von 30...35 %. bei dem konzentratreichen regime waren die leistungen/laktation um 670 kg milch , 25 kg fett und 25 kg protein hoeher. diese steigerungen waren bei kuehen, die f1-nachkommen nordamerikanischer holstein-friesian-bullen waren, etwa doppelt so hoch (1060 anstatt 500 kg) wie bei polnischen friesian-kuehen. - h. busse.

**t811 - 0193** de geschiktheid voor kalsvleesproduktie van jersey x zwartbonte kalverem in vergelijking met jersey - en zwartbonte kalveren (dut)
rooy, j. de; laurijsen, h. a. j.; oldenbroek, j. k. - zeist, niederl. : res. inst. animal prod. "schoonoord", 1987- 38 s. : zahlr. abb., tab.,11 lit., zus. in engl.(rapport ; b-298). - b14=sr 2812,b-298
**fleischleistung von jersey- x schwarzbunten-kaelbern im vergleich mit reinerbigen jersey- und schwarzbunten kaelbern**
60.45.10.10.05.03.; 60.45.10.10.06.01.; 60.45.10.10.06.03.
*kalb; rasse; fleischproduktion; zuwachs; schlachtmasse;*
aus einem kreuzungsversuch zwischen jerseybullen (j) und schwarzbunten kuehen (sb) wurden bullenkaelber (32 kreuzungen 25j und 295b) gemeinsam zur kalbfleischproduktion gemaestet. die unterschiede zwischen sb- und kreuzungskaelbern bestanden in +8,3 kg masse am mastbeginn, +40 g taegl. zunahme, +2,6 % ausschlachtungsanteil, +6,0 kg. schlachtkoerpermasse, +0,4 europ. klasse im fleischanteil und +75,- gulden wert des schlachtkoerpers minus mastkosten. zwischen sb- und j-kaelbern betrugen die analogen unterschiede +16,9 kg, +332 g, +5,1 %, +37,7 kg, +4,0 europ. klassen und +376,- gulden. - k. pilz.

**t811 - 0194** variance components on an underlying scale foer ordered multiple threshold categorical data using a generalized linear mixed model (eng)
gilmour, a. r.; anderson, r. d.; rae, a. l. - in: z. tierzuecht. u. zuecht.-biol.. - hamburg 104(1987)3. - s. 149 - 155 : 4 tab., 13 lit., zus. in franz., span., dt. - arb.st:agric. res. and vet. centr., forest rd, orange nsw 2800, australia. - b14=z 41
**anwendung eines verallgemeinerten linearen gemischtem modells zur schaetzung von varianzkomponenten auf einer zugrunde liegenden skala fuer geordnete multiple kategoriale schwellenmerkmale**
**60.45.10.10.05.05.; 60.10.05.60.**
*zuchtwertschaetzung; math modell; biometrie;*
es wird ein verallgemeinertes lineares gemischtes modell zur schaetzung der zuchtwerte und ihrer varianzen benutzt. es ist eine erweiterung einer arbeit von gilmour et al. in biometrika 72(1985) fuer binomialverteilte merkmale. fuer die zugrundeliegende normalverteilung werden approximationen, so die probittransformation und die logitverteilung, untersucht und mit der ml-methode mit nebenbedingungen (restricted maximum likelihood procedure) an einem beispiel ueber fussbeurteilungen von laemmern verglichen. - d. sumpf / dummerstorf-rostock.

**t811 - 0195** the evaluation of sires for categorical traits (eng)
cue, r. i.; hayer, j. f. - in: z. tierzuecht. u. zuecht.-biol.. - hamburg 104(1987)3. - s. 156 - 162 : 1 abb., 2 tab., 8 lit., zus. in franz., span., dt. - arb.st:dept. anim. sci., mcdonald college of mcgill univ., 21,111 lakeshore road, quebec, canada. - b14=z 41
**die zuchtwertschaetzung von bullen fuer kategoriale merkmale**
**60.45.10.10.05.05.; 60.10.05.60.**
*zuchtwertschaetzung; math modell; biometrie;*
fuer kategoriale merkmale in geordneten kategorien und einer zugrundeliegenden normalverteilung mit schwellenwerten wird gezeigt, dass sich die von quaas und van vleck in biometrics 36(1980) vorgeschlagene methode der zuchtwertschaetzung vereinfachen laesst, indem die dort benutzte blup-schaetzung fuer mehrere merkmale vermieden wird. in dem hier betrachteten fall werden die methoden fuer univariante gemischte modelle verwendet. die haeufigkeiten zukuenft. nachkommen in allen kategorien werden geschaetzt. d. sumpf / dummerstorf-rostock.

**t811 - 0196 einflussfaktoren auf die genauigkeit der zuchtwertschaetzung in der eigenleistungspruefung von fleischrindbullen**
wollert, joerg; tilsch, klaus; tuchscherer, armin. - in: arch. tierzucht. - berlin 31(19884. - s. 369 - 374 : 4 tab., 17 lit., zus. in russ., engl. - nach zus.. - b14=za 2286
**60.45.10.10.05.05.; 60.01.30.25.03.**
*bulle; fleischrind; zuchtwertschaetzung; aufzucht; leistung; +eigenleistungspruefung; +halbgeschwistervergleich;*
an einem datenmaterial von fleischrindjungbullen aus 5 zentralen bullenaufzuchtstationen wurden einflussfaktoren auf die genauigkeit der zuchtwertschaetzung in der eigenleistungspruefung untersucht. die zuverlaessigkeit der geschaetzten zuchtwerte steigt mit der erhoehung der zahl der halbgeschwister eines vaters bzw. ist durch die steigerung des umfangs des vergleichsmassstabes nur ein gradueller anstieg der zuverlaessigkeit der zuchtwertschaetzung in der eigenleistungspruefung zu erreichen. bei einer verletzung ausgeglichener pruefplaene durch eine zu hohe anzahl von untereinander verwandten pruefbullen muss mit einer verzerrung der ermittelten zuchtwerte gerechnet werden.

**t811 - 0197** the effects of positive assortative mating and preferential progeny treatment on the estimation of breeding values (eng)
kemp, r. a.; wilton, j. w. - in: z. tierzuecht. u. zuecht.-biol.. - hamburg 104(1987)4. - s. 251 - 261 : 10 tab., 18 lit., zus. in franz., span., dt.. - b14=z 41
**effekte einer positiv assortativen paarung und vorzugsbehandlung der nachkommen auf zuchtwerte**
**60.45.10.10.05.05.; 60.01.30.25.03.**

*zuchtwert; bulle; math modell;*
untersucht wurden die effekte einer positiv assortativen paarung und einer vorzugsbehandlung der nachkommen auf elterl. blup-zuchtwerte (blup-zw) der merkmale "200-absetzmasse" und "mastzuwachs" an 4 simulierten rinderpopulationen. mit den hierbei verfuegbaren elterl. zuchtwerten (zw) wurden loesungsvarianten und veraenderte produkt-momentkorrelationen zwischen blup-zw und zw bewertet. vorzugsbehandlungen fuehrten zu verzerrten schaetzungen, wogegen eine positiv assortative paarung die blup-zw aus einem reduzierten mehrmerkmals-tiermodell mit kompletter verwandschaftsmatrix nicht signifikant beeinflusste. - h. dömroese / dummerstorf-rostock.

**t811 - 0198** przewidywanie wartosci hodowlanej krow na podstawie ocen wartosci hodowlanej rodzicow (pol)
filistowicz, andrzej. - wroclaw : zeszyty nauk akad. rolniczej wroclawiu, rozprawy (1987)63. - 48 s. : 1 abb., 9 tab., 157 lit., zus. in engl.. - b14=za 5858
**voraussicht des zuechterischen wertes von kuehen auf der grundlage der bewertung des zuchtwertes der eltern**
**60.45.10.10.05.05.; 60.45.10.10.06.02.**
*kuh; zuchtwertschaetzung; umwelteinfluss; milchleistung; fettgehalt;*
das hauptziel der bewertung des zuchtwertes der toechter auf der grundlage des zuechter. wertes beider eltern ist die auswahl der faersen fuer die zucht. untersucht wurde der einfluss des genet. trends in der population und der genet. unterschiede zwischen den herden auf den voraussehbaren zuechter. wert, die kriterien fuer die auswahl der eltern fuer die fortpflanzung, stoerende umweltfaktoren u.a. ein zusaetzl. ziel der arbeit war die ermittiung beguenstigter bedingungen fuer den voraussichtl. zuechter. wert der toechter hinsichtlich der milchleistung und des fettgehaltes in der milch auf der grundlage des zuchtwertes eines elternteiles (vater oder mutter) und der bewertung beider eltern. - o. jurack.

**t811 - 0199** comparison of proven sires from five holstein-friesian strains in high-yield israeli dairy herds (eng)
bar-anan, r.; heiman, m.; ron, m. - in: livestock prod. sci.. - amsterdam 17(1987)4. - s. 305 - 322 : 10 tab., 24 lit., zus. in franz., dt. - nach zus.. - b14=za 5640
**vergleich gepruefter bullen von fuenf holstein-friesian-herkuenften in israelischen hochleistungsherden**
**60.45.10.10.05.06.; 60.45.10.10.06.02.; 60.45.10.10.05.04.**
*leistungspruefung; milchleistung; euter; fruchtbarkeit; schwarzbuntes rind; kombinationseignung;*
schwarzbunt-jungrinder wurden mit sperma aus 5 nationalen herkuenften besamt: kanada (ca), neuseeland (nz), schweden (sw), israel (is) und usa (us). bei kalbemerkmalen waren die anpaarungspartner der nz-bullen und die toechter der is-bullen am besten, und die der sw-bullen und toechter der ca-bullen am schlechtesten. nz-toechter waren am kleinsten, ca-toechter am groessten und zeigten die beste euterform. sw-toechter waren am schlechtesten im typ, hatten aber den besten besamungserfolg, us-toechter den schlechtesten. die streubreite der herkunftseffekte betrug 1551 kg fuer milch, 27 kg fuer fett und 0,28 % fuer fettprozent. is-toechter waren am besten in milchcharakter und milch- und fettleistung, aber am niedrigsten im fettgehalt.

**t811 - 0200** ispytanie bychkov cherno-pestrojj porody po intensivnosti rosta (rus)
usachev, v. n.; kolta, m. n.; kharko, d. f. - in: razvedenie i iskusstvennoe osemenenie krupnogo rogatogo skota, nauch. sb.. - kiev (1987)10. - s. 34 - 38 : 4 tab.. - b14=za 6197
**die pruefung von bullen schwarzbunten rindes in bezug auf die wachstumsintensitaet**
**60.45.10.10.05.06.; 60.45.10.10.06.; 60.45.10.10.04.**
*bulle; schwarzbuntes rind; selektion; wachstum; reproduktion (tier);*
von 65 gepruefte bullen, die von hochleistungseltern in bezug auf die wachstumsintensitaet ausgewaehlt wurden, entsprachen 55 tiere der klasse elite und elite-rekord. diese tiere wurden fuer die reproduktion vorgesehen, alle anderen bullen, die niedrigeren klassen angehoerten und durchschnittl. lm-zunahmen von weniger als 800 g brachten, wurden gemerzt und

mastbetrieben uebergeben. in der zeit der pruefung der tiere wurden 4 bullen herausgefunden, die eine max. zunahme von 1375...1383 g/d brachten. das bestaetigt das bedeutende genet. potenzial fuer fleischleistung des schwarzbunten rindes und die moeglichkeit der selektion der zuchtbullen nach der wachstumsintensitaet. - k. witt.

**t811 - 0201** relationships between growth rate, carcass composition, feed intake, feed conversion ratio and income four biological types of cattle (eng)
hanset, r.; michaux, c.; stasse, a. - in: genet., sel., evolut.. - versailles 19(1987)2. - s. 225 - 247 : 3 abb., 11 tab., 42 lit. - arb.st:abt. genetik, vet. med. fak. bruessel, minist. landw., station rinderselekt., ciney/ belgien. - b14=za 5501
**beziehungen zwischen zuwachsrate, schlachtkoerperzusammensetzung, futteraufnahme, futterverwertungsverhaeltnis und einkommen bei 4 biol. rindertypen**
**60.45.10.10.05.06.; 60.45.10.10.06.03.**
*mastrind; schlachtausbeute; futteraufnahme; futterverwertung;*
es wurden bullen der biol. typen doppellender belgische blaue (dl), kreuzungs-soehne von dl-vaetern x friesian-muettern, soehne von dl-vaetern x mry und belgische blaue des konventionellen typs (bb) mit 1 lebensmonat in die station eingestallt und im zeitraum 7. bis 12. mon. geprueft. die dl-typen unterschieden sich in den biol. und oekon. parametern deutlich von den anderen typen. i. vgl. zu den bb war bei den dl die futteraufnahme um 6,5 % und deren futterverwertungsverhaeltnis um 20 % reduziert. die schlachtausbeute war 8 % und der magerfleischanteil am 7. rippenschnitt 20 % hoeher. der fettanteil am 7. rippenschnitt war 42 % niedriger. bezogen auf 1980 uebertraf der verkaufspreis der dl den der bb um 57 %, und die nettoeinnahmen waren 3,25 % mal hoeher. - k. pilz.

**t811 - 0202** uroven reprodukcie a zootechnicko-vyrobne vysledky v chove hovaedzieho dobytka (sze)
beller, imrich. - in: pol"nohospodarstvo. - bratislava 33(1987)9. - s. 835 - 844 : 4 tab., 16 lit., zus. in russ., engl.. - b14=za 320
**niveau der reproduktion und der produktionsergebnisse bei der rinderhaltung**
**60.45.10.10.06.; 60.45.10.10.04.06.**
*kuh; tierhaltung; industriemaess produktionsmethode; milchleistung; fleischleistung; fruchtbarkeit;*
es werden ergebnisse der milch- und fleischproduktion unter dem gesichtspunkt einer intensiven reproduktion dargelegt. es werden leistungs-, fruchtbarkeits- und zootechn. daten angefuehrt. das herdenniveau lag bei 106...117 oder 77...83 lebend geborenen kaelbern. die besten resultate gab es bei einer serviceperiode von 80...100 d mit einer zwischenkalbezeit von 390...400 d. die produktionsergebnisse in den herden mit guter und schlechter reproduktion erreichten 1767...2221 kg oder 1362...1732 kg je 1 ha ln, 3865...4254 kg milch oder 3261...3761 kg milch/gv. - h. hoge.

**t811 - 0203 wenn ein rind seine haut zu markte traegt**
... - in: tierzuechter. - hannover 40(1988)2. - s. 73, 76 - 78 : 1 tab.. - b14=z 122
**60.45.10.10.06.; 60.10.15.12.; 60.10.15.05.10.**
*rind; haut; fell; leder; schaedigung;*
haeute sind in der brd mangelware. ihr wert betraegt ab schlachthof ueber 5 % des verkaufserloeses eines schlachtbullen. leder in minderer qualitaet ist kaum abzusetzen und bringt nicht einmal die verarbeitungskosten. die ware verschlechtert sich auf dem markt in der brd. in der schweiz werden grossflaech. mistschaeden mit sfr. 40 abzug bestraft. weitere schaeden: scheuerstellen, hautkrankheiten, parasiten, dassellarven, transportschaeden. ueber die qualitaetsvolle gewinnung der haut beim schlachten auf dem schlachthof wird berichtet. flaechenverlust bei bullen: durch haltung 17 %, transport 4,4 %, schlachtung 1,3 %. - h.-d. matthes / dummerstorf-rostock.

**t811 - 0204** telesne rozmery vysokouzitkovychkrav slovenskeho strakateho plemena (sze)
psenica, jan; rybanska, margita; uhlar, jozef. - in: pol"nohospodarstvo. - bratislava 33(1987)6.

- s. 551 - 562 : 5 tab., 12 lit., zus. in russ., engl. - nach engl. zus.. - b14=za 320
**koerpermasse bei hochleistungskuehen des slowakischen fleckviehs**
60.45.10.10.06.01.; 60.45.05.05.04.04.; 60.45.10.10.05.03.
*koerpermass; kuh; simmentaler fleckvieh; milchleistung;*
vff. untersuchten bei 1702 kuehen des slowakischen fleckenviehs 18 koerpermasse. die kuhgruppen wurden auf grund ihrer milchleistung in der besten laktation, mit einer abstufung von jeweils 250 kg, in 20 kategorien eingestellt. der ges. tierbestand wies folg. durchschnittl. koerpermasse auf: widerristhoehe 134,74 cm, rumpflaenge 160,38 cm, brustlaenge 88,13 cm, brustbreite 48,21 cm, brusttiefe 71,44 cm, brustumfang 201,68 cm, masse der hinterhand: breite 49,84 cm, laenge 53,96 cm, bemuskelung der hinterhand: oberschenkellaenge 98,33 cm, spiralmass 194,29 cm, schraegmass 167,50 cm, koerpermasse 663,59 cm. bei hoher variabilitaet zwischen o.g. kategorien wurden bei den meisten massen signifikante veraenderungen in beziehung zur milchleistung festgestellt.

**t811 - 0205** vplyv holstajnskofrizskeho plemena na telesne rozmery krizencov f101, f11 generacie so slovenskym strakatym dobytkom (sze)
chrenek, jozef. - in: pol"nohospodarstvo. - bratislava 33(1987)6. - s. 540 - 550 : 6 tab., 9 lit., zus. in russ., engl. - nach engl. zus.. - b14=za 320
**einfluss der holstein-friesian-rindes auf die koerpermasse von f10- und f11-hybriden mit slowakischem fleckvieh**
60.45.10.10.06.01.; 60.45.10.10.05.03.; 60.45.05.05.04.04.
*koerpermass; wachstum; hybrid (tier); schwarzbuntes rind; simmentaler fleckvieh;*
vf. ermittelte die unterschiedl. wachstumsintensitaet einzelner koerpermasse und ihre dislokation bei bullen des fleckviehs und des schwarzbunten rindes und ihren f101-bzw. f11-hybriden. die groesste wachstumsintensitaet hinsichtlich hoehe und laenge wiesen die hybriden der f11-generation sowie die schwarzbunt-bullen auf, die anhand ihrer koerpermasse zum milchtyp neigen. die geringste wachstumsintensitaet lag bei den bullen des slowakischen fleckviehs bis zum alter von 6 mon. vor, danach war sie ansteigend. die hybriden der f101-generation naehern sich auf grund ihres exterieurs mehr dem kombinierten nutzungstyp. eine ausgepraegtere differenzierung der nutzungstypen nach den koerpermassen setzt erst ab 12. lebensmonat ein.

**t811 - 0206** influence of exogenous growth hormone (gh) on performance and plasma gh concentrations of female veal calves (eng)
kirchgessner, m.; roth, f. x.; schams, d. - in: z. tierphysiol., tierernaehr. u. futtermittelkd.. - hamburg 58(1987)1/2. - s. 50 - 59 : 3 abb., 8 tab., 22 lit., zus. in dt. - arb.st:techn. univ. muenchen. - b14=z 426
**einfluss von exogenem wachstumshormonen (gh) auf mastleistung und plasma-gh-konzentration bei mastkaelbern**
60.45.10.10.06.01.; 60.10.25.50.10.
*kalb; sth; mastleistung; futterverwertung; schlachtkoerperwert;*
in einem 9 woech. versuch mit 4 x 12 weibl. fleckviehkaelbern (6 wo. alt) wurde der einfluss von bovinem wachstumshormon (b gh, 0 25, 50 und 100 myg/kg lm/d s.c. injiziert) auf die mastleistung und gh0konz. im plasma untersucht. mit ansteigender applikationsdosis von gh erhoehte sich die lm-zunahme/d gegenueber der kontrolle (1212 g) um 7,1, 8,3 und 10,8 %, die futterverwertung um 3,8, 5,7 und 7,0 %. die schlachtkoerperbewertung zeigte kaum differenzen. das applizierte gh steigerte dosisabhaengig die gh-konz. im plasma. die ausscheidungsrate des gh war durch die chron. behandlung stark verzoegert. innerhalb 51 h nach letzter injektion wurden die basiswerte noch nicht erreicht. - r. keusenhoff / dummerstorf.

**t811 - 0207** vplyv vel"mi ranej reprodukcie na rast a spotrebu krmiv u jalovic (sze)
blaho, rudolf. - in: pol"nohospodarstvo. - bratislava 33(1987)10. - s. 920 - 931 : 11 tab., 7 lit., zus. in russ., engl.. - b14=za 320
**die wirkung einer sehr fruehen zuchtbenutzung auf wachstum und futteraufnahme bei faersen**
60.45.10.10.06.01.; 60.45.10.10.04.02.
*faerse; wachstum; erstbesamungsalter; konzentrat;*

faersen einer kontroll- (k) und versuchsgruppe (v) mit 10 bzw. 7 tieren wurden m t 463 und 367 d bei einer lm von 336,7 und 312 kg besamt. die lm-zunahme betrug fuer k und v vom 25. tag bis zum 15. monat 669 und 762 g/d. in den 7 traechtigkeitsmonaten erreichte die lm-zunahme 667 bzw. 707 g/d. m 30. tag post partum war die lm entspr. 475 und 447,5 kg. bei k lagen die meisten koerpermasse hoeher als bei v. - s. nagel / dummerstorf-rostock.

**t811 - 0208** induction of lactation: histological and biochemical development of mammary tissue and milk yields of cows injected with estradiol-17 beta and progesterone for 21 days (eng)
fleming, j. r.; head, h. h.; bachman, k. c. - in: j. dairy sci.. - champaign, ill. 69(1986)12. - s. 3008 - 3021 : 3 abb., 5 tab., 46 lit. - arb.st:usa, univ. of florida, gainesville, dairy sci. dept.. - b14, or1
**anregung der laktation: histologische und biochemische entwicklung des milchdruesengewebes und der milchleistung von kuehen, die 21 tage lang estradiol-17-beta und progesteron injiziert erhielten**
**60.45.10.10.06.02.; 60.10.15.10.15.35.05.; 60.10.15.10.15.35.07.**
*kuh; progesteron; euter; biopsie; enzymaktivitaet; milchleistung;*
nichttraechtige und nichtlaktierende kuehe der rassen holstein und guernsey erhielten 21 d lang 0,10 und 0,25 mg/kg lm/d estradiol und progesteron sowie vom 31. bis 34. tag 0,28 mg dexamethason/kg lm/d s.c. injiziert. die milchbildung trat am 35. tag ein. am 0., 7., 14., 21., 28., 35., 49. und 130. tag wurden eutergewebebiopsien vorgenommen. vom 7. bis 35. tag zeigten sich intensive gewebeumbildungen im euter. in den zellen veraenderten sich die enzymaktivitaeten und die konz. an rna und dna. diese vorgaenge nahmen waehrend der laktation noch zu. die holsteinkuehe erreichten in der induzierten 305d-laktation 3365 kg fcm/tier, die guernsey 2332. dies entspricht etwa 63 % einer natuerl. laktation. - r. tiehle.

**t811 - 0209** przydatnosc niektorych cech fenotypowych do prognozowania mlecznosci krow pierwiastek rasy czarno-bialej : 2. rownania regresji prostej i wielokrotnej (pol)
czaplicka, maria; puchajda, zbigniew. - in: acta acad. agric. ac techn. olstenensis, zootechnica. - olsztyn 30(1987). - s. 137 - 150. - b14=za 2754
**eignung einiger phaenotypischer merkmale zur prognostizierung der milchleistung von erstlingskuehen des schwarzbunten rindes : 2. mitt. gleichungen der einfach- und mehrfach-regression**
**60.45.10.10.06.02.; 60.01.30.25.03.**
*erstlingskuh; milchleistung; prognose; regression; math methode;*
die untersuchungen wurden an 344 kuehen in der periode vom abkalben bis zur beendigung der 1. laktation durchgefuehrt. mit der verlaengerung der bewertungsperiode nahm die zuverlaessigkeit der gleichungen sowohl der einfach- als auch der mehrfach-regression zu. die erzielten hohen werte der koeff. der einfachen regression zwischen den daten, die die milchleistung der kuehe in der periode von 305 laktationstagen charakterisieren, und den fuer 100 und 200 d milchnutzung errechneten merkmalen begruenden die zweckmaessigkeit der einfuehrung und anwendung der gleichungen der einfachen regression in der praxis. - o. jurack.

**t811 - 0210** part-lactation predictors of complete lactation milk-energy yield, food intake and food conversion efficiency (eng)
gibson, j. p. - in: livestock prod. sci.. - amsterdam 17(1987)4. - s. 323 - 335 : 1 abb., 6 tab., 14 lit., zus. in franz., dt. - nach zus.. - b14=za 5640
**vorausschaetzung des energiewertes der milch einer kompletten laktation, der futteraufnahme und der futterverwertung aus teillaktationen**
**60.45.10.10.06.02.**
*kuh; laktation; milch; energie; schaetzverf;*
messwerte aus der mitte der laktation gaben die besten voraussetzungen auf die gesamt-milchenergie, futteraufname und effizienz. je mehr informationen gesammelt wurden, desto genauer wurde die voraussage. das verhaeltnis aus einer einzelbeobachtung der

energieleistung (tagesleistung) und futteraufnahme (14 d) konnte die gesamtlaktationseffizienz genauer vorausschaetzen als die messung der gesamtenergie waehrend der gesamtlaktation. bei gleichem zeitaufwand zur messung der futteraufnahme brachte die aufteilung der messperiode in 2 abschnitte, die durch 8 wo. getrennt waren, ein genaueres ergebnis als eine einzige periode.

**t811 - 0211** fatores geneticos e de ambiente do desempenho de vacas mesticas holandes-zebu : 3. producao de leite (spa)
polastre, rinaldo; milagres, joao camilo; teixeira, nilson milagres. - in: rev. soc. brasileira zootecn.. - vicosa 16(1987)3. - s. 241 - 253 : 3 abb., 5 tab., 35 lit., zus. in engl.. - b14=za 5779
**genetische und umweltbedingte einfluesse auf die leistung von holstein-zebu-kreuzungskuehen : 3. mitt. die milchleistung**
**60.45.10.10.06.02.; 60.45.10.10.05.03.; 60.10.05.60.**
*kuh; kreuzung; milchleistung; genwirkung; umwelteinfluss; biometrie;*
1815 von 1968/80 gesammelte laktationen von toechtern von 44 bullen wurden nach der methode der kleinsten quadrate analysiert. die durchschnittleistung (305 d) betrug 2829 +- 80 kg, der variationskoeff. 20,13 %. die laktationslaenge beeinflusste die milchleistung, der regressionskoeff. betrug 9,4782 kg/d. das jahr, die jahreszeit der kalbung, die genet. gruppe der kuehe, der bulle und die linearen und quadrat. regressionen der milchleistung zum alter der kuh beeinflussten die korrigierte milchleistung der kuh. die ende herbst und zu winterbeginn kalbenden kuehen brachten mehr milch als die im fruehjahr und sommer kalbenden. die hoehere milchleistung erreichten kuehe mit ca. 9 jahren. - r. friedrich.

**t811 - 0212** fatores geneticos e de ambiente di desempenho de vacas mesticas holandes-zebu : 4. duracao do periodo de lactacao (spa)
polastre, rinaldo; milagres, joao camilo; assis, pedro silvio. - in: rev. soc. brasileira zootecn.. - vicosa 16(1987)3. - s. 254 - 260 : 1 abb., 3 tab., 25 lit., zus. in engl.. - b14=za 5779
**genetische und umweltbedingte einfluesse auf die leistung von holstein-zebu-kreuzungskuehen : 4. mitt. die laktationslaenge**
**60.45.10.10.06.02.; 60.45.10.10.05.03.; 60.10.05.60.**
*kuh; kreuzung; laktation; genwirkung; umwelteinfluss; biometrie;*
daten von 1815 laktationen (571 kuehe 1968/80) wurden in einer kreuzungsherde nach der methode der kleinsten quadrate untersucht, um genet. und nicht genet. einfluesse auf die laktationslaenge zu pruefen. die mittlere laenge betrug 282,9+-5,3 d und der variationskoeff. 19,70 %. jahr, jahreszeit der kalbung und der bulle hatten einfluss auf die laktationslaenge, die genet. gruppe und das alter der kuh keinen. es bestand ein trend der linearen abnahme der laktationslaenge. die im sommer beginnende laktation war laenger, waehrend die im fruehjahr beginnende kuerzer als die anderen war. die heritabilitaets- und wiederholbarkeitsschaetzwerte waren 0,12+-0,5 und 0,16+-0,3. - r. friedrich.

**t811 - 0213** fatores geneticos e de ambiente do desempenho de vacas mesticas holandes-zebu : 5. correlacoes geneticas e fenotipicas (spa)
polastre, rinaldo; milagres, joao camilo; amorim ramos, alcides de. - in: rev. soc. brasileira zootecn.. - vicosa 16(1987)3. - s. 261 - 266 : 2 tab., 21 lit., zus. in engl.. - b14=za 5779
**genetische und umweltbedingte einfluesse auf die leistung von holstein-zebu-kreuzungskuehen : 5. mitt. genetische und phaenotypische korrelationen**
**60.45.10.10.06.02.; 60.45.10.10.04.06.; 60.10.05.60.**
*kuh; kreuzung; milchleistung; zwischenkalbezeit; genwirkung; biometrie;*
genetische und phaenotyp. beziehungen zur zwischenkalbezeit, milchleistung und laktationslaenge wurden untersucht. die statist. analysen erfolgten nach der methode der kleinsten quadrate, basierend auf einem modell, das die einfluesse des jahres und der jahreszeit der abkalbung, die genet. gruppe und die lineare und quadrat. regression von alter und bullen einbezog. die genet. und phaenotyp. korrelationsschaetzwerte zwischen zkz und milchleistung waren 0,45+-0,24 und 0,30 zwischen zkz und laktationslaenge 0,98+-0,20 und 0,49, zwischen milchleistung und laktationslaenge 0,86+-0,09 und 0,69. - r. friedrich.

**t811 - 0214** les modeles d"ajustement des courbes de lactation (fre)
masselin, sylvie; sauvant, d.; chapoutot, p. - in: ann. zootechn.. - paris 36(1987)2. - s. 171 - 206 : 7 abb., 3 tab., 80 lit., zus. in engl.. - b14=za 1162
**die anpassungsmodelle der laktationskurven**
**60.45.10.10.06.02.; 60.01.30.25.03.**
*laktation; kuh; prognose; math methode; modell; fuetterung; + laktationskurve;*
unter den determinist. modellen hat die von wood (1967) vorgeschlagene sinus-funktion die haeufigste anwendung gefunden. sie beruecksichtigt die aszendierende phase der kurve und nach linearisierung der gleichung sind die parameter leicht zu schaetzen. diese modelle sind aber nicht geeignet, kurzfristige variationen der produktion in der allgemeinen tendenz logisch zu beruecksichtigen. zur klaerung dieser variationen hat man stochast. anpassungsmodelle der laktationskurven zu konstruieren versucht. diese sind empirisch und tragen ernaehrungs- und physiol. problemen nicht rechnung, die die milchsekretion beeinflussen. - h. busse.

**t811 - 0215** ocena jakosci higienicznej mleka krow utrzymywanych w zroznicowanych systemach technologicznych (pol)
mazurek, janusz; majewski, tadeusz. - in: med. weter.. - warszawa 43(1987)11. - s. 657 - 660. - b14=z 635
**bewertung der hygienischen qualitaet der milch von kuehen, die in unterschiedlichen technologischen systemen gehalten wurden**
**60.45.10.10.06.02.; 60.15.20.10.; 60.45.10.10.08.**
*kuh; tierhaltung; einstreu; milch; qualitaet; melken; standard;*
die untersuchungen wurden parallel in 2 staellen mit und ohne einstreu durchgefuehrt mit 10 kuehen mit gesunden eutern, die in je 2 gr. aufgeteilt wurden. in gr. 1 wurde ein "normales melken", in gr. 2 ein "hygienisches melken" durchgefuehrt. die hyg. massnahmen betrafen die vorbereitung der kuehe, der geraete und der melker. die milchproben wurden im verlaufe von 4 h nach dem standard pn-65/a-86031 geprueft. der gesamtgehalt an mesophilen bakterien lag in der sommerperiode durchschnittlich 4,5 mal und in der winterperiode 3,5 mal hoeher. milch aus einstreulosen staellen weist bedeutend bessere mikrobiol. parameter auf. - o. jurack.

**t811 - 0216** spadkovijj kharakter produktivnostih zalezhno vihd vudovi tihla tvarin rihznikh porodnikh pojednan" (rus)
danil"chenko, l. ih. - in: vishnik sihl"s"kogosp. nauki. - kijiv (1987)11. - s. 47 - 48 : 2 tab., 2 lit., zus. in russ.. - b14=zb 1664
**der erbcharakter der leistung in abhaengigkeit vom koerperbau der tiere verschiedener rassenverbindungen**
**60.45.10.10.06.02.; 60.45.10.10.06.01.; 60.45.10.10.03.**
*rind; rasse; koerpermass; milchleistung; vererbung;*
angefuehrt wird die charakteristik der besonderheiten des koerperbaues und der milchleistung von tieren der simmentalerrasse und der rassenverbindungen s1/2 + m1/2 und s1/2 + sbhf1/2 in verbindung mit ihrer abstammung. es besteht eine bestimmte abhaengigkeit zwischen den besonderheiten des koerperbaues und dem niveau der milchleistung. die entwicklung der merkmale besitzt erbcharakter. (abkuerzungen: s = simmentaler-, m = montbeliard-, sbhf = schwarzbuntes holstein-friesian-rind). - k. witt.

**t811 - 0217 manipulation der laktation**
karg, h.; mayer, h. - in: uebers. tierernaehr.. - frankfurt/m. 15(1987)1. - s. 29 - 58 : 4 abb., 6 tab., 144 lit. - arb.st:lehrstuhl physiol. fortpflanz. u. laktat., techn. univ. muenchen, freising-weihenstephan. - b14=za 5636
**60.45.10.10.06.02.; 60.45.15.10.01.06.04.**
*laktation; milchleistung; hormon; melken; ernaehrung; wiederkaeuer;*
die laktation ist durch manipulation der mammogenese, laktogenese und galaktopoese steuerbar. estrogene, gestagene und glucocorticosteroide beeinflussen die mammogenes kaum. von einfluss sind die sachgerechte fuetterung in der pubertaet sowie einhaltung der trockenzeit. laktogenese und galaktopoese lassen sich durch sth mobilisieren (milchertrag um 8...41 %,

futterverwertung bis zu 24 %). sexualsteroide, prolactin, glucocorticosteroide und schilddruesenhormone sind dagegen weniger wirksam. thyreotropinreleasinghormon bei perinataler gabe scheint erfolgversprechend zu sein. melkmethoden (anruesten, vor-, nachmelken, 3x/d) bieten beachtl. milchertragsmoeglichkeiten. - h. steger / dummerstorf-rostock.

**t811 - 0218** jatocne vlastnosti slovenskych strakatych ciernostrakatych nizinnych bykov a ich krizencov f101, f11 generacie : 1. rozrabka jatocneho trupu (sze)
chrenek, jozef. - in: pol"nohospodarstvo. - bratislava 33(1987)9. - s. 845 - 853 : 4 tab., 11 lit., zus. in russ., engl.. - b14=za 320
**schlachtwert von slowakischen fleckvieh-, schwarzbunt- und kreuzungsbullen beider rassen der konstruktion f 101 und f 11 : 1. mitt. schlachtausbeute**
**60.45.10.10.06.03.; 60.45.10.10.05.03.; 60.45.10.05.**
*rind; rasse; schlachtwert; kreuzung; schwarzbuntes rind; + slowakisches fleckvieh;*
die schlachtdaten der genannten genotypen in gleichem alter, aber mit unterschiedl. koerpermasse vor der schlachtung sind verglichen worden. die fleischvieh-bullen erreichten eine schlachtausbeute von 58,92 %, die schwarzbunt-bullen von 55,50 % und die kreuzungs-bullen entspr. von 57,52 und 58,70 %. die bullen der gruppen hatten einen innenfettanteil von 2,92, 3,79, 4,17 und 3,98 %. die fleckvieh-bullen uebertrafen die schwarzbunten und kreuzungstiere in der masse der innereien. - h. hoge.

**t811 - 0219** de invloed van ras en voerniveau op de karkasamenstelling bij vleesstiertjes (dut)
bergstroem, p. l.; dijkstra, m. - zeist, niederl. res. inst. animal prod. "schoonoord", 1987. - 70 s. : 6 abb., 11 tab., 26 lit., zus. in engl.(report ; b-296). - b14=sr 2812,b-296
**der einfluss der rasse und der fuetterungshoehe auf die schlachtkoerperzusammensetzung von jungbullen**
**60.45.10.10.06.03.; 60.45.10.10.07.04.**
*jungbulle; friesian-rind; rotbuntes rind; fuetterung; schlachtkoerperwert;*
je 90 jungbullen der rassen friesian (f) und rotweisse (rw) wurden untersucht, um die schlachtkoerperzusammensetzung in abhaengigkeit der fuetterungsintensitaet zu untersuchen. fuetterungsintensitaeten: 100, 80...60 % ad libitum. die tageszunahmen waren bei den rw hoeher bei 80 und 60 %, aber bei ad libitum gleich. das war auf den groesseren fettansatz der f bei ad-libitum-fuetterung zurueckzufuehren. bei 60 % ad libitum war die fettablagerung zwischen den rassen aehnlich. f-gr. (60 % ad libitum) hatte ein geringeres muskel-knochen-verhaeltnis bei 500 kg, bei 380 bestanden keine unterschiede. die muskelmassenverteilung war gleich zwischen den gruppen, ausnahme die bauchmuskulatur. - h.-d. matthes / dummerstorf-rostock.

**t811 - 0220 mast- und schlachtleistung von jungbullen nach verfuetterung von grundfutter unterschiedlicher energiekonzentration in der anfangsmast**
schwarz, f. j.; kirchgessner, m. - in: bayer. landwirtsch. jahrb.. - muenchen 64(1987)3. - s. 309 - 318. - b14=z 86
**60.45.10.10.06.03.; 60.45.10.10.07.04.**
*mastleistung; schlachtleistung; jungrind; grundfutter; energiekonzentration; wachstum;*
3 gruppen je 12 fleckviehbullen mit einer mittleren lm von 184 kg standen im versuch. gr. 1 erhielt grassilage, 2 gras- und maissilage und die kontrollgruppe (k) maissilage jeweils ab libitum und dazu 1,3 kg kraftfutter pro tier und tag. nach 98 d bei 1 eine mittlere lm-zunahme (lmz) taeglich von 537 g (k= 1071) g). nach 126 d bei 2 1007 g lmz (k= 1230 g). im anschluss an die restriktionsdauer fuer alle gr. 2,3 kg kraftfutter und maissilage ad libitum. mastendmassen fuer 1 568, 2 578 (jeweils 336 masttage) und k 591 kg bei 315 masttagen. die mittlere taegl. futteraufnahme (in kg ts)/tier betrug 1 6,9, 7,1, 7,3. - w. schmiedinghoff.

**t811 - 0221** jatocne vlastnosti slovenskych strakatych, ciernostrakatych nizinnych bykov a ich krizencov f101 a f11 generacie : 2. skladba jatochnych polovic (sze)
chrenek, jozef. - in: pol"nohospodarstvo. - bratislava 33(1987)10. - s. 932 - 940 : 3 tab., 14 lit.,

zus. in russ., engl.. - b14=za 320
**schlachtkoerpereigenschaften der slowakischen fleckvieh- und der schwarzbunten niederungsbullen und ihrer kreuzungen der f 101 und f 11 generationen : 2. mitt. zusammensetzung der schlachtkoerperhaelfte**
**60.45.10.10.06.03.**
*mastbulle; rasse; kreuzung; schlachtleistung;*
der anteil an muskelfleisch, knochen und fett in der schlachtkoerperhaelfte betrug fuer bullen des slowakischen fleckviehs (sf) 78,78, 15,55 und 5,68, der schwarzbunten niederungsrasse (sn) 75,74, 17,79 und 6,47, der f101 75,80, 16,85 und 7,36 und der f11 76,66, 16,46 und 6,89 %. die masse der keule bzw. der knochen macht bei sf 25,55 und 5,12, sn 24,38 und 5,85, f101 24,00 und 5,45 und f11 24,41 und 5,41 % der schlachtkoerperhaelfte aus. - s, nagel / dummerstorf-rostock.

**t811 - 0222** bioenergetichne zabezpechennja thanini belikoji rogatoji khudobi (rus)
semenjutihn, v. p.; kandiba, v. m.; ljashenko, m. m. - in: vihsnik sihl"s"kogosp. nauki. - kijiv (1987)8. - s. 55 - 58 : 5 tab., 4 lit., zus. in russ.. - b14=zb 1664
**bioenergetische versorgung des gewebes von rindern**
**60.45.10.10.07.; 60.10.15.10.15.20.; 60.10.15.05.20.**
*rind; fuetterungsversuch; ration; energieumsatz; metabolit; gewebe (tier);*
von einer silage-konzentratfutterration fuer rinder wurden 40 % des getreideanteils durch eine entspr. menge an gehaeckseltem und getrocknetem luzernegras von guter qualitaet ersetzt, womit ein wesentlicher einfluss auf die bioenerget. versorgung des organismus erreicht wurde. von der silage-luzerne-ration verzehrten die tiere mehr ts, rohfaser und protein sowie verschiedene aminosaeuren. die erhoehung der verdauungsleistung steigerte die gluconeogenese und die ketogenese im organismus. ebenso erscheinen die ueber das blut der tiere transportierten ketokoerper und glucose als wichtige energet. metaboliten fuer die gewebe. - b. meixner.

**t811 - 0223 probleme der rationellen kaelberaufzucht**
wawrzynzcak, st. - in: internat. z. landwirtsch.. - moskau (1988)1. - s. 55 - 57 : 4 tab. - nach zus. - arb.st:inst. tierzucht, abt. industriemaess. methoden, krakow. - b14, ost1
**60.45.10.10.07.01.; 60.45.10.10.08.**
*kalb; aufzucht; aufzuchtfuttermittel; tierhaltung;*
fuer die kaelberhaltung wird folg. regime empfohlen: in den ersten 5...7 d verbleibt das kalb beim angebundenen muttertier in der abkalbebucht (220x180 cm) auf einstreu. es erhaelt kolostralmilch ad libitum und wird so laktogen gegen krankheitserregende mikroorganismen immunisiert. das saeugen des kalbes wirkt sich auch positiv auf den euterzustand aus. in der milchperiode werden die tiere in einzelboxen bei individ. traenken, nach der milchperiode in gruppenbuchten mit liegeboxen und einstreu (stroh oder gummimatten) oder in anbindehaltung aufgestallt. dieses haltungssystem sichert die aufzucht gesunder tiere mit allen voraussetzungen fuer hohe leistungen sowohl in der reproduktion als auch bei der mast.

**t811 - 0224** utilizacao de substituto do leite integral no aleitamento de bezerros de racas leiteiras em sistema de desaleitamento precoce (spa)
lopes da silva, marcia maria; figueiredo vieira, paulo de; test, hugo. - in: rev. soc. brasileira zootecn.. - vicosa 16(1987)3. - s. 215 - 221 : 4 tab., 19 lit., zus. in engl.. - b14=za 5779
**fruehes absetzen von milchrindkaelbern bei anwendung von milchaustauschern**
**60.45.10.10.07.01.; 60.45.05.10.07.03.01.**
*kalb; fruehabsetzen; aufzuchtfuttermittel; milchaustauscher; zunahme; futterverwertung;*
24 kaelber erhielten ab 7. tag vollmilch (vm) oder handelsuebl. milchaustauscher (mat) ueber 21, 28 und 35 d (absetzalter) und wurden bis zum alter von 4 mon. (122 d) mit wasser und heu ad libitum sowie einer starterration (max. 2 kg/tier/d). in der ges. versuchsperiode wurde kein unterschied in lm-zunahme, beim umfang in herz- und bauchgegend, in koerperlaenge und bei der heuaufnahme bemerkt. in der widerristhoehe (cm/tier/d) zeigten die tiere mit 28-d-absetzalter eine hoehere zunahme als beim absetzen mit 21 d. die futterverwertung war beim absetzen mit 35 d besser als mit 21 d. die kaelber, die mat erhielten, zeigten eine hoehere durchschnittl. futteraufnahme als die, die vm erhielten. - r. friedrich.

**t811 - 0225** protein nutrition of growing cattle. food intake and growth responses to rumen degradable protein and undegradable protein (eng)
newbold, j. r.; garnsworthy, p. c.; butterry, p. j. - in: animal prod.. - edinburgh 45(1987)3. - s. 383 - 394 : 4 abb., 3 tab., 32 lit.. - b14, r48
**proteinernaehrung wachsender rinder: futteraufnahme und wachstum in abhaengigkeit von im pansen abbaubarem und nichtabbaubarem protein**
60.45.10.10.07.01.; 60.45.05.10.02.01.01.; 60.10.15.10.15.12.
*jungrind; futteraufnahme; wachstum; pansen; protein;*
im lm-abschnitt von 114...300 kg erhielten jeweils 8 friesian-bullen isoenerget. rationen mit 2 rp-stufen: 128...138 (l) und 152...155 (h) g rp/kg ts sowie 4 proteinfermentationsstufen: bei l 82, 78, 79, 77 %, bei h 79, 75, 74, 73 %. es bestanden bei l und h signifikant positive beziehungen zwischen der ts-aufnahme (g/kg metabol. lm) und der konz. von fermentierbarem protein (g/kg ts) in der ration. bei h war eine signifikant positive lineare beziehung zwischen lm-zunahme (kg/d) und der konz. an unfermentierbarem protein (g/kg ts) vorhanden. zwischen l und h bestand in der lm-zunahme keine differenz. die lm-zunahme sank bei l und h ueberraschend mit der aufnahme an ue, fermentierbarem und nichtfermentierbarem protein. - j. voigt / dummerstorf-rostock.

**t811 - 0226 kaelberaufzucht**
brockmann, u.; brehma, angelika; keusenhoff, renate. - berlin : besterfahr., neuer., empfehl. land- u. nahrungsgueterwirtsch. 5(1987)3. - s. 20 s. : 8 tab.. - b14=za 6098
60.45.10.10.07.01.; 60.45.10.10.08.
*kalb; aufzucht; tierhaltung; aufzuchtfuttermittel;*

**t811 - 0227** bezmolozivnoe vyrashhivanie teljat (rus)
pivnjak i. g.; solov"ev, i. i.; budnikov, v. a. - in: vses. nauch.-issl. inst. zhivotnovodstva, bjull. nauch rabot. - dubrovicy (1986)84. - s. 37 - 38 : 1 tab.. - b14=za 5069
**kolostrumfreie kälberaufzucht**
60.45.10.10.07.01.; 60.45.05.10.07.03.01.
*kalb; aufzucht; milchaustauscher; zuwachs;*
in 2 versuchen mit 22 bzw. 50 kaelbern fuehrte die fuetterung des milchaustauschers vom 1. lebenstag an (1,25 kg auf 8,75 l wasser, aufgeteilt in 3 gaben taeglich) i. vgl. zur traditionellen fuetterung mit kolostrum und milch in den ersten 5 lebenstagen zu taegl. mehrzunahmen von 5,8 bzw. 6 %. die verluste waren dabei geringer als in den traditionell gefuetterten gruppen. - ch. ochrimenko.

**t811 - 0228** vyrashhivanie teljat na zameniteljakh cel"nogo moloka s paprinom ili paprinom lizirovannym (rus)
smekalov, n. a.; vishnjakov, m. i.; stankjavichjus, g. p. - in: vses. nauch.-issl. inst. zhivotnovodstva, bjull. nauch. rabot. - dubrovicy (1986)84. - 33 - 36 : 4 tab.. - b14=za 5069
**kaelberaufzucht mit vollmilchaustauschern, die paprinhefe oder lysierte paprinhefe enthalten**
60.45.10.10.07.01.; 60.45.05.10.07.01.26.
*kalb; aufzucht; milchaustauscher; futterhefe; verdaulichkeit; zuwachs;*
die wirkung eines milchaustauschers (m) mit paprinhefe (ph) wurde an 536 kaelbern geprueft. die kaelber erhielten normalen ma(1), und acidophile staebchen (1,1 mill./g) (2), ma und ph (3) bzw. ma und lysierte ph (4). die saeuregrade der ma waren gestaffelt. in den ersten 65 d erhielten die kaelber 27 kg ma und zusaetzlich kraftfutter und heu. danach wurde kraftfutter, heu, welksilage und gruenfutter verabreicht. die mittleren taegl. lm-zunahmen betrugen 806 (1), 877 (2), 814 (3) und 828 (4). an durchfaellen erkrankten entspr. 6, 3, 5 un d 5 kaelber. - ch. ochrimenko.

**t811 - 0229 sicherung einer optimalen lebendmasseentwicklung der kaelber durch verbesserung der einweissversorgung**
schmidt, j.; babella, gy.; matyas, j. - in: 18. jahrestag., univ., sekt. tierprod. u. veter.-med.. -

leipzig (1987)t. 1. s. 119 - 126 : 5 tab., zus. in russ., engl. - nach zus.. - b14=za 5228
**60.45.10.10.07.01.; 60.10.25.05.10.; 60.45.05.10.07.03.01.**
*kalb; fuetterung; protein; lysin; wachstum; casein;*
es ist moeglich, 66 % des caseinanteils vom magermilchpulver mit ultrafiltriertem, milchzuckerarmen molkenpulver erfolgreich zu ersetzen. die guenstigere lm-zunahme bei den versuchsgruppen ist durch den hoeheren lys-gehalt des molkeneiweisses gegenueber dem casein zu erklaeren. der eiweissgehalt ist durch ultrafiltration auf 75 % zu erhoehen. in diesem fall betraegt der lactosegehalt nur 22 %.

**t811 - 0230** copper and selenium supplementation to calves by means of a soluble glass bolus (eng)
buckley, w. t.; strachan, g.; puls, r. - in: canad. j. animal sci.. - ottawa 67(1987)3. - s. 877 - 881 : 2 tab., 10 lit.. - b14=za 2030
**kupfer- und selengaben an kaelber durch loesliche kapseln**
**60.45.10.10.07.01.; 60.45.05.10.07.07.**
*kalb; fuetterung; kupfer; selen;*
in 3 exper. an 239 fleischrind-kaelbern wurde die effektivitaet der verabreichung von loesl., glaskapseln als ein intraruminales cu- und se-supplement untersucht. die kaelber wurden mit den muttertieren auf der weide (standorte mit spurenelementdefiziten) gehalten. die kapseln enthielten 0,43 % co, 13,0...13,7 % cu und 0,28...0,29 % se sie wurden im fruehjahr (2 kapseln-tier) verabreicht. es erfolgte eine untersuchung des mineralstoffgehaltes im weidegras und im blutserum der kaelber. ergebnisse: die se-konz. im serum konnte auf ein ausreichendes niveau gebracht werden, waehrend das absinken der cu-konz. im blutserum waehrend des sommers nicht verhindert werden konnte. - r. kreusenhoff / dummerstorf-rostock.

**t811 - 0231 bisergon und andere darmflorastabilisatoren in der kaelberfuetterung**
loehnert, hans-juergen; ochrimenko, wassili iwanowitsch; hennig, arno. - in: 18. jahrestag., univ., sekt. tierprod. u. veter.-med.. - leipzig (1987)t. 2. - s. 408 - 414 : 2 tab., 8 lit., zus. in russ., engl. - nach zus.. - b14=za 5228
**60.45.10.10.07.01.; 60.45.05.10.07.07.; 60.50.30.19.**
*ergotropikum; kalb; fuetterung; futteraufnahme; wachstum; diarrhoe; + darmflorastabilisator; + bisergon; + flavomycin;*
nachdem die wirkung von bisergon (b) gegenueber unbehandelten tiergruppen geprueft wurde, sollten in vorliegenden untersuchungen diese varianten mit noureothricin (120 mg/tier und tag) und flavomycin (f) (15 mg/tier und tag) verglichen werden. dazu wurde ein einzelfuetterungsversuch mit 36 kaelbern, 6 gruppenfuetterungsversuche mit 162 kaelbern und ein praxisexper. mit insges. 1418 tieren durchgefuehrt. die mehrzunahme gegenueber der unbehandelten kontrollgruppe betrug beim einsatz von f im einzelfuetterungsversuch 11 %, in den gruppenfuetterungsversuchen 9 %. im praxisexper. steigerten 60 mg b die zunahme der kaelber um 4 %, 120 mg b/tier/d um 8 % gegenueber der kontrollvariante. nourseothricin zeigte einen aehnl. effekt wie b.

**t811 - 0232 zum austausch von heu durch maissilage in einem fuetterungsregime fuer kaelber**
boldt, e.; urban, f. - in: 18. jahrestag., univ., sekt. tierprod. u. veter.-med.. - leipzig (1987)t. 1. - s. 148 - 153 : 3 tab., zus. in russ., engl. - nach zus.. - b14=za 5228
**60.45.10.10.07.01.; 60.45.05.10.07.01.02.; 60.45.05.10.07.01.03.**
*kalb; fuetterung; heu; mais; silage; wachstum;*
ein fuetterungsversuch mit intakten sowie mit am pansen gefistelten kaelbern fuehrte zu dem ergebnis, dass das heu im fuetterungsregime fuer maennl. fuer die mast aufzuziehender smr-kaelber durch maissilage guter qualitaet (ueber 25 % ts) bis zu einem anteil von 75 % im durchschnitt der aufzuchtperiode vom 23. bis 140. lebenstag ts-aequivalent substituiert werden kann. futteraufnahme, lm-zunahme sowie ausgewaehlte kenndaten von pansenfluessigkeit, blut und harn werden nicht beeintraechtigt.

**t811 - 0233 neue befunde zur vitamin-a-versorgung von kalb und mastrind**
wilk, hartmut; ochrimenko, wassili iwanowitsch; flachowsky, gerhard. - in: 18. jahrestag., univ., sekt. tierprod. u. veter.-med.. - leipzig (1987)t. 2. - s. 422 - 429 : 4 tab., 4 lit., zus. in russ.,

engl. - nach zus.. - b14=za 5228
60.45.10.10.07.01.; 60.45.10.10.07.04.; 60.45.05.10.07.07.
*kalb; mastrind; fuetterung; vitamin a; karotin; mastleistung;*
bei carotenhalt. grundrationen (gruenfutter, silagen) hatte die vit.-a-gabe keinen einfluss auf mast- und schlachtergebnisse, die vit.-a-konz. in der leber war von der hoehe der zulage abhaengig. bei carotenarmen rationen (stroh, ruebenprodukte, getreide u.a.) sind in abhaengigkeit von lm und leberdepot zulagen zwischen 10000...30000 ie/100 kg lm und d zweckmaessig.

**t811 - 0234 neue befunde zur beta-karotin- und vitamin-a-versorgung von weiblichen jungrindern**
schlenzig, michael; geinitz, dietmar; flachowsky, gerhard. - in: 18. jahrestag., univ., sekt. tierprod. u. veter.-med.. - leipzig (1987)t. 2. - s. 392 - 400 : 4 tab., 10 lit., zus. in russ., engl. - nach zus.. - b14=za 5228
60.45.10.10.07.01.; 60.45.05.10.07.07.; 60.10.25.30.10.
*jungrind; fuetterung; vitamin a; karotin; fruchtbarkeit; wachstum;*
nach weidegang wiesen die jungrinder ein hohes vit.-a-leberdepot auf. bei herkoemml. fuetterung (sommer: gruenfutter, winter: silagen) hatten zusaetzl. carotengaben (bis 300 mg/tier und tag) keinen signifikanten einfluss auf die fruchtbarkeitsparameter.

**t811 - 0235** kombikorma i premiksy dlja vyrashivanija remontnykh telok s 6 do 12-mesjachnogo vozrasta v zimnijj period (rus)
krokhina, v. a.; buzik, r. b. - in: vses. nauch.-issl inst. zhivotnovodstva, bjull. nauch. rabot. - dubrovicy (1986)84. - s. 30 - 32 : 3 tab.. - b14=za 5069
**mischfutter und praemix fuer die faersenaufzucht vom 6. bis zum 12. lebensmonat in der winterperiode**
60.45.10.10.07.01.; 60.45.05.10.07.06.01.
*faerse; fuetterung; mischfutter; vormischung; verdaulichkeit; zuwachs;*
an 3 gr. zu je 10 faersen wurden ueber 150 d 3 rationen verschiedener zusammensetzung geprueft: a - grundration mit kraftfutter kst und praemix nach staatl. rezeptur, b - grundration mit kraftfutter nach versuchsrezeptur kv (enthielt 11 % weniger getreide und 3 % mehr kohlenhydrate - melasse, als kst) und pst, c - grundration mit kv und praemix nach versuchsrezeptur (1060 mill. ie vit. a - pst = ohne - und 180 mill ie vit. d3/t - pst = 100 mill ie/t). die verdaulichkeit der 3 rationen war annaehernd gleich. die mittleren taegl. lm-zunamen betrugen bei a 692, b 725 und c 806 g. - ch. ochrimenko.

**t811 - 0236 mikrorechnergesteuerte fuetterung in der milchproduktion**
fritzsche, joachim. - in: 18. jahrestag., univ., sekt. tierprod. u. veter.-med.. - leipzig (1987)t. 2. - s. 486 - 491 : 1 abb., 1 lit.. - b14=za 5228
60.45.10.10.07.02.; 60.45.05.10.05.
*kuh; fuetterung; mikrorechner; steuerung; buero-/rechenanlage; technologie;*

**t811 - 0237 methionindefizit bei milchkuehen - leistungssteigerung durch mepron (r)**
guenther, k.-d.; hagena, f. - in: degussa-inform.-dienst mischfutterind.. - hanau, brd (1988)1. - s. 6 - 8 : 1 abb., 3 tab.. - b14=zb 3815
60.45.10.10.07.02.; 60.45.10.10.06.02.; 60.45.05.10.07.07.
*kuh; fuetterung; methionin; milchleistung; +mepron;*

**t811 - 0238** ehffektivnost" razlichnykh urovnejj kormlenija stel"nykh sukhostojjnykh korov (rus)
fantin, v. m.; kirilov, m. p.; duksin, ju. p. - in: vses. nauch.-issl. inst. zhivotnovodstva, bjull. nauch. rabot. - dubrovicy (1986)84. - s. 7 - 11 : 4 tab.. - b14=za 5069
**wirksamkeit verschiedener fuetterungsniveaus bei traechtigen, trockenstehenden kuehen**
60.45.10.10.07.02.; 60.45.10.10.06.02.
*kuh; traechtigkeit; fuetterung; milchleistung; lebendmasse; kalb;*
mit dem ziel der pruefung des einflusses verschiedener fuetterungsniveaus auf die

nachfolgende leistung traechtiger trockenstehender milchkuehe wurden an 3 gr zu 10 kuehen zusaetzlich zur grundration o, 1,5 und 2,5 kg kraftfutter/tier/d verabreicht. die erhoehung des kraftfutteranteils auf 47 % des futterwertes in der 3. gr. fuehrte zur verringerung der grundfuttermittelaufnahme und der rohfaserverdaulichkeit. die mittlere, taegl. lm-zunahme der kuehe der 2. und 3. gr. war i. vgl. zur kontrollgruppe um 14,8 % bzw. 10,0 % erhoeht. die lm der kaelber der kuehe der 3. gr. war um ca. 3 kg hoeher als die der 1. und 2. gruppe. in 90 laktationstagen gaben die kuehe der 2. und 3. gr. um 167...172 kg mehr milch als die kontrolltiere. - ch. ochrimenko.

**t811 - 0239** racional"nyjj tip kormlenija glubokostel"nykh korov (rus)
jugina, a. d.; apatenko, v. m. - in: zhivotnovodstva. - moskva (1987)12. - s. 29 - 31 : 2 tab. - arb.st:nii zivotnovodtsva lesostepi i poles"ja ussr. - b14=z 418
**ein rationeller typ der fuetterung hochtragender kuehe**
**60.45.10.10.07.02.; 60.45.05.10.05.; 60.50.31.10.**
*kuh; traechtigkeit; ration; milchleistung; kalb; tiergesundheit;*
bei dem heutyp der fuetterung wurden die kaelber gesund geboren und waren resistent gegenueber infektionskrankheiten (3. gr.). die geburten verliefen guenstig, mastitis des euters trat nicht auf. beim heu-silagetyp der fuetterung (2. gr.) trat bei einigen kaelbern dispepsie in leichter form auf. beim silagetyp der fuetterung (1. und 4. gr.) haben die kaelber am 1. tag anzeichen von dispepsie, sie sind wenig resistent gegenueber erkrankungen. die durchschnittl. lm-zunahme im 1. mon. betrug in den gr. 1 und 4 entsprechend 445 und 560 g, gr. 2 und 3 799 und 796 g. die milchleistung in den 1. 120 laktationstagen betrug in den gr. 1...4 2546, 2655, 2611 und 2646 kg. - k. witt.

**t811 - 0240** vlijanie ob"emistykh kormov na kachestvo moloka (rus)
gruzdev, n. v.; bezenko, t. i.; polezhaev, v. v. - in: vses. nauch.-issl. inst. zhivotnovodstva, bjull. nauch. rabot.. - dubrovicy (1986)84. - s. 12 - 14 : 2 tab.. - b14=za 5069
**der einfluss von grobfuttermitteln auf die milchqualitaet**
**60.45.10.10.07.02.; 60.45.05.10.07.01.02.; 61.15.20.**
*kuh; fuetterung; silage; qualitaet; milch;*
es wurde der einfluss von mit natriumpyrosulfit konservierter maissilage auf die milchqualitaet geprueft. die konservierte silage wurde i. vgl. zu heu und anwelksilage gut aufgenommen. dabei wurde kein unterschied zwischen den gruppen in der chem. zusammensetzung der milch festgestellt. auf die mineralstoffzusammensetzung der trockenmilch wirkten sich die rationen ebenfalls nicht unterschiedlich aus. die trockenmilch der kuehe der versuchsgruppe zeigte eine niedrigere vit.-a-aktivitaet und eine geringere haltbarkeit. - ch. ochrimenko.

**t811 - 0241** malkekoens optagelse af forskellige fodermidler ved selvvalg eller tildelt som fuldfoder (dan)
krohn, c. c.; konggaard, s. p. - koebenhavn : landhusholdningsselskabets forlag, 1987. - 31 s. : 5 abb., 11 tab., 11 lit., zus. in engl.(beretn. statens husdyrbrugsforsoeg ; 626). - arb.st:wtz landwirtsch. halle. - b14=sr 102,626
**aufnahme von verschiedenen futtermitteln durch kuehe, denen die rationskomponenten zur freien auswahl bzw. in mischrationen gereicht wurden**
**60.45.10.10.07.02.; 60.45.10.10.06.02.**
*kuh; ad-libitum-fuetterung; futteraufnahme; futterverwertung; milchleistung;*
exper. mit 4 x 12 daenisch holstein-friesian-kuehen waehrend der 7. bis 28. laktationswoche. das futter wurde sowohl ad libitum als auch in kompletten rationen gereicht. jede ration wurde 7 wo. lang verabreicht. die ts-aufnahme variierte von 4,2...16,1 kg/kuh/d. die kuehe nahmen signifikant mehr heu i. vgl. zu gerstenstroh und ganzpflanzensilage aus gerste auf. in der 2. serie wurde gras- mit maissilage und einer mischung von stroh und zuckerruebensilage verglichen. die aufnahme an konzentratmischungen lag in allen faellen unter 5 kg ts. es gab keine unterschiede in der milchleistung, jedoch war der fettgehalt signifikant depressiv, wenn die futterstoffe einzeln verabreicht wurden. - r. amler.

**t811 - 0242 einfluss der fuetterung hochtragender kuehe auf den leberstatus p. p.**

uhlig, a.; schaefer, m.; johannsen, u. - in: 18. jahrestag., univ., sekt. tierprod. u. veter.-med.. - leipzig (1987)t. 1. - s. 154 - 163 : 4 abb., 2 tab., 20 lit., zus. in russ., engl. - nach zus.. - b14=za 5228
**60.45.10.10.07.02.; 60.45.10.10.04.07.; 60.50.30.19.**
*kuh; fuetterung; konzentrat; laktation; stoffwechselkrankheit; leber;*
es wurden 55 milchkuehe in der trockenperiode verhalten bzw. konzentratreich gefuettert. die konzentratreiche fuetterung a. p. spiegelte sich p. p. in einem leberschaden und im bestehen einer subklin. ketose wider. dagegen traten bei verhaltener fuetterung a. p. keine oder nur geringfuegige leberveraenderungen p. p. auf. damit erweist sich diese form der vorbereitungsfuetterung auf die laktation als eine wichtige prophylakt. massnahme, die zugleich die nachfolgende fruchtbarkeit guenstig beinflusst. zur komplexen diagnostik von leberfunktionsstoerungen im peripartalen zeitraum am besten geeignet ist die kombination der bestimmung der asat, des gesamtbilirubins, der ketonkoerper sowie der histol. untersuchung von leberbioptaten.

**t811 - 0243** studies on energy utilization by the dairy cow under grazing conditions (eng)
geerken, c. m.; ruiz, r. - in: cuban. j. agric. sci.. - la habana 21(1987)3. - s. 265 - 272. - b14=za 5686
**untersuchungen zur energieverwertung von milchkuehen bei weidehaltung**
**60.45.10.10.07.02.; 60.45.05.10.07.01.01.; 60.10.15.10.15.20.**
*kuh; weidehaltung; energieaufnahme; milchleistung; wachstum;*
vff. kalkulierten den energiebedarf aus futteraufnahme, milchproduktion und lm von 66 kuehen aus verschiedenen weideversuchen. die beziehung zwischen verzehr und gesamt energieretention (milch +- koerperenergie) wurde bestimmt (r exp2 = 0,53). eine multiple regression zwischen verzehr und den produktionsfaktoren ergab ein r exp2 von 0,60. der erhaltungsbedarf wurde mit 728 kj/kg exp 0,75, der bedarf fuer die lm-zunahme mit 42,8 mj/kg und fuer die milchleistung mit 4,7 mj/l (4 % fett) ermittelt. - h. luedke.

**t811 - 0244** evaluation of three tropical grasses : 4. effect of stocking rate on dm production and some quality indicators (eng)
jerez, irma; rivero, j. l.; perez, israel. - in: cuban. j. agric. sci.. - la habana 21(1987)3. - s. 229 - 239. - b14=za 5686
**untersuchungen an drei tropischen grasarten : 4. mitt. der einfluss der besatzdichte auf die trockenmasseproduktion und einige qualitaetsparameter**
**60.45.10.10.07.02.; 60.45.05.10.07.01.01.; 60.35.60.10.**
*kuh; weidehaltung; cynodon; besatzdichte; qualitaet;*
die auswirkung einer besatzdichte von 3, 4 und 5 kuehen/ha auf den ertrag und einige qualitaetsparameter wurde auf 18 ha weide ermittelt. je 6 ha weide hatten einen bestand von cynodon dactylon, cynodon nlemfuensis oder digitaria decumbens. die erhoehung von 3 auf 5 kuehe/ha verminderte den ts-ertrag um 439 bzw. 212 kg im 2. bzw. 3. jahr. die chem. zusammensetzung war nicht beeinflusst. cynodon dactylon und digitaria decumbens gestatten eine besatzdichte von 3, cynodon nlemfuensis von mehr kuehen. - h. luedke.

**t811 - 0245** effects of free or restricted access to feeds and water, and social rank, on performance and behaviour of tied-up dairy cows (eng)
anderson, monica. - in: swed. j. agric. res.. - stockholm 17(1987)2. - s. 85 - 92 : 1 abb., 6 tab., 20 lit. - arb.st:sweden, uppsala, swedish univ. agric. sci., dep. animal nutrit. and management. - b14=za 5451
**die wirkungen von freiem und restriktivem zugang zum futter und wasser und der sozialen rangfolge auf die leistung und das verhalten von angebundenen kuehen**
**60.45.10.10.07.02.; 60.45.05.10.01.; 60.45.05.05.07.**
*kuh; futteraufnahme; ad-libitum-fuetterung; restriktive fuetterung; wasseraufnahme; leistung;*
an 12 kuehen wurde in einem blockversuch die ad-libitum-wasser- und futteraufnahme (heu-grassilage-konzentrat-ration) ueber 24 h (alwf) mit einer eingeschraenkten wasseraufnahme (2 h waehrend der fuetterung kein wasser) und fresszeiten von 2 x 2,5 h/d

verglichen (rwf). die ts-aufnahme betrug bei alwf 18,42 kg/tier/d, bei rwf 17,28, die traenkwasseraufnahmen lagen bei 78,9 bzw. 66,1 l/tier/d. waehrend der futteraufnahme tranken die alwf-tiere 49,4 % der tagesmenge. in der 1. h nach der wasserrestriktion nahmen die rwf-tiere 62 % der tagesmenge auf. die silageaufnahme war bei rwf hoeher als bei alwf. die milchleistungen betrugen bei alwf 30,3 und bei rwf 28 l/tier/d. - r thiele.

**t811 - 0246 zum einfluss unterschiedlicher kraftfuttergaben auf masseentwicklung und futteraufnahme in der anfangsmast von fleckviehbullen**
schwarz, f. j.; kirchgessner, m. - in: bayer. landwirtsch. jahrb.. - muenchen 64(1987)6. - s. 737 - 745 : 2 abb., 3 tab., 17 lit., zus. in engl. - nach zus.. - b14=z 86
**60.45.10.10.07.04.; 60.45.10.10.06.03.; 60.45.05.10.07.01.02.**
*mastbulle; fuetterung; maissilage; wachstum;*
in versuch 1 wurden zu energie- und ts- reicher maissilage (ts-gehalt: 34,8 %) im lm-bereich von 120...180 kg entweder 2,5 kg kraftfutter (behandlung a) oder von 2,5 kg auf 1,5 kg kontinuierlich abnehmende kraftfuttermengen (mittlere zufuhr: 1,7 kg, behandlung b) bei gleicher rohproteinversorgung verabreicht. in beiden behandlungen wurde ein aehnl. tageszuwachs von 1090 g (a) bzw. 1060 g (b) erreicht. zu versuchsende (180 kg lm) frassen die tiere b i. vgl. zu a deutlich mehr maissilage (2,3 kg ts/tier/d gegenueber 1,5 kg ts/tier/d). in versuch 2 wurden mit energie- und ts-aermerer maissilage (ts-gehalt: 26,3 %) und unterschiedl. kraftfuttergaben im lm-bereich von 210...360 kg mittlere tageszunahmen von 1300...1330 g erzielt, wobei der ges. futterverzehr einheitlich 5,6 kg ts/tier/d betrug.

**t811 - 0247 bullenmast: wann gps den silomais verdraengen kann**
pahl, h.; steinhauser, h. - in: top agrar. - hiltrup/westf. (1987)8. - s. r22 - r24 : 5 tab.. - b14=zb 3850
**60.45.10.10.07.04.**
*mastbulle; fuetterung; silomais; getreide; ganzpflanze;*
die herkoemml. maissilagemast ist das wirtschaftlichste fuetterungssystem. demgegenueber ist bei unterdurchschnittl. silomaisertraegen bzw. grossen problemen bei der erzeugung von silomais (z.b. strukturschaeden, erosion, urbizidresistenz) der anbau von getreide-gps erwaegenswert. nur bei konkretem fall sollte der anbau entschieden werden. die mastendmasse der maisgruppe lag um 30 kg hoeher als die der mais/gps-gruppe. - h.-d. matthes / dummerstorf-rostock.

**t811 - 0248 der biologische aufschluss von weizen- und maisstroh mit dem pilz pleurotus ostreatus und auswirkungen auf den futterwert fuer rind und schaf**
henics, z. - in: 18. jahrestag., univ., sekt. tierprod. u. veter.-med.. - leipzig (1987)t. 1. - s. 57 - 69 : 1 abb., 7 tab., 32 lit., zus. in russ., engl. - nach zus.. - b14=za 5228
**60.45.10.10.07.04.; 60.45.15.10.01.07.06.; 60.45.05.10.07.01.04.**
*mastbulle; mastlamm; fuetterung; stroh; fungi; mastleistung; + verpilzung;*
die teilergebnisse der fuetterung von weizenstroh und maisstengel nach dem aufschluss werden dargestellt. die scheinbare verdaulichkeit des materials nach der pilzernte wurde mit jungschafen in einer 5 x 5 (lat. quadrat)-anordnung bestimmt. der einfluss der fuetterung von weizenstroh und maisstengeln nach pilzernte wurde in versuchen mit laemmern und bullen bestimmt. es zeigte sich, dass das material fuer die laemmermast nicht geeignet ist. fuer die bullenmast ist der teilweise austausch von stroh, heu und silage ohne leistungsabfall moeglich. die fuetterung von stroh und maisstengeln bewirkt keine verdauungsstoerungen.

**t811 - 0249 getreide oder extrahierte ruebenschnitzel (trockenschnitzel, pressschnitzelsilage) als konzentratquellen in grobfutterreichen mastrinderrationen**
flachowsky, gerhard; schneider, matthias; behrens, klaus. - in: 18. jahrestag., univ., sekt. tierprod. u. veter.-med.. - leipzig (1987)t. 1. - s. 164 - 172 : 4 tab., 6 lit., zus. in russ., engl. - nach zus.. - b14=za 5228
**60.45.10.10.07.04.; 60.45.05.10.07.01.24.**
*mastrind; fuetterung; getreide; trockenschnitzel; silage; wachstum;*
in einem einzel- und 2 gruppenfuetterungsversuchen mit mastbullen wurde in grobfutterreichen

rationen und isonitrogener fuetterung getreide teilweise bzw. vollstaendig durch getrocknete diffusionsschnitzel oder pressschnitzelsilage ersetzt. bei fuetterung einer konzentratmischung (bestehend aus 80 % gerste, mais bzw. trockenschnitzeln, 2,2 kg konzentrat/tier/d) und haeckselstroh ad libitum betrugen die tageszunahmen 683 bzw. 629 g/tier (alpha>0,05). beim einsatz von pressschnitzelsilage konnte getreide nahezu vollstaendig ersetzt werden.

**t811 - 0250 weidelgras- und ganzpflanzensilagen - alternativen zur maissilagemast**
pahl, hubert. - muenster-hiltrup : landwirtschaftsverlag gmbh, 1987. - 163 s.;32 abb., 74 tab., 142 lit.(ktbl-schrift ; 316). - b14=sr 36,316
60.45.10.10.07.04.; 60.45.05.10.07.01.02.
*mastbullen; silage; welksilage; mastleistung; futteraufnahme; rentabilitaet; + maissilage;*
ausgehend von zunehmenden depressionen bei zu hohen maisanteilen in der fruchtfolge werden alternativen zur bullenmast mit maissilage aufgezeigt. in versuchen wurden futteraufnahme, tageszunahmen und ausschlachtungsergebnisse bei mast mit maissilage (ms), mais- und weidelgrassilage sowie getreideganzpflanzensilage und lieschkolbensilage geprueft und durch kalkulationen zur wirtschaftlichkeit der verschiedenen fuetterungsverfahren ergaenzt. die herkoemml. mast mit ms besitzt nach wie vor grosse bedeutung. hinweise zur betriebl. einordnung der gepreuften varianten schliessen die untersuchungen ab. - i. marx / paulinenaue.

**t811 - 0251 futterwert von gemueseabfaellen**
loehnert, hans-juergen; cyriaci, guenter; flachowsky, gerhard. - in: 18. jahrestag., univ., sekt. tierprod. u. veter.-med.. - leipzig (1987)t. 1. - s. 173 - 169 : 3 tab., zus. in russ., engl. - nach zus.. - b14=za 5228
60.45.10.10.07.04.; 60.45.10.10.07.02.; 60.45.15.10.01.07.06.
*mastbulle; kuh; schaf; fuetterung; chicoree; kohlgemuese;*
getriebene chicoreewurzeln wiesen 630 efr/kg ts auf, die verdaulichkeit der org. subst. betrug 84 %. der einsatz sollte vor allem bei schafen und mastrindern erfolgen (<2 kg/100 kg lm/d). weiss- und rotkohlabfaelle koennen frisch (mastrinder: <5 kg/100 kg lm d, milchkuehe: <15 kg/tier/d, schafe: <3 kg/tier/d) aber auch siliert (mischung aus kohlabfaellen und gehaeckseltem stroh, verhaeltnis ca. 7 : 1) verfuettert werden.

**t811 - 0252 vergleichende untersuchungen zur kreuzung fleischbetonter zweinutzungsrinder und fleischrinder x deutsches braunvieh : 3. mitt. ergebnisse der mast weiblicher kaelber**
alps, h.; ferstl, r.; gottschalk, a. - in: bayer. landwirtsch. jahrb.. - muenchen 64(1987)3. - s. 343 - 354. - b14=z 86
60.45.10.10.07.04.; 60.45.10.10.06.03.; 60.45.10.10.05.03.
*braunvieh; simmentaler fleckvieh; kreuzung; wachstum; schlachtwert; futteraufwand;*
an 85 weibl. kaelbern der braunviehrasse sowie kreuzungen von braunvieh (muttergrundlage) und jeweils fleckvieh, blonde d"aquitaine, limousin, pimontes (vaterrassen) erfolgte mastleistungspruefung bis zu einer mittleren lm von 173 kg. die lm-zunahme lag bei braunviehkaelbern bei 1147 g, bei kreuzungen zwischen 1202 und 1240 g (braunvieh x blonde d"aquitaine = bv x ba). futterverbrauch und schlachtkoerperqualitaet werden diskutiert. die besten ergebnisse bei allen kriterien erreichten kreuzungstiere (bv x ba). - w. schmiedinghoff.

**t811 - 0253 leistungsfoerdernde substanzen in der fuetterung wachsender rinder**
richter, gerd; hennig, arno. - in: 18. jahrestag., univ., sekt. tierprod. u. veter.-med.. - leipzig (1987)t. 2. - s. 385 - 391 : 4 tab., zus. in russ., engl. - nach zus.. - b14=za 5228
60.45.10.10.07.04.; 60.45.10.10.06.03.; 60.45.05.10.07.07.
*ergotropikum; rindermast; pansenfermentation; futteraufwand; wachstum; mastleistung; + monensin; + salinomycin; + avoparcin;*
waehrend durch monensin, salinomycin und lasalocid das c2/c3-verhaeltnis im pansensaft in abhaengigkeit von der dosis signifikant verengt wurde, hatten avoparcin und flavomycin nur geringe bzw. keine veraenderungen der molaren konz. von propionat und azetat zur folge. der futteraufwand je kg zuwachs wurde durch monensin (100...200 mg/tier/d) und salinomycin (100...300 mg/tier/d) im mittel um 7...8 % infolge geringerer futteraufnahme und hoeherer zunahmen verbessert. die avoparcin- und flavomycinsupplementation steigerte signifikant die zunahmeleistung der rinder bei unveraenderter ts-aufnahme.

**t811 - 0254 einsatz von leistungsfoerderern in der praxis**
potthast, v. - in: vdlufa - schriftenr.. - darmstadt (1987)20. - s. 87 - 97 - arb.st:landwirtsch.-kammer rheinland,endenicher allee 60, d-5300 bonn 1. - b14=sr 4612,20
**60.45.10.10.07.04.; 60.45.20.10.07.06.; 60.45.05.10.07.07.**
*rindermast; ferkel; fuetterung; ergotropikum; schweinemast; kuh;*
ausgehend vom ziel des einsatzes von leistungsfoerderern (verbesserung der tier. leistungen, verringerung der stresssituation und verbesserung der wirtschaftlichkeit) wird anhand von literaturergebnissen (schweine- und rindermast, milchviehfuetterung) beispielhaft ihre wirksamkeit und auf der grundlage praxisrelevanter groessenordnungen der leistungssteigerung die wirtschaftlichkeit ihres einsatzes herausgestellt. obwohl im ergebnis von umfragen in 40 (rindermast) bis 90 % (ferkelbereich) der faelle eingesetzt, besteht grosse unkenntnis ueber art und wirkungsweise der leistungsfoerderer bei den anwendern. diese sollte durch gezielte fuetterungsberatung und oeffentlichkeitsarbeit sowie forschungsarbeit abgebaut werden. - w. hackl.

**t811 - 0255** analyza reprodukcnej uzitkovosti krav ustajnenych vo vel"kokapacitnych kravinoch na slovensku (sze)
kalas, jozef. - in: pol"nohospodarstvo. - bratislava 33(1987)6. - s. 572 - 586 : 9 tab., 11 lit., zus. in russ., engl. - nach zus.. - b14=za 320
**analyse der reproduktionsleistung von kuehen in industriemaessigen anlagen in der slowakei**
**60.45.10.10.08.; 60.45.10.10.06.02.; 60.45.10.10.04.06.**
*kuh; tierhaltung; industriemaess produktionsmethode; reproduktion (tier); befruchtung (tier); milchleistung;*
vf. untersucht die zusammenhaenge zwischen reproduktionskennwerten und tierkonz., leistungsniveau und organisation des reproduktionsprozesses in industriemaessigen rinderaufzuchtanlagen der slowakei, wobei bes. das verhaeltnis milchleistung und reproduktionsergebnis interessierte. die analyse wurde in einem komplex von 92242 erstbesamten kuehen (in 183 anlagen) vorgenommen und bestaetigte, dass die erzielte leistung keinen negativen einfluss auf das befruchtungsergebnis nach erstbesamung bei kuehen in industriemaessigen anlagen hat. obwohl sich die analyse der mehrfachen taegl. brunstkontrolle nicht in positiven befruchtungsergebnissen niederschlug, befuerwortet der vf. eine mehrfache taegl. brunstkontrolle bes. bei kb und verweist auf die notwendigkeit einer fachgerechten durchfuehrung derselben.

**t811 - 0256** evolution de la production et de la composition du lait autour de la rentree a l"etable. influence du changement d"environnement (fre)
coulon, j. b.; petit, m.; d"hour, p. - in: ann. zootechn.. - paris 36(1987)2. - s. 207 - 214 : 2 abb., 1 tab., 11 lit., zus. in engl.. - unter techn. mitarb. von renee lefaivre ; . - b14=za 1162
**die entwicklung der produktion und der milchinhaltsstoffe beim wiedereinstallen. einfluss von umweltveraenderungen**
**60.45.10.10.08.; 60.45.10.10.06.02.; 60.45.10.10.07.02.**
*kuh; stallhaltung; weidehaltung; milchleistung; milchfett; milchprotein;*
2 gr. von 10 multiparen kuehen erhielten in der spaeten laktation 5 wo. ad libitum eine aus heu und konzentrat (ueber 8 kg leistung) bestehende ration. diese wurde in der 1. wo. draussen und von der 2. (fruehaufstallung) oder der 4. wo. (spaetaufstallung) verabreicht. tm-verzehr sowie fett- und proteingehalt waren bei den kuehen draussen hoeher als drinnen. bei der aufstallung war eine geringe steigerung der milchleistung zu verzeichnen. es bestehen zwischen beiden gr. keine unterschiede der fett- und eiweissbildung. daher scheinen umweltveraenderungen fuer den in dieser periode beobachteten abfall der milchleistung nicht verantwortlich zu sein. - h. busse.

**t811 - 0257** vlijanie povyshennogo urovnja iskusstvennogo osveshhenija na sostojanie zdorov"ja i produktivnost" korov (rus)
petrusha, e. z.; gavrilov, p. v.; lisichenko, n. l. - in: moloch.-mjasnoe skotovodstvo. - kiev

(1987)70. - s. 10 - 13 : 5 tab.. - b14=zb 3333
**der einfluss des erhoehten grades der kuenstlichen beleuchtung auf den gesundheitszustand und die leistung von kuehen**
60.45.10.10.08.; 60.45.10.10.04.; 60.45.10.10.06.02.
*kuh; leistung; tiergesundheit; laufstallhaltung; einstreu; beleuchtung;*
die gegenwaertig angewandten normative der kuenstl. beleuchtung der staelle fuer die laufstallhaltung der milchkuehe entsprechen nicht in vollem masse den beduerfnissen der tiere in der herbst-winter-fruehjahrsperiode. die verlaengerung des lichttages auf 16h/d und des grades der kuenstl. beleuchtung von 35 auf 100, 150 und 200 lux von okt. bis mai in staellen fuer laufstallhaltung auf tiefstreu traegt zur verbesserung des gesundheitzustandes, der fortpflanzungsfunktion und zur erhoehung der milchleistung der kuehe bei. - k. witt.

**t811 - 0258** posobenie extremnej mikroklimy a vol"neho ustajnenia na rast zivej hmotnosti a spotrebu krmiv pocas tel"nosti jalovic (sze)
broucek, jan; kovalcik, kornel; sottnik, jaroslav. - in: pol"nohospodarstvo. - bratislava 33(1987)6. - s. 563 - 571 : 5 tab., 8 lit., zus. in russ., engl. - nach engl. zus.. - b14=za 320
**auswirkungen eines extremen mikroklimas und der laufstallhaltung auf lm-zunahme und futterverbrauch in der traechtigkeitsperiode bei faersen**
60.45.10.10.08.; 60.45.05.05.06.02.01.; 60.45.10.10.04.07.
*faerse; traechtigkeit; stallklima; futteraufwand; wachstum;*
vff. untersuchten den einfluss eines extremen mikroklimas (1.9.83 bis 30.9.84) auf lm-zunahme und naehrstoffverbrauch in der traechtigkeitsperiode. die versuchsgruppe wurde in einem unbeheizten offenlaufstall, die kontrolle angebunden in einem beheizten stall gehalten. von der besamung bis zum 8. traechtigkeitsmonat erreichte die durchschnittl. tageszunahme bei den faersen im offenstall 0,779 kg, bei denen im anbindestall 0,763 kg. in der ges. traechtigkeitsperiode hatte die versuchsgruppe eine 9,9 % hoehere ts-aufnahme bei hoeherem naehrstoffverbrauch je 1 kg zunahme.

**t811 - 0259** microclimatul, hemograma si valoares marilor functii la tineretul taurin supus ingrasarii (rum)
falca, c.; pop, p. - in: inst. agron. timisoara, lucrari stiintifice, seria zootehnie. - timisoara 20(1985). - s. 35 - 42 : 3 tab., 15 lit., zus. in engl.. - b14=za 5592
**bluttest und werte der koerperfunktion unter dem einfluss von faktoren des mikroklimas bei jungen mastrindern**
60.45.10.10.08.; 60.10.15.10.10.; 60.50.15.15.01.
*mastrind; tierhaltung; mikroklima; blutbild; atmung; tiergesundheit;*
der einfluss physikal., chem. und biol. faktoren innerhalb des stallklimas wurde in der 1. periode der 2. mastphase geprueft. die blutwerte hatten eine enge korrelation mit dem stallklima. einbezogen wurden u. a. temp., rel. luftfeuchte, nh3-konz., staub und mikroorganismen in der luft, wobei im exper. einige werte nicht den tierbedarfswerten entsprachen. die respirations-frequenz war bei tieren mit lungenerkrankungen signifikant hoeher, die differenzen bei puls und temp. waren nicht gesichert. die blutwerte (hb, haematokrit, erythrozyten, leukozyten) waren signifikant hoch bei tieren mit lungendefekten. - a. lauterbach.

**t811 - 0260** teplo- i vlagivydelenija u bychkov pri otkorme na kompleksakh (rus)
antonov, p. p. - in: zhivotnovostva. - moskva (1987)12. - s. 50 - 52 : 2 abb., 1 tab.. - b14=z 418
**waerme- und feuchtigkeitsabgabe von mastbullen in stallkomplexen**
60.45.10.10.08.; 60.45.05.05.06.02.; 60.50.15.15.01.
*mastbulle; spaltenboden; stallhaltung; stallklima; waermehaushalt; wassergehalt;*
die untersuchungen wurden an 500 bullen mit einer lm von 80...160 kg und einer taegl. lm-zunahme von 860 g in normierten spaltenbodenstaellen bei 15+-2 cel und 70+-5 % luftfeuchte durchgefuehrt. es wurden die in der udssr geltenden normative mit den untersuchungsergebnissen verglichen. im optimalbereich der temp. und feuchtigkeit und einer lm von 165 kg gab es uebereinstimmung, bei schweren kaelbern eine divergenz zu den normativen. die versuchsdaten lagen niedriger. das ist fuer die weitere projektierung bedeutsam und erfordert eine praezisierung der waerme- und feuchtigkeitsabgabedaten bei wachsenden

rindern, um waermeenerget. ressourcen fuer die stallklimagestaltung optimal einzusetzen. - h. hoge.

**t811 - 0261** een vergelijkend onderzoek naar de gezondheid en de produktie van vleeskalveren gehouden in boxen en in groepshuisvesting (dut)
mei, j. van der. - zeist, niederl. : res. inst. animal prod. "schoonoord", 1987. - 34 s. : 20 abb., 17 tab., 10 lit., zus. in engl.(report ; b-304). - b14=sr 2812,b-304
**eine vergleichende untersuchung ueber gesundheit und produktion von mastkaelbern in boxen und in gruppen**
60.45.10.10.08.; 60.45.10.10.06.01.; 60.50.31.10.
*kalb; mast; tierhaltung; tierkrankheit; sterblichkeit;*
waehrend 3 mastperioden wurden in 5 betrieben mit 4417 mastkaelbern untersuchungen durchgefuehrt, um den einfluss der individ. boxen- bzw. der gruppenbuchtenhaltung (4...5 tiere) festzustellen. die ergebnisse zeigten, dass kein unterschied in der sterblichkeitsrate (3,7 %) bestand. im verhaeltnis zur individ. haltung blieben mehr tiere im wachstum zurueck, gab es einen hoeheren ausstoss durch selektion (3,9 : 2,4), mehr stoerungen der atmungsorgane (1,5 : 0,7 %) und durchfaelle (18,6 : 14,6 %). wachstum und futterverwertung waren bei der gruppenhaltung im durchschnitt niedriger, die kaelber waren weniger fett. - a. frank.

## 60.45.15. schaf- und ziegenproduktion

**t811 - 0262** the main results of scientific research in the field of sheep and goat improvement in the socialist republic of romania (eng)
ursescu, a.; vicovan, g.; sapera, i. - in: bull. acad. sci. agric. et forestieres. - bucarest (1986)15. - s. 219 - 227 : 7 tab., 11 lit.. - b14=za 56-7
**die wichtigsten forschungsergebnisse bei der verbesserung der schaf- und ziegenproduktion in der sozialistischen republik rumaenien**
60.45.15.; 60.45.15.10.01.05.; 60.45.15.10.02.05.
*schafproduktion; ziege; tierbestand; zuchtprogramm; kreuzung; leistung;*
1951/82 ist der bestand an schafen und ziegen von 10,2 auf 17,2 mio stck. angestiegen, wobei sich der anteil fein- und halbfeinwoll. schafe von 24,2 auf 57 % erhoehte. durch gen-immigration aus den leistungsstaerksten rassen im weltmassstab und intensive zuchtarbeit wurden in hochzuchten ertraege erzielt, die internat. spitzenleistungen entsprechen (10,1 bzw. 11,6 kg schweisswolle je tier bei transsylvania- bzw. palas-merinoschafen). hohe ergebnisse werden auch fuer die kreuzungszucht zur schlachtschaferzeugung sowie bei der verbesserung des milchertrages und der fellqualitaet der karakuls nachgewiesen. - k.-h. koenig / grosspoesna.

**t811 - 0263 die wirtschaftlichkeit der schafhaltung im vergleich zur rindviehhaltung**
hilfiker, jakob. - taenikon : fat-berichte, 1987. - 6 s. : 2 abb., 7 tab.( . ; 328). - po29=sr 201
60.45.15.01.; 60.45.10.01.
*schafproduktion; rinderproduktion; vergleich; kosten; rentabilitaet;*
der schaffleischkonsum betraegt in der schweiz ca. 10000 t. die eigenversorgung sank von 50 % auf 40 %. in berggebieten kann die schafhaltung eine alternative zur rinderaufzucht sein. kalkulationen zeigen, dass bei der schafhaltung der deckungsbeitrag gegenueber der rinderaufzucht je 1 ha futterflaeche von 1926 fr. auf 1854 fr. faellt und je 1 akh von 10,50 auf 12,30 fr. steigt. ein vgl. der milchviehhaltung/kaelbermast mit der schafzucht im talgebiet ergibt eine senkung des deckungsbeitrages je 1 ha futterflaeche von 5807 fr. auf 4738 fr. und eine steigerung je 1 akh von 19,50 fr. auf 22,25 fr. die niedrigere flaechenverwertung der schafhaltung muesste durch eine intensivere feldwirtschaft ausgeglichen werden. - g. wuensche / potsdam-bornim.

**t811 - 0264 schwarze milchschafe**
fruend, r. - in: dt. schafzucht. - stutgart 80(1988)5. - s. 94 - 96 : 5 abb.. - b14=zb 1130
60.45.15.01.; 60.45.15.10.01.03.; 60.45.15.05.
*milchschaf; fell; farbe; herdbuchzucht; zuchtverf;*

**t811 - 0265** sheep production (eng)
toth, imre. - in: animal prod. hungary. - budapest : intercooperation ltd, 1987. - s. 16 - 18 : 5 abb.. - b14=1987 b 146
**schafproduktion**
**60.45.15.10.01.; 60.45.15.10.01.07.07.; 60.01.40.05.10.09.**
*schafproduktion; spezialisierung; grossanlage; weidehaltung; export;*
obwohl die schafproduktion in ungarn nur 4,4 % der ges. tier. produktion einnimmt, hat sie wegen des anteils am export von schlachtschafen und kaese bedeutung. vf. gibt einen ueberblick ueber die entwicklung der heut. merinorasse sowie einkreuzungen zur verbesserung der hammelfleisch-, milch- und wollproduktion. nach den nutzungsrichtungen hat sich eine spezialisierung durchgesetzt. heute befinden sich 80 % der schafe in grossfarmen, der rest in privaten haltungen. in grossfarmen herrscht weidehaltung vor. die laemmermast erfolgt nach fruehabsetzen mit 30...40 d, dann intensivmast bis 120 d. bei der milchproduktion wird bis 100 d nach dem absetzen gemolken, scheren erfolgt 1mal/jahr vor weideaustrieb. wege zur qualitaetsverbesserung und fuer neue haltungstechnologien werden beschrieben. - r. friedrich.

**t811 - 0266** povyshenie ehffektivnosti ovcevodstvo v neovcevodcheskikh khozjajjstvakh alma-atinskojj oblasti (rus)
kaliev, g. a.; dzhangarasheva, n. v. - in: vestnik sel"skokhoz.nauki. - alma-ata (1988)1. - s. 13 - 16 : 2 tab.. - b14=zb 3265
**die erhoehung der effektivitaet der schafzucht in nicht-schafzuchtbetrieben des gebietes von alma-atinsk**
**60.45.15.10.01.; 60.45.15.05.01.; 60.01.40.05.10.09.**
*schafproduktion; oekonomie; weidehaltung; effektivitaet; spezialisierung; selbstkosten;*
die schafzucht entwickelte sich in 53 betrieben, deren hauptzweige die rinder-, kamel-, pferde- und schweinezucht sowie der gemuese- und weinbau sind. 1983/85 war die intensitaet niedrig, da die schafzucht nur auf weidehaltung basierte. fuer die erhoehung der effektivitaet ist es notwendig, eine stabile, biologisch vollwertige futterbasis zu schaffen, die innerbetriebl. spezialisierung durchzufuehren, spezialisierte farmen zu schaffen, in denen der beste muttertierbestand konzentriert ist und die rassen- und leistungseigenschaften der tiere verbessert werden, die arbeitsproduktivitaet zu erhoehen und die selbstkosten zu senken. - k. witt.

**t811 - 0267** mezhkhromosomnaja asinkhronnost" reduplikacii khromosom u ovec (rus)
bajjkenova, s. d.; amangel"diev, eh.; murzamadiev, a. m. - in: tr. inst. ehksper. biol.. - alma-ata 20(1987). - s. 181 - 188 : 15 lit.. - b14=zb 1019
**asynchronitaet zwischen den chromosomen bei der chromosomenreduplikation bei schafen**
**60.45.15.10.01.03.; 60.10.30.10.10.**
*schaf; chromosom; vermehren; dna; analyse; zellteilung;*
vff. arbeiten heraus, dass in allen chromosomen die reduplikation der dna synchron begonnen, aber asynchron beendet wird. bei den schafen fangen fast alle chromosomen, ausser 18, 20 und 26, mit der reduplikation der dna zu beginn der s-periode an, und die chromosomen 18, 20 und 26 gehen etwas spaeter zur dns-synthese ueber. zu beginn der s-periode ist die intensitaet der reduplikation der dna in den individ. chromosomen nicht einheitlich. die chromosomen 1, 4, 6 und x sind intensive reduplikanten, die chromosomen 2, 12, 21, 23 maessige und die chromosomen 5, 7...11, 13...17, 19, 22, 24 und 25 schwache reduplikanten. - h. hoge.

**t811 - 0268** genetichen polimorfizahm na krahvnoserumni beltahci pri ovce ot mastnata mednochervena shumenska populacija (bul)
makaveev, cvetan; nakev, stojadin. - in: zhivotnovudni nauki. - sofija 24(1987)10. - s. 83 - 87 : 3 tab., 12 lit., zus. in russ., engl.. - b14=za 4615
**genetischer polymorphismus der blutserum-proteine bei schafen der lokalen kupferbraunen shumen-population**
**60.45.15.10.01.03.; 60.50.05.10.08.**

*schaf, blutserum; protein; polymorphismus; vererbung; rasse;*
bei 99 mutterschafen der landrasse kupferbraunes shumenschaf wurden polymorphismen von haemoglobin, x-protein, albumin und transferrin analysiert. die phaenotyp. und allel-haeufigkeit der loci alb, hb, tf, x +- und gsh wurden ermittelt. mit niedrigen frequenzen traten die seltenen allele tf6, albf, albs und albw auf. - h.-g. thulke / grosspoesna.

**t811 - 0269 ermittlung und einschaetzung genetischer parameter in der fleischschafpopulation**
goehler, horst; schuh, gerhard. - in: arch. tierzucht. - berlin 31(1988)4 - s. 391 - 398 : 8 tab., 7 lit., zus. in russ., engl. - nach zus.. - b14=za 2286
**60.45.15.10.01.03.; 60.45.15.10.01.05.02.**
*vererbung; fleischschaf; schafbock; zuchtwertschaetzung; zuchtverf;*
*+halbgeschwistervergleich;*
vff. beschaeftigen sich mit dem zuechter. stand der fleischschafpopulation auf der grundlage einer analyse der letzten 5 zuchtjahre. an 46 maennl. halbgeschwistergruppen mit 1873 tieren und 51 weibl. mit 1998 tieren sind genet. parameter (h2-werte, phaenotyp. und genet. korrelation) geschaetzt worden. aus der ermittlung des selektionserfolges geht hervor, dass der einsatz der jungboecke und der zuchtwertgeprueften boecke einen positiven einfluss ausuebt und zukuenftig eine erhoehung des umfanges zuchtwertgepruefter boecke erforderlich ist.

**t811 - 0270** indagine sulla funzione riproduttiva nelle pecore di razza biellese allevate in zona di alta montagna (ita)
berra, g. p.; raimondi, r.; sartore, g. - in: riv. zootecn. e veter.. - milano 15(1987)1. - s. 43 - 48 : 11 tab., 1 abb., 15 lit.. - b14=z 353
**untersuchungen zur fortpflanzungsleistung des biellese-schafes bei der haltung im hohen bergland**
**60.45.15.10.01.04.; 60.45.15.10.01.06.**
*schaf; bergschaf; fortpflanzung; ablammen; aufzuchtergebnis;*
den untersuchungen liegt ein material von 98 mutterschafen aus den jahren 1980/85 zugrunde, die in einer etwa 1800 m ueber nn gelegenen versuchsstation gehalten wurden. bei insges. 341 geborenen laemmern betrug das ablammergebnis im mittel 123 %. je mutterschaf und jahr wurden in 1,38...1,47 geburten zwischen 1,61 und 1,84 laemmer geboren. beruecksichtigung finden auch der einfluss des alters auf die fortpflanzungsleistung und die abhaengigkeit der verlustrate der laemmer von der geburtsmasse. - k.-h. koenig / grosspoesna.

**t811 - 0271** elevage, reproduction, croissance et qualite des carcasses. controle du cycle sexuel (fre)
calus, a. c.; callens, l.; carton, b. - in: rev. agric.. - bruxelles 40(1987)3. - s. 647 - 658 : 4 tab., 3 tab., 17 lit.. - b14=z 942
**zucht fruchtbarkeit, wachstum und schlachtkoerperqualitaet. kontrolle des sexualzyklus**
**60.45.15.10.01.04.03.; 60.45.15.10.01.04.05.**
*schaf; fortpflanzung; brunststimulation; kuenstliche besamung; brunstsynchronisation; fruchtbarkeit;*
vff. beschreiben unter einbeziehung eigener ergebnisse die fuer eine steuerung der fortpflanzung beim schaf vorhandenen moeglichkeiten. abgehandelt werden massnahmen zur terminierung der fortpflanzung innerhalb und ausserhalb der saison, zur brunstinduktion sowie zur erhoehung der fruchtbarkeit durch immunisierung der mutterschafe. der beitrag enthaelt versuchsergebnisse zum bockeffekt auf den verlauf der oestrusrate, zur fruchtbarkeit nach brunstsynchronisation sowie zum einfluss der pmsg-dosis und der rasse auf das niveau der fruchtbarkeit nach hormonal beeinflusster brunst. in der belg. schafproduktion hat die anwendung der kbo in verbindung mit der brunstsynchonisation eine gewisse bedeutung erlangt. - k.-h. koenig / grosspoesna.

**t811 - 0272** intrasexual competition and mate choice in rocky mountain bighorn sheep (eng)
hogg, john t. - in: ethology. - berlin west) 75(1987)2. - s. 119 - 144 : 7 abb., 2 tab., 36 lit.. - b14=z 405

**intrasexuelle konkurrenz und partnerwahl bei den bighorn-schafen der rocky mountains**
**60.45.15.10.01.04.05.**
*schaf; schafbock; mutterschaf; anpaarung; verhalten;*
die boecke der bighorn-schafe (ovis canadensis) wenden 3 verschiedene paarungstaktiken an: beim "behueten" verteidigen sie einzelne bruenst. schafe, beim "werben" draengen die boecke auf kopulation, und durch "abschirmen" trennen rangniedere boecke die mutterschafe von dominanten. die mutterschafe bevorzugen fuer das paarungsverhalten ein traditionelles areal. die von jahr zu jahr unterschiedl. verteilung der bruenst. schafe auf diesem gebiet bestimmt den paarungspartner und wahrscheinlich den paarungserfolg der dominanten boecke. die raeuml. verteilung der abgesonderten bruenst. mutterschafe und ihre reaktion auf das paarungsverhalten der boecke scheint bei dieser art ein wichtiger mechanismus fuer die partnerwahl zu sein. - k.h. koenig / grosspoesna.

**t811 - 0273** dominace and mating behavior of rams under paddock conditions (eng)
kaschab, s. el; kallweit, e. - in: zuchthygiene. - berlin (west) 22 (1987)5. - s. 203 - 208 : 3 abb., 1 tab., 12 lit. - arb.st:inst. tierz., tierverhalten, mariensee. - b14=zb 3404
**rangordnung und paarungsverhalten von schafboecken unter stallhaltungsbedingungen**
**60.45.15.10.01.04.05.; 60.45.05.05.07.; 60.45.15.10.01.08.**
*schafbock; stallhaltung; boxenstall; verhalten; ejakulation;*
30 mutterschafe wurden in zehnergruppen mit 3 bzw. 4 boecken gleichzeitig in einer box gehalten und waehrend einer oestrusperiode tagsueber beobachtet. fuer die boecke wurde eine klare rangordnung erkannt, die waehrend allen beobachtungsperioden unveraendert blieb. der ranghoechste bock fuehrte mehr aufsprungversuche aus und war aggressiver als die untergeordnete boecke. diese aktivitaeten stoerten bei ihm wiederholt den ejakulationsmechanismus, so dass ein unvollstaendiger deckakt bei fehlender ejakulation die folge war. bei gleichzeitiger anwesenheit von 4 boecken in einer gruppe konnte der dominante bock haeufig die sexualaktivitaet der untergeordneten boecke nicht vollstaendig unterbinden. - k. pilz.

**t811 - 0274** evaluation of factors affecting birth and weanimg weights and milk production in hamdani sheep (eng)
maarof, n. n.; juma, k. h.; arafat, e. a. - in: world rev. animal prod.. - roma 22(1986)1. - s. 51 - 55 : 4 tab., 42 lit.. - b14=zb 3312
**bewertung von einflussfaktoren auf geburts- und absetzmasse sowie auf die milchleistung bei hamdani-schafen**
**60.45.15.10.01.06.**
*schaf; schafrasse; geburtsmasse; absetzen; lebensmasse; milchproduktion;*
den untersuchungen liegt ein material von 163 geburtsmassen, 108 absetzmassen und 128 laktationen zugrunde, die 1977/78 in einer versuchsstation ermittelt wurden. die auswertungen erstrecken sich ausschliesslich auf einzelgeburten. die mittlere geburtsmasse betrug 4,69 kg, die mittlere absetzmasse (3 mon. alt) 24,10 kg. im mittel wurde in 152 laktationstagen ein milchertrag von 139,5 kg erreicht. als einflussfaktoren wurden das geschlecht der laemmer sowie alter und lm der mutter geprueft. - k.h. koenig / grosspoesna.

**t811 - 0275** effects of birth type, age of dam, entry weight and prestation gain on test station results of ram lambs (eng)
basarab, j. a.; shrestha, j. n. b.; parker, r. j. - in: canad. j. animal sci.. - ottawa 67(1987)2. - s. 371 - 379 : 2 abb., 2 tab., 18 lit.. - b14=za 2030
**die wirkung von geburtstyp. alter der mutter, anfangs-lm und lm-zunahme vor der pruefung auf die ergebnisse der stationspruefung von bocklaemmern**
**60.45.15.10.01.06.01.; 60.45.15.10.01.05.06.**
*schafbock; lamm; lebendmasse; zunahme; leistungspruefung;*
fuer die untersuchungen standen ergebnisse von 1820 suffolk-bocklaemmern zur verfuegung, die in 7 kanad. pruefstationen ermittelt wurden. einlingsboecke hatten eine hoehere anfangs-lm und hoehere vorpruef-zunahmen als zwillings- und drillingsboecke, die sich nicht signifikant voneinander unterschieden. der geburtstyp beeinflusste die zunahmen in der gewoehnungs-,

aber nicht in der pruefperiode. das alter der mutter war ohne einfluss auf vorpruefdaten und pruefergebnisse. die beziehung zwischen anfangs-lm und lm-zunahme vor der anderen seite waren curvilinear. bei einstall-lm von 16...40 kg und tages-zunahmen zwischen 270 und 710 g haben geburtstyp und alter der mutter keinen einfluss auf die pruefergebnisse. - k.-h. koenig / grosspoesna.

**t811 - 0276** growth and carcass composition of ram lambs treated wirth clonidine (eng)
kennedy, a. d.; belluk,b. m. - in: canad. j. animal sci.. - ottawa 67(1987)2. - s. 417 - 425 : 6 tab., 2 lit.. - b14=za 2030
**wachstum und schlachtkoerperzusammensetzung von clonidine-behandelten bocklaemmern**
**60.45.15.10.01.06.01.; 60.45.05.10.07.07.**
*schaf; schafrasse; medikament; lebendmasse; zunahme; schlachtkoerper;*
die wirkung von clonidine auf wachstum und schlachtkoerperzusammensetzung wurde an bocklaemmern von 2 unterschiedl. genotypen und bei 2 dosierungen geprueft.der effekt von clonidine auf die lm-zunahmen waren abhaengig von dosierung, genotyp und zeitpunkt. auf die zunahmen wirkte es nur im letzten versuchsabschnitt in beiden dosierungen bei suffolk-boecken, dagegen nicht bei tieren einer synthet. linie aus finnschafen, suffolk und shropshire. das praeparat verursachte in abhaengigkeit von der dosierung einen rueckgang der schlachtkoerperausbeute und des nierenfettes (in % des schlachtkoerpers). die niedrige dosierung fuehrte zu einer erhoehten fetteinlagerung in den m. long. dorsi. - k.-h. koenig / grosspoesna.

**t811 - 0277** a note on differences in coat structure between the black and white areas of piebald lambs (eng)
ryder, m. l.; adalsteinsson, s. - in: j. agric. sci.. - cambridge 108(1987)2. - s. 379 - 382 : 2 tab., 2 abb., 8 lit.. - b14=z 283
**ein hinweis auf unterschiede in der vliesstruktur zwischen den schwarzen und weissen flecken bei gescheckten laemmern**
**60.45.15.10.01.06.02.**
*lamm; wolle; qualitaet; farbe;*
es wird ueber gescheckte laemmer im mischhaartyp berichtet, die auf demselben tier schwarze wolle aufweisen, die laenger und groeber als die weisse ist i. vgl. zur weissen auch eine andere zusammensetzung nach dem geburtsvlies besitzt. moegliche erklaerungen fuer diesen effekt, der offensichtlich vom farbverteilungsgen verursacht wird, werden diskutiert. haarige und wollige laemmer zeigen diese unterschiede in der vliesstruktur zwischen den gefaerbten vliesteilen nicht. - k.-h. koenig / grosspoesna.

**t811 - 0278 textil-physikalische pruefung historischer wollen aus der merinozucht**
fischer, andreas; leucht, wolfgang. - in: arch. tierzucht. - berlin 31(1988)4. - s. 399 - 405 : 3 tab., 10 lit., zus. in russ., engl. - nach zus.. - b14=za 2286
**60.45.15.10.01.06.02.**
*merinoschaf; wollbonitierung; langzeitlagerung; haltbarkeit; physikal eigenschaft;*
von den aus der zuchtgeschichte des merinoschafes aufbewahrten wollmustern wurden 45 proben auf reisskraft und -festigkeit geprueft. die parameter liegen im wollspezif. bereich. die reisskraft variierte in abhaengigkeit vom haar-dmr. zwischen 27,58 und 85,98 mn. in der feinheitsbezogenen reisskraft konnten werte zwischen 119,2 und 142,7 mn/tex ermittelt werden. die mittlere reissdehnung (37,77...42,94 %) uebertrifft teilweise aktuelle untersuchungsergebnisse. das material weist trotz eines alters von 200...100 jahren in den analysierten textil-physikal. eigenschaften eine gute qualitaet auf und waere noch heute verarbeitungsfaehig. aus dieser sicht erweist sich wolle als eines der haltbarsten tier. produkte.

**t811 - 0279** vlijanie sujagnosti i laktacii na ob"em sherstnogo volokna u ovec (rus)
prusova, l. s.; iskhakova, m. k.; musina, a. a. - in: tr. inst. ehksper. biol.. - alma-ata 20(1987). - s. 203 - 210 : 1 tab.. - b14=zb 1019
**der einfluss von traechtigkeit und laktation auf das volumen des wollhaares bei schafen**
**60.45.15.10.01.06.02.; 60.45.15.10.01.04.07.; 60.45.15.10.01.08.**

*mutterschaf; weidehaltung; traechtigkeit; wolleistung; laktation;*
kasachischen feinwoll-muettern im alter von 1,5 jahren wurden nach weidehaltung mit vollwertiger ernaehrung im pferch mit gerstenstroh (0,6...0,7 fe/tier und tag) gefuettert. die wollhaare wurden in feinere und groebere i. vgl. zum mittel unterteilt. bei weidehaltung bewirkte die traechtigkeit gegenueber guesten schafen eine verminderung des laengenwachstums (11 %), des haar-dmr. (6 %) und des haarvol. (23 %). nach unzureichender fuetterung betrugen die werte bei guesten schafen entspr. 30, 13 und 50 %. die traecht. mutterschafe lagen gegenueber guesten entspr. noch um 23, 6 und 23 % niedriger, laktierende gegenueber guesten um 60, 0 und 62 % niedriger. - h.-g. thulke / grosspoesna.

**t811 - 0280** selekcionno-plemennaja rabota v tonkorunnom ovcevodstve kazakhstana (rus)
metlickijj, a. v. - in: tr. inst. ehksper. biol.. - alma-ata 20(1987). - s. 14 - 24 : 2 tab.. - b14=zb 1019
**die zuchtarbeit in der feinwollschafzucht kasachstans**
60.45.15.10.01.06.02.; 60.45.15.10.01.05.03.; 60.45.15.05.01.
*schaf; rasse; kreuzung; wolleistung; schlachtleistung; linienzucht; fuetterung;*
bei anwendung der linienzucht und verbesserter fuetterung wurden in zuchtbetrieben kasachstans mutterschafbestaende mit 2,8...3 kg reinwollertrag fuer die feinwollrassen kasachisches feinwollschaf aus suedkasachisches merino geschaffen. mit der einzuechtung von australmerino wurden die besten ergebnisse hinsichtlich kombination von woll- und schlachtleistung mit 37,5 % australmerinoanteil erzielt. wollertrag und wollqualitaet (wollaenge) wurden deutlich verbessert. - h.-g. thulke / grosspoesna.

**t811 - 0281** morfofiziologicheskoe issledovanie ingibirujushhego vlijanija genov-modifikatorov na melanogenez z v ontogeneze ovec tadzhikskojj porody (rus)
aliev, g. a.; rachkovskijj, m. l.; krymova, m. a. - in: genetika. - moskva 23(1987)9. - s. 1645 - 1657 : 6 abb., 2 tab., 18 lit., zus. in engl.. - b14=zb 3378
**morphophysiologische untersuchungen der inhibirenden wirkung von modifikation-genen auf die melanogenese in der ontogenese bei schafen der tadshikischen rasse**
60.45.15.10.01.06.02.; 60.45.15.05.01.
*schaf; rasse; vererbung; wolleistung; tyrosin; gen; +melanogenese;*
nach untersuchungen an tadshikischen schafen wird die melanogenese durch fuer die hohe wolleistung bei hausschafen verantwortlichen gene gehemmt. faktoren, die zu der hemmung beitragen, sind steigender anteil von sh-gruppen in der wolle, ein defizit an tyrosin, zunehmendes laengenwachstum und verringerter querschnitt der wollhaare, die intensivierung des antagonismus zwischen melanozyten und keratinozyten. die melanozyten verlieren ihre aktivitaet waehrend einiger wo. oder mon. nach der geburt. - h.-g. thulke.

**t811 - 0282 schaf- und ziegenmilch - entwicklungsfaehige maerkte?**
richarts, e. - in: dt. schafzucht. - stuttgart 80(1988)6. - s. 121 - 123 : 4 abb., 1 tab.. - b14=zb 1130
60.45.15.10.01.06.04.; 60.45.15.10.02.06.02.
*schaf; ziege; milch; markt; europa; produktionsorganisation;*

**t811 - 0283** 3. elevage. alimentation. generalites et particularites de l"alimentation du mouton (fre)
paquay, r.; artoisenet, p.; derycke, g. - in: rev. agric.. - bruxelles 40(1987)3. - s. 685 - 691 : 1 tab., 5 lit.. - b14=z 942
**3. tierhaltung. fuetterung. allgemeines und besonderheiten der fuetterung beim schaf**
60.45.15.10.01.07.; 60.45.15.10.01.08.
*schafproduktion; fuetterung; tierhaltung; mastleistung; futteraufnahme;*
in der ernaehrung des schafes verdienen wachstum, traechtigkeit, laktation, zusammensetzung und naehrwert der futterstoffe bes. beachtung. vorbereitung auf die bockzeit, zeitpunkt der lammzeit, traechtigkeit und laktation stellen nicht nur bei aelteren mutterschafen, sondern auch bei jaehrlingen bes. anforderungen. futteraufnahmevermoegen, eiweiss- und

vit./mineralstoffbedarf sind zu beruecksichtigen. die rassen (stall- und weiderassen) haben unterschiedl. ansprueche. die mastdauer der laemmer ist zu verkuerzen. die verabreichung zusaetzl. energietraeger ist mit der weidequalitaet abzustimmen. bei der kuenstl. ernaehrung sind die beduerfnisse des schafes zu beruecksichtigen. - h. busse.

**t811 - 0284 vorbereitungen fuer eine erfolgreiche weidesaison**
rieder, h. - in: dt. schafzucht. - stuttgart 80(1988)6. - s. 112 - 113 4 abb.. - b14=zb 1130
**60.45.15.10.01.07.; 60.45.15.10.01.08.; 60.10.15.10.15.30.**
*schaf; weidehaltung; vegetationsperiode; mineralstoff; salz; verdauung; fruehjahr;*

**t811 - 0285** 3. elevage alimentation. valeur des aliments et utilisation par le monton (fre)
derucke, g.; artoisenet, p.; paquay, r. - in: rev. agric.. - bruxelle 40(1987)3. - s. 693 - 700 : 2 abb., 4 lit.. - b14=z 942
**3. tierhaltung. fuetterung. wert der futtermittel und verwertung durch das schaf**
**60.45.15.10.01.07.; 60.10.15.10.15.20.**
*schafproduktion; fuetterung; futterverwertung; futtergemisch; konzentrat;*
luzerneheu, trockengruen und stroh koennen an schafe verfuettert werden. verschiedene aufbereitungsverfahren sind auf den wert des trockengutes von unterschiedl. einfluss. mais- und grassilage sind in belgien in der schaffuetterung wenig eingesetzt, koennen aber wirtschaftl. bedeutung erlangen. futterrueben, trocken- und zuckerpressschnitzel sind von hohem naehrwert und koennen den energiebedarf z.t. abdecken. fuer das schaf kommen viele konzentratformen in frage. dabei sind die probleme der cu-vergiftungen, der harnsteinbildung oder verdauungsstoerungen zu vermeiden. bei guenstigen produktions- und zukaufsbedingungen sind vielfaeltig zusammengesetzte, betriebl. futtermischungen wirtschaftlich vorteilhafter als handelsuebl. konzentrate. - h. busse.

**t811 - 0286** wplyw jednorodnego zywienia maciorek rasnacych na jakosciowe cechy welny (pol)
czarniawska-zajac, stanislawa. - in: acta acad. agric. ac techn. olstenensis, zootechnica. - olsztyn 30(1987). - s. 75 - 83. - b14=zb 2754
**einfluss der homogenen fuetterung der aufwachsenden mutterschafe auf die qualitaetsmerkmale der wolle**
**60.45.15.10.01.07.01.; 60.45.15.10.01.06.02.**
*zuchtlamm; fuetterung; pellet; silage; wolleistung; alleinfuttermittel;*
die untersuchungen wurden an 111 mutterschafen des polnischen langwollschafes durchgefuehrt. verglichen wurden die qualitativen merkmale des vlieses der jaehrlinge vom 10. bis 19. lebensmonat, die mit granulierten vollportionsfuttermitteln und heusilage gefuettert wurden, mit den ergebnissen der traditionell gefuetterten schafe. es wurde ein positiver einfluss des granulierten vollportionsfuttermittels auf die ausbeute, gleichmaessige dicke und auch auf die festigkeit und dehnbarkeit der fasern festgestellt. die in der fuetterung der jaehrlinge angewandte heusilage verursacht i. vgl. mit der traditionellen fuetterung eine geringe wollausbeute und eine schlechtere ausgeglichenheit der dicke der fasern. - o. jurack.

**t811 - 0287** zootekhnicheskaja ocenka travjanykh granul iz ezhi sbornojj (rus)
cyganova, g. v. - in: vses. nauch.-issl. inst. zhivotnovodstva, bull nauch. rabot. - dubrovicy (1986)84. - s. 83 - 85 : 2 tab.. - b14=za 5069
**zootechnische bewertung von trockengruenpellets aus knaulgras**
**60.45.15.10.01.07.02.; 60.10.15.10.15.12.05.; 60.10.15.10.15.20.**
*trockengruenfutter; knaulgras; naehrstoffgehalt; energieumsatz; proteinverwertung; schaf;*
trockengruenpellets wurden aus knaulgras hergestellt, dessen flaechen mit p, k und 150 bzw. 300 kg n/ha geduengt wurden. die hoehere n-gabe senkte den zuckergehalt um 4,48 % und steigerte den rp-gehalt um 1,19 % sowie den nitratgehalt von 0,03 auf 0,07 % in der ts der trockengruenpellets (p). jungschafe, denen taegl. je 1,5 kg p auch hoch (h̄) oder niedrig (n) geduengtem gruenfutter verabreicht wurden, nahmen in 72 d 10,8 bzw. 12,5 kg lm zu. der energie- und proteinaufwand je kg lm-zunahme war bei n geringer. - m. ulbrich.

**t811 - 0288 verwertung von betain als n-quelle bei niedriger proteinversorgung von hammeln**
weigand, e.; kirchgessner, m. - in: z. tierphysiol., tierernaehr. u. futtermittelkd.. - hamburg 58(1987)1/2. - s. 100 - 107 : 4 tab., 24 lit., zus. in engl. - arb.st:6300 giessen, senckenbergstr. 5, j.-liebig-univ., inst. f. tierernaehr.. - b14=z 426
**60.45.15.10.01.07.05.; 60.10.15.10.15.05.03.**
*hammel; proteinverwertung; betain;*
4 hammel (70 kg lm) erhielten eine grundration von taeglich 300 g heu plus 400 g konzentrat mit 42 % maisschrot als einziger n-quelle. diese ration, die 8,41 g n und 7,94 mj ue enthielt, wurde in 2 perioden mit und ohne zulage von 2,20 g betain(b)-n verfuettert. die b-zulage bewirkte keine veraenderung der ausscheidung von org. subst., b, n, rohfett und -faser, nfe und energie im kot. im harn war die n-ausscheidung um 2,13 g/d deutlich hoeher. davon entfielen auf creatinin, b, trimethylamin + -n-oxid, harnstoff und rest-n 0,8, 0,9, 30,7, 34,0 und 33,6 %. es wird gefolgert, dass die pansenverfuegbarkeit des b-n max. 70 % betrug und ca. 30 % aus dem pansen als trimethylamin resorbiert wurden. - j. voigt / dummerstorf.

**t811 - 0289** comparative sheep production and herbage characteristics on four perennial ryegrass varieties in the uplands (eng)
davies, d. a. - in: grass and forage sci.. - oxford 42(1987)3. - s. 233 - 239 : 1 abb., 7 tab., 20 lit. - arb.st:welsh plant breeding stat., aberustwyth, gb. - b14, pau1
**beziehungen zwischen der schafproduktion und pflanzeneigenschaften von vier sorten des ausdauernden weidelgrasses im hochland**
**60.45.15.10.01.07.07.; 60.35.05.10.25.; 60.35.55.10.05.**
*ausdauerndes weidelgras; weidefuetterung; ertrag; futterqualitaet; schaffleischproduktion; sortenpruefung;*
die lm-zunahme von mutterschafen und laemmern, die futterproduktion und -qualitaet von 4 spaeten sorten des ausd. weidelgrases (s 23, ajax, perma, meltra) wurden 1981/84 in weideversuchen bei gleichbleibender besatzdichte im hochland von wales (305 m) ermittelt. im mittel der jahre ergaben sich keine signifikanten unterschiede zwischen den sorten in bezug auf die lm-zunahme, wohl aber betraechtl. unterschiede in der rangfolge der sorten in den einzelnen jahren. "perma" ergab im 1. jahr 23 % mehr zunahme als "s 23", im 4. jahr 21 % weniger. signifikante positive korrelationen waren vorhanden zwischen der tier. produktion und dem futterertrag sowie der aufgenommenen verd. trockenmasse. - k. netzband / paulinenaue.

**t811 - 0290** 3. elevage. alimentation. valorisation des prairies par le mount et systeme intensif de production (fre)
artoisenet, p.; derycke, g.; paquay, r. - in: rev. agric.. - bruxelles 40(1987)3. - s. 701 - 710 : 1 abb., 17 lit.. - b14=z 942
**3. tierhaltung. fuetterung. verwertung des gruenlandes durch das schaf und ein intensives produktionssystem**
60.45.15.10.01.07.07.
*schafproduktion; weidefuetterung; verwertung; weidehaltung; fleischproduktion;*
der optimale besatz an mutterschafen/ha laesst sich durch weidefuehrung verbessern. die rotationsweide hat gegenueber der standweide vorteile und erhoeht die fleischproduktion. gut ist die gemischte beweidung, die die verwertung des gruenlandes und die leistungen der tiere erhoeht. der schafdung auf dem gruenland weist einige besonderheiten auf. die zufuetterung der muttern kommt nur in frage, wenn der bedarf der tiere nicht mehr gedeckt wird. winterweide verbilligt die fuetterung. im schaefereibetrieb sind die abfaelle des ackerbaues optimal zu nutzen. - h. busse.

**t811 - 0291** growth of young merino sheep grazing cereal stubbles and supplemented ad libitum with oats, of different crude protein contents, sprayed with various

amounts of urea (eng)
butler, l. g.; king, w. r.; mcdonald, c. l. - in: austral. j. exper. agric.. - melbourne 27(1987)3. - s. 339 - 342 : 1 tab., 6 lit. - arb.st:western austral. dep. agric., katanning, australia. - b14=zb 2761
**wachstum von jungen merinoschafen, die auf getreidestoppel weiden und zusaetzlich ad libitum hafer mit unterschiedlichem rohproteingehalt und aufgespruehtem harnstoff erhalten**
**60.45.15.10.01.07.07.; 60.45.05.10.07.01.05.; 60.45.05.10.07.04.**
*schaf; wachstum; weide; ad-libitum-fuetterung; hafer; harnstoff;*
in 3 gr. aufgeteilte jaehrlingsschafe im alter von 18 mon. konnten neben weide auf getreidestoppeln zusaetzlich ad libitum haferkorn (h) mit 7,8/9,3/11,4 % rp aufnehmen. bei einer durchschnittl. ts-aufnahme von 934 g h/d/schaf betrug die wachstumsrate in 70 d 160 g/d/schaf, ohne unterschiede zwischen den gruppen. jungschafe im alter von 6 mon. bekamen zur stoppelweide in 8 gr. 3 verschiedene haferpartien, die z.t. mit unterschiedl. mengen harnstoff besprueht worden sind. die aufnahme von h mit 7,1 % rp ergab signifikant geringere lm-zunahmen als h mit 10,1 oder 12,5 % rp. - m. ulbrich.

**t811 - 0292 tips zur milchschafhaltung im winter**
baumann, christa. - in: dt. schafzucht. - stuttgart 80(1988)3. - s. 48 - 51 : 6 abb.. - b14=zb 1130
**60.45.15.10.01.08.**
*schaf; tierhaltung; winter; + milchschaf;*

**t811 - 0293** standardized r-band karyotype of the goat (capra hircus) (eng)
cribiu, e. p.; matejka, michele. - in: zuchthygiene. - berlin (west) 22(1987)6. - s. 260 - 266 : 2 abb., 1 tab., 11 lit., zus. in engl. - nach.zus.. - b14=zb 3404
**standardisierter r-band-karyotyp der ziege (capra hircus)**
**60.45.15.10.02.03.; 60.10.25.70.10.**
*ziege; genotyp; chromosom; untersuchungsmethode;*
die chromosomen der hausziege (capra hircus) wurden mittels einer rba-banding-technik untersucht. ein standard-karyotyp und dessen wiedergabe in diagrammen wurde dargestellt.

**t811 - 0294** buck fees are set for a big rise (eng)
... - in: farmers weekly. - sutton, surrey 107(1987)18. - s. 25. - b14=z 809
**bockgebuehren werden steigen**
**60.45.15.10.02.05.**
*ziege; tierzucht; zuchtbock; fuetterung; reproduktion (tier); kosten;*
die britische angoraziegengesellschaft ist bestrebt, den einsatz mittelmaessiger boecke aus eigener zucht zu unterbinden. eine erhoehung der gebuehren ist mit der gefahr verbunden, dass vatertiere, mit ausnahme der besten, vom zuechter kastriert und nicht zur zucht verkauft werden. nach britischen milchziegen besteht eine grosse nachfrage. es wurden tiere in viele laender, vor allen nach spanien exportiert. grosse bedeutung wird der fachl. information der zuechter durch wort und schrift beigemessen. bewaehrt haben sich dreitage-lehrgaenge ueber ernaehrung und fuetterung, reproduktion, zuechtung sowie verwertung der produkte. - k. loehle.

**t811 - 0295** valeur alimentaire du foin de luzerne pour la chevre (fre)
giger, sylvie; sauvant. d.; hervieu, j. - in: ann. zootechn.. - paris 36(1987)92. - s. 139 - 151 : 3 abb., 6 tab., 21 lit., zus. in engl.. - b14=za 1162
**naehrwert von luzerneheu fuer ziegen**
**60.45.15.10.02.07.; 60.45.05.10.07.01.01.; 60.45.05.10.03.**
*ziege; luzerne; heu; naehrwert; futteraufnahme; verdaulichkeit;*
bei luzerneheu von guter qualitaet blieben 15 % an futterrueckstaenden zurueck. die futteraufnahme trockenstehender ziegen war um 15 % geringer, die verdaulichkeit aber besser als die standardisierter kastrierter boecke, daher koennen die fuer hammel bezuegl. verzehr und verdaulichkeit verwendeten gleichungen (inra, 1981) nicht genommen werden. die ziegen verbessern den naehrwert dieses raufutters bei der org. subst. um 0,60 pkt. bzw. 0,01 ufl/kg tm. variationen mit gleicher zusammensetzung des verzehrs haben keinen einfluss auf den

verdauungskoeff. der verschiedenen heufraktionen. luzerneheu mit 60 % org. subst. entspricht dem bedarf in der laktation. - h. busse.

**t811 - 0296** energy metabolism of the granadina breed goat kid. use of goat milk and a milk replacer (eng)
sampelayo, m. r. sanz; munoz, f. j.; guerrero, j. e. - in: z. tierphysiol., tierernaehr. u. futtermittelk.. - hamburg 59(1988)1. - s. 1 - 9 : 3 tab., 26 lit., zus. in dt. - nach zus.. - b14=z 426
**energiewechsel von ziegenlaemmern der granadina-rasse bei ernaehrung mit ziegenmilch und milchaustauschern**
60.45.15.10.02.07.01.; 60.45.05.10.07.03.01.; 60.45.15.10.02.06.03.
*ziege; lamm; energieumsatz; milch; milchaustauscher; schlachtkoerper;*
der energiewechsel von granadina-ziegenlaemmern wurde mit ziegenmilch und milchaustauschern bei unterschiedl. fuetterungsintensitaet mit hilfe der vergleichenden schlachtkoerperanalyse untersucht. aus den untersuchungen geht hervor, dass die hoehe der milchaufnahme den groessten einfluss auf er, erp und erf hat. bei der fuetterung mit ziegenmilch waren er und erf nur bei der hoechsten futteraufnahme groesser als bei den uebrigen rationen. der me-bedarf fuer erhaltung und wachstum und der teilwirkungsgrad fuer den eiweiss- und fettansatz wurde mit hilfe von regressionen ermittelt.

**t811 - 0297** the appearance of recycled urea in the digestive tract of goats fed a high-protein ration (eng)
obara, yoshiaki; shimbayashi, koichi. - in: jap. j. zootechn. sci. - tokyo 58(1987)7. - s. 611 - 617 : 4 tab., 14 lit. - arb.st:yatabe-machi, ibaraki-ken, nat. inst. animal health. - b14=zb 4276
**das auftreten von rezykliertem harnstoff im verdauungskanal von ziegen, die eine proteinreiche ration verabreicht bekamen**
60.45.15.10.02.07.02.; 60.10.15.10.15.12.10.; 60.45.05.10.03.05.01.
*ziege; verdauung; protein; harnstoff; ammoniak;*
an 4 weibl. ziegen mit oesophagus- und pansenfisteln, die 1x/d eine ration mit normalem (1,9 g verdaul. rp/kg/d) (n) oder mit hohem proteingehalt(3,8 g verdaul. rp/kg/d) (h) erhielten, wurden entweder 300...500 mg 15n-harnstoff intravenoes oder 1 wo. spaeter 250...300 mg 15nh4cl in den pansen verabreicht. bei einem serum-harnstoffspiegel von 172 (n) bzw. 360 mg n/l (h) betrugen der harnstoff-pool 78,1 bzw. 169,9 mg n/kg, der irreversible harnstoffverlust aus dem serum 13,9 bzw. 29,6 mg n/h/kg, der irreversible verlust an pansen-nh3 11,4 bzw. 19,9 mg n/h/kg und die transfer-rate von serum-harnstoff zum pansen-nh3 0,9 (23 % des gesamtharnstoffs, der im nh3-pool des verdauungskanals auftrat) bzw. 1,2 mg/h/kg (ca. 14 % des gesamtbetrages). - h. guertler.

## 60.45.20. schweineproduktion

**t811 - 0298** uluchat" kachestvo racionov (rus)
chikov, a. - in: svinovodstvo. - moskva (1988)1. - s. 12 - 13 : 3 tab.. - b14=zb 2574
**die qualitaet der rationen ist zu verbessern**
60.45.20.; 60.45.05.10.07.; 60.45.05.10.05.
*schweineproduktion; futterwirtschaft; futtererbse; sojabohne; mais; lysin;*
zur verbesserung der futterrationen und sicherung einer bedarfsgerechten versorgung der tiere bei moeglichst geringem einsatz von eiweissfuttermitteln tier. herkunft werden versuchsergebnisse und empfehlungen zu folg. schwerpunkten dargestellt: der einsatz von mais mit hohem lysin-gehalt bei rationen mit niedrigem proteingehalt (12 %) fuer mastschweine gewaehrleistet bei 5...10 % geringerem ertragspotential solcher maissorten eine produktion von ca. 500 kg schweinefleisch/ln i. vgl. zum anbau gewoehnl. maissorten. darueber hinaus konnten beim einsatz von thermisch behandelten erbsen sowie autoklavierten sojabohnen tier. eiweissfuttermittel eingespart werden. - k. dreihsig / dummerstorf-rostock.

**t811 - 0299 pig production**
wittmann, mihaly. - in: animal prod. hungary. - budapest : intercooperation ltd, 1987. - s. 11 -

15 : 10 abb.. - b14=1987 b 146
**60.45.20.01.; 60.01.40.05.10.07.**
*schweineproduktion; fleisch; pro-kopf-verbrauch; rasse;*
ein historischer ueberblick ueber die schweineproduktion in ungarn bis zum 2. weltkrieg und dem wiederaufbau bis 1950 zeigt, dass seitdem die produktion staendig aufwaerts geht. die pro-kopf-erzeugung betraegt heute 90 kg, der -verbrauch 42 kg. um das jahr 2000 soll der anteil schweinefleisch am gesamtfleischverbrauch noch ueber 50 % liegen. aus der gegebenen uebersicht ist zu ersehen, dass bis 1960 die reinzucht dominierte und ein wechsel vom fett- zum fleischtyp erfolgte, dann setzte das kreuzungszuchtverfahren ein. zur zeit werden 4 reine rassen und 3 hybriden gehalten, deren ursprung und eigenschaften beschrieben werden. die organisation der zuchtarbeit und schaffung moderner farmen mit hilfe verschiedener unternehmen, z. b. agrokomplex, und die integration von gross- und kleinbetrieben werden erlaeutert. - r. friedrich.

**t811 - 0300** analyse des progres constates dans les resultats techniques et economiques des elevages porcins (fre)
... - in: techni-porc.. - paris 10(1987)5. - s. 7 - 16 : 2 abb., 3 tab.. - b14=zb 4140
**analyse der fortschritte in den technischen und oekonomischen ergebnissen der schweinezuchtbetriebe**
**60.45.20.01.; 60.01.40.05.10.07.; 60.01.30.21.**
*schweineproduktion; wtf; leistungsorganisation; betriebswirtschaft; prognose;*
die besseren techn. und oekon. leistungen beruhen auf verbesserung der leitungsmethoden, dem verschwinden von unter dem leistungsdurchschnitt liegenden betrieben und dem auftreten von betrieben mit einer durchschnittlichen hoeheren leistung. trotz der klaerenden untersuchung der durchschnittsleistungen wuerde eine untersuchung saemtl. jahre interessant sein. weitere informationen zur klaerung bestimmter feststellungen ueber gruppen oder einen kreis waeren nuetzlich. die programme zur techn. unterstuetzung der tierhalter liessen sich besser anpassen. - h. busse.

**t811 - 0301 einflussfaktoren auf die veraenderung des schweinebestandes**
okalarczyk, st. - in: internat. z. landwirtsch.. - moskau (1988)1. - s. 57 - 60 : 6 abb., - nach zus. - arb.st:inst. tierzucht, abt. oekon. tierprod., krakow. - b14, ost1
**60.45.20.10.**
*schwein; bestand; bestandeskontrolle; intensivierung; produktion; reproduktion;*
den groessten einfluss auf die instabilitaet des schweinebestandes hatten die oekon. faktoren, vorallem die veraenderungen im preissystem. bestandsgroesse und -struktur veraenderten sich nahezu monatlich, ihre durchschnittswerte sind ausdruck saisonbedingter veraenderungen. die schwankungen im laufe eines jahres entsprechen dem reproduktions- und produktionszyklus. theoretisch wiederholen sich im klass. zyklus die maximal- und minimalwerte mehr oder weniger periodisch. ausserdem erstreckt sich in der schweineproduktion ein klass. zyklus ueber 3...4 jahre, in der mitte dieses zeitraumes liegt das bestandsmaximum.

**t811 - 0302** commet demarrer en production porcine (fre)
poulenc, jean. - in: cultivar 2000. - lille cedex (1987)222. - s. e-19 - e-20 : 3 abb., 2 tab.. - b14=zb 4309
**wie soll es in der schweineproduktion weitergehen?**
**60.45.20.10.; 60.01.40.05.10.07.**
*schweineproduktion; tierhaltung; effektivitaet; arbeitsaufwand; kosten; leistung;*
10 betriebsformen sind moeglich. ein junger tierhalter muss folg. verpflichtungen erfuellen: 200 h/jahr handarbeitspotential, investitionen in hoehe von 500000 fr., selbstfinanzierung durch arbeitsleistungen: 20 % bei haltung in festen gebaeuden, 30 % bei haltung unter freiem himmel, 25 % bei haltung in gemischten bestaenden, hoechstbestand an tieren: 100 produktive sauen. die finanzierung und die preise fuer tiere und futtermittel sind dieselben. die produktivitaet/sau/jahr betraegt in festen gebaeuden 20,8 ferkel, bei freilandhaltung 20,3 ferkel, der futterverbrauch in betrieben mit freilandhaltung 1300 kg, in festen gebaeuden 1200 kg. entscheidend sind die leistungen. alle loesungen senken die kosten und beschraenken konjunkturelle risiken. - h. busse.

**t811 - 0303** genetisk analyse af bensvaghed hos orner paa avlsforsoegsstationerne (dan)
joergensen, bente. - koebenhavn : landhusholdningsselskabets forlag, 1987. - 35 s. : zahlr. abb., tab., 27 lit., zus. in engl.(beretn. statens husdyrbruksforsoeg ; 631). - b14=sr 102,631
**genetische analyse von gliedmassen-maengeln bei schweinen in einer untersuchungsstation**
**60.45.20.10.03.**
*schwein; schweinerasse; gliedmassen; erbkrankheit; vererbung; heritabilitaet;*
es erfolgt eine auswertung des analysenmaterials von schweinen, ad libitum gefuettert von 25...90 kg lm (2774 landrasse, 1838 large white, 258 duroc). bei ca. 90 kg lm wurde jedes tier klinisch eingestuft auf der grundlage von 14 verschiedenen merkmalen bez. der gliedmassen in einer skala von 1 (normal) bis 4 (starke maengel). das vorkommen der maengelmerkmale variierte von 0...51 %. grosse differenzen gab es zwischen den rassen, das traf auch fuer die heritabilitaetswerte zu. die wechselseit. genet. korrelationen zwischen den merkmalen waren gering und in einigen faellen negativ. lange tierkoerper waren praedisponiert fuer maengel an den gliedmassen. - a. lauterbach.

**t811 - 0304** aminokislotnyjj sostav svinok v period polovykh ciklov (rus)
sein, o. b. - in: veterinarija. - moskva (1988)1. - s. 44 - 45 : 1 tab.. - b14=z 492
**die aminosaeurenzusammensetzung des blutes bei schweinen in der periode des geschlechtszyklus**
**60.45.20.10.04.01.; 60.50.05.10.08.**
*schwein; geschlechtszyklus; blutbild; inhaltsstoff; aminosaeure;*
der gehalt an freien aminosaeuren (as) im blutserum der schweine aendert sich gesetzmaessig in uebereinstimmung mit dem alter und dem geschlechtszyklus. das eintreten der geschlechtfunktion wird durch ein sinken des gehaltes an essentiellen as im blut begleitet. die dynamik des gehaltes an freien as in der periode arhythm. geschlechtszyklen hat keinen gesetzmaessigen charakter, dieser tritt erst bei rhythm. geschlechtszyklen auf. diese kennwerte koennen als physiol. normative in der selektionsarbeit, in der klin. praxis, aber auch bei der erarbeitung optimaler futterrationen unter beruecksichtigung von alter und physiol. zustand der tiere verwendet werden. - k. witt.

**t811 - 0305** detection of prostaglandin-like substances in sow"s milk (eng)
maffeo, g.; damasio, m.; balabio, r. - in: zuchthygiene. - berlin (west) 22(1987)5. - s. 209 - 214 : 4 abb., 23 lit. - arb.st:inst. veterinaer-physiol. biochemie, vet. med. fak., univ. mailand. - b14=zb 3404
**bestimmung von prostaglandin-aehnlichen substanzen in der milch der sau**
**60.45.20.10.04.01.; 60.10.15.10.10.; 60.50.10.20.01.20.**
*sau; laktation; milch; prostaglandin;*
sauenmilch wurde mittels eines bio-assay-systems mit einem kaskaden-perfusionssystem auf das vorhandensein von prostaglandinaehnl. subst. waehrend der geburt und in der fruehen laktation untersucht. prostaglandin-aehnliche subst. wurden in der milch festgestellt mit spitzenwerten waehrend der geburt und in konz., die sich waehrend der laktion verringerten. unter benutzung einer fuer pgf 2alpha spezif. extraktionsmethode konnte eine aktive fraktion isoliert werden, die 13...30 % des gesamtgehaltes der milch am tag der geburt bzw. 5. laktationstag betrug. die anwesenheit des aktiven prinzips in der sauenmilch steht wahrscheinlich in beziehung zu hoeheren blutprostaglandinspiegeln waehrend der geburt. - k. pilz.

**t811 - 0306** polovaja ciklichnost", morfologo-biokhimicheskie osobennosti stanovlenija polovojj funkcii u svinejj (rus)
sein, o: b.; kosarev, v. e. - in: sel"skokhoz. biol.. - moskva (1988)1. - s. 88 - 92 : 2 tab., 14 lit., zus. in engl.. - b14=zb 3390
**der geschlechtszyklus, die morphologisch-biochemischen besonderheiten des eintritts der geschlechtsfunktion bei schweinen**
**60.45.20.10.04.02.; 60.45.20.10.04.05.; 60.50.05.10.08.**

*schwein; geschlechtsreife; alter; erstbesamungsalter; blutbild; verhalten,*
das eintreten der geschlechtsfunktion erfolgt im verlauf der ersten arhythm. zyklen und hat einen erkennungscharakter sowohl im auftreten der aeusseren verhaltensreaktionen als auch in der veraenderung des gehaltes an morphol. und biochem. komponenten im blut. der eintritt der geschlechtsfunktion erfolgt im alter von 8...9 mon. bei einer lm von 110...120 kg. bei einer besamung der jungsauen in der 1. und 2. brunst sind befruchtungsziffer, milchleistung, lm der ferkel und aufzuchtergebnisse in der saeugeperiode geringer als bei der besamung in der 3. und 4. brunst. - k. witt.

**t811 - 0307** faktorakh, tormozjashhikh projevlenie polovojj okhoty u svinomatok v uslovijakh promyshlennogo kompleksa (rus)
zykunov, n. p.; kononov, v. p.; chernykh, v. ja. - in: sel"skokhoz. biol.. - moskva (1987)12. - s. 66 - 69 : 3 tab., 15 lit., zus. in engl.. - b14=zb 3390
**ueber die faktoren, die das eintreten der brunst bei sauen unter den bedingungen eines industriekomplexes hemmen**
**60.45.20.10.04.03.; 60.50.10.20.01.15.**
*sau; brunst; ovarium; vitamin a; mangel; besamung;*
das ausbleiben der brunst ist bei einem bedeutenden teil der sauen nach dem abferkeln hauptsaechlich bedingt durch die hypofunktion der eierstoecke, die eine folge der a-hypovitaminose sein kann. das eintreten der brunst bei vit.-a-mangel fuehrt zu niedrigen besamungsergebnissen wegen der schwach ausgepraegten geschlechtsdominanten. fuer die erhoehung der reproduktion ist es notwendig, systematisch den gehalt an vit. a im blut der sauen zu kontrollieren und im falle des mangels entspr. praeparate einzusetzen. - k. witt.

**t811 - 0308** effect of long-term feed restriction on age at puberty of gilts (eng)
lunen, t. a. van; aherne, f. x. - in: canad. j. animal sci.. - ottawa 67(1987)3. - s. 797 - 801 : 3 tab., 20 lit. - arb.st:exper. farm, agric. canada, nappan, nova scotia, canada bol 1 co. - b14=za 2030
**wirkung einer langzeitigen futterrestriktion auf das pubertaetsalter bei jungsauen**
**60.45.20.10.04.03.; 60.45.20.10.07.04.**
*jungsau; pubertaet; restriktive fuetterung; lebendmasse;*
72 kreuzungsjungsauen wurden ab einer lm von 27 kg bis zum schlachten entweder ad libitum (v) oder mit 85 % dieses niveaus (k) gefuettert. ab 140. lebenstag wurden sie ueber 10 aufeinanderfolg. tage taeglich fuer 30 min einem von 3 ebern zugefuehrt, die im 3-d-rhythmus gewechselt wurden. 10 d nach beobachtetem estrus erfolgten schlachtung und ovardiagnostik. das pubertaetsalter bei v betrug 212,6 d und war um 26 d signifikant niedriger als bei k. es trat bei beiden mit einer lm ueber 133 kg ein. bis 270. lebenstag erreichten nur 72,2 (v) bzw. 58,3 % der jungsauen (k) die pubertaet. die behandlung beeinflusste nicht die schlachtkoerpermerkmale. - u. huehn / dummerstorf-rostock.

**t811 - 0309 die auswirkungen der indexselektion auf die merkmale des zuchtzieles beim schwein**
bretschneider, armin; herrendoerfer, guenter; hischer, karin. - in: arch. tierzucht. - berlin 31(1988)4. - s. 335 - 341 : 4 tab., 11 lit., zus. in russ., engl. - nach zus.. - b14=za 2286
**60.45.20.10.05.02.; 60.45.20.10.05.01.**
*selektionsindex; schwein; futteraufwand; zuchtziel;*
bei der selektion nach einem index veraendern sich alle merkmale des zuchtzieles, und bei der beurteilung der wirkung eines selektionsindexes sind alle diese veraenderungen zu beruecksichtigen. wichtig erscheint ein ueberblick, welcher max. gewinn in den einzelnen zuchtzielmerkmalen moeglich ist und welche korrelierten selektionserfolge sich dabei ergeben. der max. genet. fortschritt in einem merkmal wird erreicht, wenn das gewicht dieses merkmals im zuchtziel 1 gesetzt wird und die gewichte aller anderen merkmale o. die ergebnisse solcher berechnungen werden an hand von 8 varianten dargestellt. in dem gewaehlten beispiel erwies sich die variante mit der max. senkung des futteraufwandes als die oekonomisch guenstigste.

**t811 - 0310 die selektion auf ein komplexes fitnessmerkmal unter den bedingungen des**

**wurfgroessenausgleichs - modelluntersuchung mit labormaeusen**
schueler, lutz. - in: arch. tierzucht. - berlin 31(1988)4. - s. 419 - 425 : 2 abb., 3 tab., 14 lit., zus. in russ., engl. - nach zus.. - b14=za 2286
**60.45.20.10.05.02.; 60.45.40.**
*mus; modell; schwein; selektion; fitness; lebendmasse;*
fasst man die ergebnisse des vorliegenden selektionsexper. zusammen, so ist eine selektive beeinflussung des komplexen fitnessparameters "wurfmasse am 28. lebenstag" unter beiden wurfumwelten (natuerl. wurfgroesse und wurfgroessenausgleich) moeglich. die methode des wurfgroessenausgleichs fuehrt ueber zuechterisch und oekonomisch bedeutsame korrelierte selektionserfolge zu einer hoeheren gesamteffektivitaet dieser selektionsstrategie. somit besteht eine hohe wahrscheinlichkeit dafuer, das merkmal "wurfmasse am 95. lebenstag des schweines" unter den bedingungen des ferkelumsetzens als selektionskriterium fuer fitness-selektion zu nutzen. neben den direkten sind positive korrelierte selektionserfolge zu erwarten.

**t811 - 0311** selekcionno-gibridnyjj centr (rus)
prot"ko, s. s. - in: sel"skoe khoz. belorussii. - minsk (1987)12. - s. 16 - 17. - b14=zb 3804
**zur arbeit eines hybridzuchtzentrums**
**60.45.20.10.05.03.**
*schwein; zuchtmaterial; hybridzuechtung (tier); zuchtprogramm;*
das hybridzuchtzentrum ist in der lage, bis 20000 wertvolle zuchtjungschweine im jahr zu produzieren und zu verkaufen. die hybridisation erhoeht die wurfgroesse um 5...7 % und vergroessert die fruehreife der jungtiere um 8...10 %. das zentrum hat 2 aufgaben: 1. pruefung der rassen und typen von schweinen auf kombinierbarkeit in kreuzungen und schaffung von hochleistungskreuzungen, 2. aufzucht und verkauf von zuchtjungsauen der muetterl. grundlage und reinrass. eber der vaeterl. komponente in uebereinstimmung mit dem hybridisationsprogramm. der plan sieht bei voller arbeitsfaehigkeit des zentrums (etwa 1990) die produktion von 67000 ferkeln und den verkauf von 18000 zuchttieren, darunter 2000 eber, je jahr vor. - k. witt.

**t811 - 0312** vahzproizvoditelni sposobnosti na svine-majjki pri razlichni kombinacii na krahstosvane (bul)
dimov, jakim; slanev, stojjcho; vangelov, kiril. - in: zhivotnovahdni nauki. - sofija 24(1987)11. - s. 52 - 58 : 6 tab., 17 lit., zus. in russ., engl. - nach russ. zus.. - b14=za 4615
**reproduktionsleistungen von sauen verschiedener kreuzungskombinationen**
**60.45.20.10.05.03.; 60.45.20.10.04.06.**
*sau; hybridzuechtung (tier); leistung; fruchtbarkeit; hybrid (tier);*
vff. stellen ergebnisse von 2 neuen elternformen (shumen 1 und 2) vor. als kontrolle dienten in bulgarien gezuechtete zweilinienhybriden, die von shumen 1 und 2 betraechtlich in den kennziffern "gemerzte sauen" und "abgeferkelte sauen" uebertroffen werden. die untersuchte kombination zeichnet sich durch gute reproduktionsleistungen aus und steht diesbez. nicht hinter den zweilinienhybriden zurueck. in den leistungskennwerten der sauen unterscheiden sich die beiden elternformen kaum. die ergebnisse berechtigen vff., die kombination shumen 1 und 2 fuer anlagen mit herkoemml. technologie und weniger guenst. haltungsbedingungen zu empfehlen.

**t811 - 0313** ocena wartosci rzeznej swin tuczu tradycyjnego i przemyslowego (pol)
krupa, jan; zin, marek. - in: zeszyty nauk. akad. rolniczej, zootechnika. - krakow 24(1987)209. - s. 119 - 129 : 3 tab., 26 lit., zus. in russ., engl. - nach engl. zus.. - b14=za 4156
**schlachtwertpruefung bei schweinen aus traditionellen und industriemaessigen mastanlagen**
**60.45.20.10.06.03.; 60.45.20.10.07.06.; 60.45.20.10.08.**
*schwein; schlachtleistung; lebendmasse; tierhaltung; fuetterung; korrelation;*
in vorl. arbeit wurde der einfluss des fuetterungssystems und der lm vor dem schlachten auf den schlachtwert von 120 polnischen weissen schlappohrigen schweinen (60 aus einzelbaeuerl. wirtschaften, 60 aus dem bezirksbetrieb fuer fleischindustrie rzeszow) untersucht. die tiere wurden in 4 masseklassen eingeteilt: 96...105 kg, 106...115 kg, 116...125 kg und 126...135 kg. das fuetterungssystem hatte auf den schlachtkoerperwert keinen signifikanten einfluss. dagegen war

die zunahme der schlachtmasse, der schlachtkoerperlaenge und der rueckenspeckdicke direkt proportional und belegte eine gestiegene schlachtleistung mit wachsender schlachtmasse.

**t811 – 0314 muskelproportionen und typfragen in der schweinezucht**
fewson, d. - in: zuechtungskunde. - stuttgart 59(1987)6. - s. 416 - 429 : 10 tab., 17 lit. - arb.st:inst. tierhalt., tierzuecht. univ. hohenheim, gartenstr. 17, 7000 stuttgart 70. - b14=z 447
**60.45.20.10.06.03.**
*schwein; typ; fleischleistung; teilstueck; muskel;*
die variation der muskelproportionen soll tierartspezifisch gering sein. nur bei doppellendigkeit (muskel-hypertrophie) sollen wesentl. abweichungen auftreten. die ergebnisse zeigen nicht unerhebl. variationen der muskelproportionen zwischen den rassen und kreuzungen als auch innerhalb der herkuenfte. der anteil des abgespeckten schinkens an den wertvollen teilstuecken eignet sich als hilfsmittel fuer die muskelproportionen. die typbewertung ist auf die muskelproportionen ausgerichtet. wenn als marktgerechtes schwein ein tier mit hohem fleischanteil ohne fleischbeschaffenheitsmaengel betrachtet wird, brauchen muskelproportionen und typnoten nicht beruecksichtigt zu werden. - u. kuechenmeister / dummerstorf-rostock.

**t811 – 0315 apparative klassifizierung von schweineschlachtkoerpern: marktprobleme und wege zu ihrer loesung**
branscheid, w.; sack, e.; scholz, w. - in: zuechtungskunde. - stuttgart 59(1987)6 - s. 430 - 442 : 3 abb., 9 tab., 16 lit. - arb.st:inst. fleischerzeug. u. vermarkt., bundesanstalt fuer fleischforsch., e.-c. baumann-str. 20, 8650 kulmbach. - b14=z 447
**60.45.20.10.06.03.**
*schwein; schlachtkoerper; fleisch; vermarktung; schlachtwertklasse;*
die divergierenden definitionen des handelswertes von schweineschlachtkoerpern verhinderten bisher, dass die apparative klassifizierung zu groesserer markttransparenz und gerechterer preisbildung fuehrte. der bewertung des muskelfleischanteils steht die bewertung des typs gegenueber. die geraete "fom" und "skg ii" nutzen unterschiedl. messstellen und unterscheiden sich in den schaetzniveaus wie auch in der schaetzgenauigkeit. es besteht die forderung, aufgrund des hohen anteils von 40...60 % in der klasse e diese weiter zu unterteilen, die fleischqualitaet zu bewerten, die messstelle zu vereinheitlichen sowie die geraetezulassungskriterien zu verschaerfen. - u. kuechenmeister / dummerstorf-rostock.

**t811 – 0316 vermarktung von qualitaetsfleisch**
koegel, s. - in: zuechtungskunde. - stuttgart 59(1987)6. - s. 443 - 448 : 2 lit. - arb.st:bayrisches staatsmin., ernaehr., landwirtsch., forsten, ludwigstr. 2, 8000 muenchen 29. - b14=z 447
**60.45.20.10.06.03.; 60.10.15.12.; 61.10.20.**
*schweinefleisch; vermarkten;*
in einem modellversuch wurde ausgewaehltes schweinefleisch von ca. 2500 tieren unter der bezeichnung "zart und saftig" in ausgewaehlten fachgeschaeften verkauft. die auswahlkriterien waren: zweithaelftenmasse mindestens 80 kg, fleischanteil mindestens 50 %. ph-1-wert minde stens 5,8, keine subjektiven anzeichen von pse und dfd. grundsaetzlich stufte der verbraucher das fleisch als qualitativ hochwertig ein, der aufschlag von 1 dm/kg wurde akzeptiert. das kaeuferpotential betraegt 20...30 % der verbraucher. das "normale" fleisch sollte aber nicht diskriminiert werden. insgesamt ist es der erzeugergemeinschaft gelungen, durch die besseren preise den gesamterloes zu steigern. - u. kuechenmeister / dummerstorf-rostock.

**t811 – 0317** khimicheskijj sostav kostejj u svinejj pri dlitel"nom skarmlivanii drozhzhejj-paprina (rus)
berezjuk, i. m.; stoljuk, v. d.; ponomareva, eh. kh. - in: zhivotnovodstva. - moskva (1987)12. - s. 35 - 36. - b14=z 418
**die chemische zusammensetzung von knochen bei schweinen bei langer verfuetterung von paprinhefe**
**60.45.20.10.07.; 60.45.05.10.07.01.26.; 60.10.15.05.20.**
*schwein; ration; futterhefe; proteingehalt; knochen; inhaltsstoff;*

paprinhefe wird auf der basis von pflanzl. rohstoff gewonnen. eine lange verfuetterung von paprin in der menge von 25...30 % der gesamtmenge an verdaul. protein in der ration an schweine hatte keinen einfluss auf den gehalt von eiweiss, asche, ca, p, na und k in den knochen. - k. witt.

**t811 - 0318 zur versorgung der schweine mit vitamin a in abhaengigkeit vom alter**
dvorak, m. - in: 18. jahrestag., univ., sekt. tierprod. u. veter.-med.. - leipzig (1987)t. 2 - s. 377 - 384 : 5 lit., zus. in russ. u. engl. - nach zus.. - b14=za 5228
**60.45.20.10.07.; 60.45.05.10.07.07.; 60.10.25.30.10.**
*schwein; fuetterung; vitamin a.; mischfutter; leber; fortpflanzung;*
es werden ergebnisse der ueberpruefung eines sparsamen systems der vit.-a-zugaben zu mischfuttermitteln fuer einzelne alterskategorien der schweine mit dem hoechstgehalt (8000 ie/kg) im starterfutter fuer ferkel und im futter fuer laktierende sauen mitgeteilt. die im zusammenhang mit den aenderungen des bedarfs waehrend der entwicklung und fortpflanzung der schweine gesteigerte differenzierung der vit.-a-aufnahme verursachte ein allmaehl. anwachsen der vit.-gesamtmenge in der leber. somit wird die versorgung auch fuer den max. wuchs gesichert.

**t811 - 0319** khranene na podrastvashhi praseta pri razlichno ravnishe na protein i lizin v smeskite (bul)
kahnev, mitju. - in: zhivotnovahdni nauki. - sofija 24(1987)7. - s. 35 - 40 : 7 tab., 19 lit., zus. in russ., engl. - nach zus.. - b14=za 4615
**fuetterung wachsender ferkel bei unterschiedlichem protein- und lysingehalt des mischfutters**
**60.45.20.10.07.01.; 60.10.15.10.15.12.05.**
*ferkel; fuetterung; mischfutter; proteingehalt; lysin; futterverwertung;*
im forschungs- und entwicklungsinstitut der schweineproduktion shumen wurden 2 betriebsversuche und ein bilanzversuch durchgefuehrt. die betriebsversuche erfolgten mit je 2 ferkelgruppen. man stellte fest, dass die verringerung des proteingehalts im mischfutter fuer wachsende hybridferkel (aus der vierwegkreuzung) von 19,3...19,6 auf 17,2...17,8 % und des lys-gehalts von 1,12 auf 0,95 % im alter von 28...60 d und fuetterung mit mischfutter mit gleichem protein- (17 %) und lys-gehalt (0,85 %)im alter von 60...90 d eine tendenz zum rueckgang der wachstumsenergie, futterverwertung, verwertung verdaul. energie und des proteins sowie auch der taegl. naehrstoffaufnahme und zur erhoehung der futterkosten je zunahmeeinheit zur folge hatte.

**t811 - 0320** organic acid additions for weanling pigs (eng)
burnell, t. w.; cromwell, g. l.; stahly, t. s. - in: 1987 swine res. rep.. - lexington : univ. kentucky, coll. agric., agric. exper. stat., 1987. - s. 6 - 7 : 4 tab., zus. in engl.(progr. rep. ; 299). - b14=sr 2937,299
**zusaetze von organischer saeure an absetzferkeln**
**60.45.20.10.07.01.; 60.10.25.35.; 60.45.20.10.06.03.**
*ferkel; absetzen; org saeure; mischfutter; futterverwertung; wachstum;*
an 252 absetzern von ca. 7 kg lm (absetzalter 28 d) wurde ueber einen zeitraum von 28 d eine maissoja(ms)- bzw. ms-trockenmolkemischung (mst) mit zusatz von 0, 0,5 und 1 % gemisch aus zitronensaeure, zitrat, benzoat, enzymen, wuerzstoffen und bakterien (acid-pak 4w) verabreicht. fuer ms ergab sich eine um 10 % erhoehte lm-zunahme bei nur mit $p<0,05$ verbesserter futterverwertung. fuer die komplettere mischung mst war nur in einem von 2 exper. ein vorteil zu verzeichnen. der hoehere zusatz erbrachte keine weiteren verbesserungen. - j. stein.

**t811 - 0321** the effects of birth weight and dietary lysine between 21 and 84 days of age on the subsequent performance of pigs to 225 days of age (eng)
mroz, z.; lipiec, a.; wenk, c. - in: livestock prod. sci.. - amsterdam 17(1987)4. - s. 351 - 363 : 1 abb., 5 tab., 23 lit., zus. in franz., dt. - nach zus.. - b14=za 5640
**einfluss der koerpermasse bei der geburt und des lysingehaltes im ferkelaufzuchtfutter zwischen 21. und 84. lebenstag auf die nachfolgeproduktivitaet bis zum 225. lebenstag**
**60.45.20.10.07.01.; 60.45.20.10.04.06.; 60.45.20.10.06.01.**

*schwein; lysin; lebendmasse; fruchtbarkeit; wachstum; geburtsmasse;*
246 large-white-ferkel, die von 27 sauen abstammten, wurden am 21. lebenstag abgesetzt. bei geringerer lysinzufuhr zeigten die schweine langsameres und weniger effizientes wachstum bis zum 84. tag als die mit dem kontrollfutter versorgten tiere. anschliessend kehrten sich bis zum 225. tag diese tendenzen jedoch um, und die ges. aufzucht- und mastleistung (21. bis 225. tag) zeigte keinen signifikanten einfluss des lysingehaltes im aufzuchtfutter.

**t811 - 0322** a note on the natural suckling frequency of piglets (eng)
hernandez, a.; diaz, juana; avila, m. - in: cuban, j. agric. sci.. - la habana 21(1987)3. - s. 291 - 294 : 1 abb., 6 lit., zus. in russ. - arb.st:facult. pecuaria, inst. superio de ciencias agropecuarias de la habana, apartado 18, la habana. - b14=za 5686
**bemerkung ueber die natuerliche saugfrequenz von ferkeln**
**60.45.20.10.07.01.**
*ferkel; schweinerasse; saugperiode; zeit; +saugfrequenz; +intervall;*
die natuerl. saughaeufigkeit von 43 yorkshire-landrasse x duroc-schweinen wurde ermittelt. in einem 4x2x5-faktor-versuch wurde der einfluss des wurfalters, der tageszeit und des beobachtungsdatums auf die laenge der saugintervalle untersucht. das mittlere intervall betrug 52,4 min. es stieg in der 4. lebenswoche signifikant an, veraenderte sich aber sonst in den verschiedenen untersuchungsmonaten und auch waehrend der untersuchten tages- oder nachtzeiten nicht. die milchproduktion einer sau vollzieht sich demnach in einer festgelegten zeitspanne von nicht mehr als 1 h waehrend der saeugeperiode bis zum 28. lebenstag. - h. hattenhauer.

**t811 - 0323** ehkstrudivovannoe zerno i molochnye otkhody dlja porosjat (rus)
shkunkova, ju.; kukharenko, e. - in: svinovodstvo. - moskva (1988)1. - s. 14 - 15 : 2 tab.. - b14=zb 2574
**extrudiertes getreide und milchabfaelle fuer die ferkel**
**60.45.20.10.07.02.; 60.45.05.10.07.03.01.; 60.45.05.10.07.**
*laeufer; fuetterungsversuch; futtermittel (tier); abfallfutter; milchwirtschaft; futterwert;*
in einem fuetterungsversuch mit laeufern (20 je gr., 20...45 kg lm, grosse weisse rasse) wurde vergleichend der einsatz von frischmagermilch und milchschlamm (abprodukt der milchreinigung an den separatoren) in verbindung mit extrudierter gerste untersucht. bei einer grundration von 1,1 kg gerste und 1,7 kg milchschlamm bzw. magermilch sowie 0,1 kg gruenmehl wurden das niveau an verdaul. protein um 30 % erhoeht und mit 485 g taegl. zunahme um 26 % hoehere zuwachsleistungen sowie ein um 14,8 % besserer futteraufwand erzielt. die oekon. ergebniswertung ergab einen akzeptablen preis je t milchschlamm von rbl. 30. - k, dreihsig / dummerstorf-rostock.

**t811 - 0324** comparison of the nutritional value of dark and white flowered cultivars of pea for growing-finishing pigs (eng)
hloedversson, robert. - in: swed. j. agric. res.. - stockholm 17(1987)2. - s. 97 - 101 : 3 tab., 22 lit. - arb.st:sweden, uppsala, swedish univ. agric. sci., dep. animal nutrit. and management. - b14=za 5451
**ein vergleich des nutritiven wertes von dunkel und weiss bluehenden erbsenvarietaeten fuer wachsende schweine**
**60.45.20.10.07.02.; 60.45.05.10.03.; 60.45.05.10.07.01.04.**
*schwein; naehrwert; erbse; schrot; verdaulichkeit; tannin;*
an 4 schweinepaaren (31...60 kg lm) wurden nach einem 4 x 4 latein. quadrat 2 weisse und eine farbige erbsenvarietaet im ausnutzungsversuch geprueft. die ration bestand aus 65 % grunddiaet (95,5 % gerste + 4,5 % vit.-mineralmix) und 35 % erbsenschrot. folg. vk(%) wurden ermittelt: os 90,9, 90,0 und 79,9, rp 79,5, 86,7 und 79,8, gesamtkohlenhydrate 95, 91,9 und 80,5, ndf 69,6, 84,1 und 63,7, rohfaser 81,5, 51,3 und 23,2. die gehalte an verdaul. energie betrugen 17,1, 16,8 und 15,0 mj/kg ts, an me 16,6, 16,2 und 14,4. die differenzen zwischen den beiden weissen sorten und der farbigen werden auf einen hoeheren gehalt an tanninen in der letzteren zurueckgefuehrt. - r. thiele.

**t811 - 0325** bacitracin md in starter and grower diets for pigs (eng)
cromwell, g. l.; stahly, t. s.; monegue, h. j. - in: 1987 swine res., rep.. - lexington : univ. kentucky, coll. agric., agric. exper. stat., 1987. - s. 36 - 37 : 2 abb., 1 tab., zus. in engl.(progr. rep. ; 299). - b14=sr 2937,299
**bacitracin md in starter- und wachstumsrationen fuer schweine**
60.45.20.10.07.02.; 60.45.05.10.07.07.; 60.10.25.65.20.
*ferkel; aufzucht; starterfutter; wachstum; futteraufnahme; futterverwertung; + bazitrazin;*
ferkel erhielten in der starterphase (7,3...17,2 kg lm) und anschliessend bis 54 kg lm bacitracinmethylendisalylat (bmd) in gaben von 0, 25, 50 bzw. 100 g/t futtermischung. in der anfangsphase bewirkte 25 bmd keine vorteile gegenueber 0 bmd. 50 und 100 bmd verbesserten nichtsignifikant die lm-zunahmen um 5,5 und 6,4 % sowie die futterverwertung um 7,1 und 2,2 %. im gesamtversuch erbrachte bmd einen um durchschnittlich 4,1 % erhoehte lm-zunahme und um 3,5 % gesenkten futteraufwand gegenueber der kontrolle (jeweils nichtsignifikant). die hoechste effiziens ergab sich fuer 50 bmd. - j. stein.

**t811 - 0326 bewertung von lysinkonzentrat als lysinquelle in der schweineernaehrung**
liebert, f.; gebhardt, g. - in: 18. jahrestag., univ., sekt. tierprod. u. veter.-med.. - leipzig (1987)t. 2. - s. 267 - 272 : 1 abb., 3 tab., 11 lit., zus. in russ., engl. - nach zus.. - b14=za 5228
60.45.20.10.07.02.; 60.45.05.10.07.06.05.; 60.10.25.05.10.
*schwein; fuetterung; lysin; wachstum; futteraufwand; mikroorganismus;*
die supplementation von mischfuttermitteln, bes. fuer wachsende schweine, mit synthet. lys hat sich als geeignetes verfahren zum effektiveren proteintraegereinsatz erwiesen. als alternative, und zugleich ohne importaufwendungen, stellt sich der einsatz eines mikrobiell hergestellten proteins mit einem lys-anteil von ca. 30 % des rp dar. in ernaehrungsphysiol. untersuchungen (n-umsatzmessungen), kombiniert mit wachstumstests zum vgl. der lys-wirksamkeit dieses produktes mit der von sojaextraktionsschrot, wurde der wert als lys-quelle am wachsenden schwein festgestellt.

**t811 - 0327 ergotropikum bisergon fuer absetzferkel - aufwand und nutzen**
jahn, s.; thieme, h.-j.; maass, p. - in: 18. jahrestag., univ., sekt. tierprod. u. veter.-med.. - leipzig (1987)t. 2 - s. 438 - 443 : 2 abb., 5 tab.. - b14=za 5228
60.45.20.10.07.02.; 60.45.05.10.07.07.
*ferkel; fuetterung; ergotropikum; futteraufwand; gewinn; wachstum; + bisergon; + nitrovin;*

**t811 - 0328 untersuchungen zum zweckmaessigen einsatz von ergotropika bei schweinen**
luedke, helmut; schoene, friedrich. - in: 18. jahrestag., univ., sekt. tierprod. u. veter.-med.. - leipzig (1987)t. 2. - s. 415 - 421 : 5 tab., zus. in russ., engl. - nach zus.. - b14=za 5228
60.45.20.10.07.02.; 60.45.20.10.07.06.; 60.45.05.10.07.07.
*ergotropikum; ferkel; fuetterung; schweinemast; futteraufwand; wachstum; + bisergon;*
bei verwendung von rationen mit erhoehtem rohfasergehalt (kleie, hcl-stroh), vermindertem proteingehalt oder roggenanteilen trat bei absetzferkeln in den ersten 21 versuchstagen ein deutlich hoeherer ergotroper effekt als bei verfuetterung von aufzuchtfutter auf. die verwendung eines ergotropikums ist deshalb bes. bei solchen rationen zweckmaessig. waehrend der mastperiode ist es erforderlich, den ergotropikazusatz bis zum mastende zu gewaehrleisten. der verzicht auf eine zulage im 2. mastabschnitt hat leistungsdepressionen zur folge, die zur kompensation des bis dahin erzielten leistungsvorteiles fuehren koennen.

**t811 - 0329** sravnitel"noe vlijanie sposobov podgotovki soi i produktov ee pererabotki na belkovyjj obmen u rastushhikh i otkarmlivaemykh svinejj (pol)
rudenko, g. d.; chernyjj, s. g. - in: teorija i opyt prom. proizvod. svininy. - kishinev : shtiinca, 1986. - s. 108 - 115 : 4 tab.. - b14=1987 a 707
**vergleichender einfluss von verfahren der aufbereitung von soja und den verarbeitungsprodukten auf den eiweissstoffwechsel bei jung- und mastschweinen**
60.45.20.10.07.03.; 60.45.20.10.07.02.; 60.10.15.10.15.12.05.
*mastschwein; proteinstoffwechsel; sojaextraktionsschrot; aufbereiten/verarbeiten;*

*lebendmassezuwachs; kosten;*
die untersuchungen wurden an 72 zuchtschweinen der grossen weissen rasse durchgefuehrt. es wird die zweckmaessigkeit eines ersatzes von futtermitteln tier. herkunft durch sojamehl, -schrot nach vorheriger waermebehandlung geprueft. eine bearbeitung der sojaprodukte mit waerme und druck gewaehrleistet eine verbesserung der lm-zunahme, der naehrstoffverwertung, senkt die kosten der bei der aufzucht eingesetzten futtermittel i. vgl. mit den tiergruppen, die sojamehl und -schrot ohne bearbeitung erhielten. - h. hoge.

**t811 - 0330** failure of dietary vitamin c supplementation to prevent seasonal infertility in pigs (eng)
greer, e. b.; gardner, i. a.; wright, g. l. - in: austral. j. exper. agric.. - melbourne 27(1987)3. - s. 343 - 347 : 3 tab., 28 lit. - arb.st:new south wales dep. agric., orange, australia. - b14=zb 2761
**das scheitern einer vitamin-c-zulage zur verhuetung einer saisonalen unfruchtbarkeit bei schweinen**
**60.45.20.10.07.04.; 60.45.20.10.07.05.; 60.45.20.10.04.06.**
*schweineproduktion; fuetterung; fruchtbarkeit; vitamin c; zwischentragezeit; + service-periode;*
nach dem absetzen der ferkel im austral. sommer-herbst zeigten die sauen in 5 zuchtbetrieben alljaehrlich saisonale fruchtbarkeitsstoerungen. von nov. bis apr. erhielt deshalb die haelfte der sauen und eber taeglich 4 g vit. c/tier. die behandelten sauen wiesen eine nicht signifikant hoehere bedeckungsrate (68 zu 61 %) auf. von der vit.-gabe wurden nicht beeinflusst: serviceperiode, anzahl geborener, ueberlebender und abgesetzter ferkel und deren lm. die hohen vit.-c-gaben waren demnach uneffektiv. - m. ulbrich.

**t811 - 0331** immunoglobulin transfer to pigs from sows injected with vitamin e and/or selenium (eng)
hayek, m. g.; mitchell jun., g. e.; harmon, r. j. - in: 1987 swine res. rep.. - lexington : univ. kentucky, coll. agric., agric. exper. stat., 1987. - s. 31 : 1 tab., zus. in engl.(progr. rep. ; 299). - b14=sr 2937,299
**transfer von immunglobulin von sauen nach behandlung mit vitamin e und/oder selen an saugferkel**
**60.45.20.10.07.04.; 60.45.20.10.04.07.; 60.10.25.55.10.04.**
*selen; immunglobulin; sau; ferkel; saugperiode; vitamin e;*
4 sauengruppen erhielten 14 d vor dem abferkeltermin injektionen von physiol. kochsalzloesung (ko), 5 mg se, 1000 ie vit. e bzw. eine kombination se/vit. e. die gehalte an immunglobulinen im kolostrum der sauen zum geburtszeitpunkt und im serum von 20 h alten ferkeln werden mitgeteilt. iga erhoeht sich nichtsignifikant infolge der injektionen im kolostrum um 4...16 %, im ferkelserum um 12...16 %. die igg-konz. wurde im serum um 51 (vit.e), 38 (se) bzw. 57 % (vit. e+se) signifikant, kolostrum dagegen nur in der tendenz gesteigert. fuer igm waren gehaltssenkungen im kolostrum und serum zu verzeichnen. - j. stein.

**t811 - 0332 einfluss von vitamin b12 auf die fruchtbarkeitsleistungen der sauen**
reinisch, f.; freund, e.; schmidtke, angela. - in: 18. jahrestag., univ., sekt. tierprod. u. veter.-med.. - leipzig (1987)t. 2. - s. 273 - 279 : 2 abb., 2 tab., 5 lit., zus. in russ., engl. - nach zus.. - b14=za 5228
**60.45.20.10.07.04.; 60.45.20.10.04.06.; 60.10.25.30.10.**
*sau; fuetterung; vitamin b12; fruchtbarkeit; protein; geburtsmasse;*
gravide sauen haben nach neuer erkenntnis einen rel. geringen lys-bedarf. sie erhalten dementspr. im allg. kein protein tier. herkunft mehr im futter, wodurch die gefahr einer vit.-b12-mangelversorgung entsteht. zugaben von 0,08...0,1 mg vit. b12 je graviditaetstag (z. z. 0,025 mg) erhoehen oder stabilisieren die fruchtbarkeitsleistung der ohne tier. eiweiss ernaehrten sauen, bes. der anteil normalgewicht. ferkel, die geburtsmasse bzw. die wurfgroesse und -masse bei sauen nach der 2. graviditaet. die aussagen basieren auf 2 dosis-effekt-versuchen in der lpg (t) "frieden" linda mit je 4 steigerungsstufen, wobei insges. 234 wuerfe mit 2437 lebend geborenen ferkeln ausgewertet wurden.

**t811 - 0333** raw soybeans as a source of protein for sows during gestation and lactation (eng) cromwell, g. l.; stahly, t. s.; randolph, j. r. - in: 1987 swine res. rep.. - lexington . univ kentucky, coll. agric., agric. exper. stat., 1987. - s. 29 - 30 : 3 tab., zus. in engl.(progr. rep. ; 299). - b14=sr 2937,299

**rohe sojabohnen als proteinquelle fuer traechtige und saeugende sauen**

**60.45.20.10.07.04.; 60.45.05.10.07.01.04.; 60.45.20.10.06.01.**

*sau; traechtigkeit; saugperiode; sojabohne; protein; trypsin; hemmstoff;*

2 gr. von sauen mit insgesamt 120 wuerfen erhielten in einer maisration ausschliesslich sojaextraktionsschrot (se) bzw. rohe sojabohnen (sb) mit einem gehalt an trypsininhibitor von 23,7 mg/g als allein rohprotein(rp)-quelle. waehrend der traechtigkeit erwies sich sb als brauchbare rp-quelle. auf grund von aufnahmeproblemen bewirkte sb mit $p<0,05$ gesichert hoehere lm-verluste der sauen zum geburtszeitpunkt und bis zum 35. saeugetag. die wurfmasse von sb-tieren war leicht erhoeht. die ueberlebensrate bzw. die durchschnittl. ferkelmasse verringerte sich fuer sb am 21. und 35. lebenstag nicht- bzw. signifikant. - j. stein.

**t811 - 0334** response of sows to the feeding of 1,3-butanediol during late pregnancy (eng)

stahly, t. s.; coleman, w.; parker, g. r. - in: 1987 swine res. rep.. - lexington : univ. kentucky, coll, agric., agric. u. exper. stat., 1987. - s. 26 - 28 : 1 abb., 4 tab., zus. in engl.(progr. rep. ; 299). - b14=sr 2937,299

**reaktion von sauen auf die verabreichung von 1,3-butanediol waehrend der hochtraechtigkeit**

**60.45.20.10.07.04.; 60.45.20.10.04.07.; 60.10.25.50.10.**

*sau; traechtigkeit; fruchtbarkeit; ferkel; wachstum; energiebedarf; + butanediol;*

4 sauengruppen erhielten ab 104. graviditaetstag bis zum abferkeln durch 1,3 butanediol-anteile (bu) im futter von 0, 4,4, 6,7 bzw. 9,1 % entspr. 0, 7,8, 11,8 bzw. 15,8 % der ums. energie aus dieser synthet. energiequelle (2,65 my/kg). 6,7 und 9,1 % bu liess die anzahl abgesetzter ferkel je wurf bei ausgeglichener lm je tier um 0,32 und 0,41 anwachsen. die nachfolgenden reproduktiven leistungen der sauen (estrusaktivitaet und konzeptionsrate) blieben durch die bu-verabreichung in der vorgeburtsphase unbeeintraechtigt. - j. stein.

**t811 - 0335** l"engraissement des porcs en utilisant des recettes ayant comme fourrage de base les pommes de terre, completes par des fourages concentres (fre)

isar, mariana; isar, o.; gheorghiu, val. - in: bull. acad. sci. agric. et forestieres. - bucarest (1986)15. - s. 247 - 251 : 3 tab., 7 lit.. - b14=za 5607

**schweinemast bei der verwendung von rezepturen auf kartoffelgrundlage, die durch konzentrat ergaenzt wurden**

**60.45.20.10.07.06.; 60.45.05.10.07.01.05.; 60.45.20.10.06.03.**

*schweinemast; ration; mais; kartoffel; futteraufnahme; zunahme;*

wurde diesen rationen bei einer mastdauer von 123 d 422 g/d mais zugesetzt, betrugen die zunahmen 681 g anstatt 621 g, wenn sie dieses zusatzfutter nicht bekamen. dieses vermindert die mastdauer um 5 d und den spezif. verzehr an ts und protein um 8 %. - h. busse.

**t811 - 0336** corn gluten feed for growing-finishing swine (eng)

cromwell, g. l.; stahly, t. s.; randolph, j. h. - in: 1987 swine res. rep.. - lexington : univ. kentucky, coll. agric., agric. exper. stat., 1987. - s. 12 - 14 : 2 abb., 4 tab., zus. in engl.(progr. rep. ; 299). - b14= sr 2937,299

**maisglutenfutter fuer mastschweine**

**60.45.20.10.07.06.; 60.45.05.10.07.01.05.; 60.45.20.10.06.03.**

*mais; gluten; mastschwein; futteraufnahme; mastleistung; sojabohne;*

in gruppenversuchen an mastschweinen von 21...94 kg lm wurden anteile von 0,10, 20 bzw. 40 % maisglutenfutter (mgf) (in % 91,2 ts, 20,5 rohprotein, 3,4 rohfett, 14,3 rohfaser und 4,7 rohasche) in einer mais-soja-diaet getestet. mit steigendem mgf-anteil verschlechterten sich die parameter lm-zunahme und futteraufnahme ($p<0,01$). hinsichtlich futteraufnahme zeigten sich tendenzen zur erhoehung derselben. mit einer fett-, vitamin- und mineralergaenzten mgf-soja-diaet konnten ebenfalls nur minderleistungen gegenueber der kontrolle erzielt werden. - j. stein.

**t811 - 0337 ackerbohnen in schweinemastrationen**
weigand, e.; kirchgessner, m. - in: degussa-inform.-dienst mischfutterind.. - hanau, brd (1988)1. - s. 1 - 2 : 1 abb.. - b14=zb 3815
60.45.20.10.07.06.; 60.45.05.10.07.01.05.
*mastschwein; fuetterung; ackerbohne;*

**t811 - 0338 ccm-einsatz in der mastschweinefuetterung unter besonderer beruecksichtigung der proteinversorgung**
wecke, c. - in: 18. jahrestag., univ., sekt. tierprod. u. veter.-med.. - leipzig (1987)t. 2. - s. 280 - 288 : 2 tab., 15 lit., zus. in russ., engl., dt.. - b14=za 5228
60.45.20.10.07.06.; 60.45.05.10.07.01.02.
*mastschwein; fuetterung; silage; mischsilage; futterwert; luzerne; + ccm; + opaque-2-mais;*

**t811 - 0339 neue erkenntnisse zum effektiven einsatz von feuchtkonzentraten in der mastschweinefuetterung**
kracht, w.; matzke, w.; bolduan, g. - in: 18. jahrestag., univ., sekt. tierprod. u. veter.-med.. - leipzig (1987)t. 1. - s. 237 - 243 : 5 tab., 5 lit., zus. in russ., engl. - nach zus.. - b14=za 5228
60.45.20.10.07.06.; 60.45.05.10.07.01.06.; 60.35.80.05.
*mastschwein; fuetterung; kartoffel; daempfen; silieren; mastleistung;*
bei einsatz von kartoffeln bzw. kartoffelstaerke zu einem anteil von ca. 50 % des energiegehaltes der ration wird durch das daempfen bzw. durch den aufschluss der staerke der aufwand an futterbruttoenergie je mj ansatz im tierkoerper um ca. 20 % verringert. die anwendung des kurzdaempfverfahrens (10 cel) hat i. vgl. zum traditionellen daempfen (90...96 cel) eine minderung der lm-zunahmen (lmz) um 25...40 g und eine erheohung des futteraufwandes um 1...6 % zur folge. durch das waschen der rueben werden . i. vgl. zur trockenreinigung der verzehr und die lmz um 87 bzw. 12 % verbessert. bei fuetterung einer mischsilage aus zuckerrueben und res zu einem ergaenzungsfutter sind lmz von 600...700 g erreichbar.

**t811 - 0340 einfluss einer dl-methioninergaenzung von alleinfutter mit hohem ackerbohnenanteil auf die leistung von mastschweinen**
weigand, e.; kirchgessner, m. - in: landwirtsch. forsch.. - frankfurt/m. 40(1987)1. - s. 72 - 77 : 3 tab., 16 lit., zus. in engl.. - b14=z 307
60.45.20.10.07.06.; 60.10.15.10.15.12.05.
*mastschwein; ration; ackerbohne; futterzusatz; methionin; fleischleistung;*

**t811 - 0341** an evaluation of a new ionophore (cp-53,607) and copper sulfate as growth promotants for growing-finishing pigs (eng)
cromwell, g. l.; stahly, t. s.; monegue, h. j. - in: 1987 swine res. rep.. - lexington : univ. kentucky, coll. agric., agric. exper. stat., 1987. - s. 38 - 39 : 1 abb., 1 tab., zus. in engl.(progr. rep. ; 299). - b14=sr2937,299
**bewertung eines neuen ionophores (cp-53,607) und von kupfersulfat als wachstumsstimulans fuer mastschweine**
60.45.20.10.07.06.; 60.10.25.55.05.04.; 60.10.15.10.15.05.05.
*mastschwein; wachstum; kupfer; sulfat; wirkstoff; futterverwertung;*
schweine erhielten in den lm-bereichen 18...33, 18...55 und 18...94 kg zugaben von 175 ppm cu-sulfat (ks) bzw. der neuen wachstumsstimulans cp-53,607 (cp) zu einer grunddiaet. im lm-bereich bis 33 kg erhoehten ks wie auch cp die lm-zunahme um 9 % bei um 2 % verbesserter futterverwertung. die kombination ks + cp erreichte gleiche ergebnisse. im gesamtversuch erzielte cp die hoechsten werte hinsichtl. lm-zunahme und futteraufnahme bei einheitl. futterverwertung fuer cp und ks. - j. stein.

**t811 - 0342** efficacy of cimaterol as a repartitioning agent for finishing swine (eng)
cromwell, g. l.; kemp, j. d.; stahly, t. s. - in: 1987 swine res. rep.. - lexington : univ. kentucky, coll. agric., agric. exper. stat., 1987. - s. 32 - 35 : 1 abb., 4 tab., zus. in engl.(progr. rep. ; 299). -

b14=sr 2937,299
**wirksamkeit von cimaterol als ein repartitionsmittel fuer endmastschweine**
60.45.20.10.07.06.; 60.10.25.65.20.; 60.45.20.10.06.01.
*mastschwein; wachstum; wirkstoff; schlachtwert; muskel-skelett-system; + climaterol;*
cimaterol (ci), ein betaagonist der american cyanamid co., wurde an mastschweine von 58...101 kg lm in anteilen von 0, 0,25 und 0,50 ppm verabfolgt. die hoechste gabe ci erwies sich hinsichtlich eines anstiegs von muskelfleisch und einer reduzierung von schlachtkoerperfett als wirksamste wachstumsstimulans. dabei ergaben sich in der tendenz mehr gesundheitl. probleme und bein-fuss-schaeden als bei 0,25 ci. eine 3 oder 5 d waehrenderuecknahme von 0,25 ci aus der ration beeintraechtigte den o.g. erfolg nicht. - j. stein.

**t811 - 0343 leistungsfoerderer: wirkung und einsatz beim nutztier**
gropp, j. - in: vdlufa - schriftenr.. - darmstadt (1987)20. - s. 99 - 137 - arb.st:ludwig-maximilians univ. muenchen, inst. physiol., physiol. chemie u. ernaehrungsphysiol.. - b14=sr 4612,20
60.45.20.10.07.06.; 60.45.10.10.07.02.; 60.45.25.05.05.07.03.
*mastschwein; fuetterung; ergotropikum; anabolikum; hormon; leistung; + umweltbelastung;*
leistungsfoerderer steigern beim gesunden nutztier und bedarfsdeckender naehrstoffversorgung die leistung (wachstum, milch, eier, wolle). vf. beschreibt einsatz und wirkungsweise von anabolika und hormonen, antibiotika, chemobiotika und einer reihe von probiotika . effektmaessig an der spitze stehen anabolika und hormone, deren einsatz jedoch rechtlich untersagt ist. die notwendigkeit des einsatzes der uebrigen leistungsfoerderer auch unter den bedingungen regionaler ueberproduktion wird begruendet und am beispiel der mastschweineproduktion betriebswirtschaftlich belegt. schliesslich wird ihr einsatz unter dem interessanten aspekt der verringerung der umweltbelastung diskutiert. - w. hackl.

**t811 - 0344 mastschweine richtig fuettern**
sommer, wolfgang; bohnenkemper, oskar. - bonn : auswert.- u. inform.-dienst ernaehr. landwirtsch. u. forsten, 1987, - 24 s. : 8 abb., 13 tab.(aid ; 1049). - b14=sr 72,1049
60.45.20.10.07.06.
*mastschwein; fuetterung; ration;*

**t811 - 0345 besser mit rein-raus und splitmast : aktuelles von der geschlechtsgetrennten schweinemast im rein-raus-poolsystem**
wiedmann, rudolf. - in: top agrar. - hiltrup/westf. (1988)1. - s. s14 - s16 : 2 abb., 3 tab.. - b14=zb 3850
60.45.20.10.08.
*schweinemast; tierhaltung; alles rein-alles rausprinzip;*

**t811 - 0346** en plein air toute l"annee (fre)
vromandt, gerard. - in: cultivar 2000. - lille cedex (1987)222. - s. e-21 - e-22, e-24 : 2 abb.. - b14=zb 4309
**das ganze jahr unter freiem himmel**
60.45.20.10.08.
*schweineproduktion; tierhaltung; sau; ferkel; kaltstall; + freilandhaltung;*
die haltung saeugender sauen unter freiem himmel erfolgt seit ca. 20 jahren. als haltungsform wird sie in england bei 3,5 % der sauen durchgefuehrt, in frankreich (in der bretagne) bei 3 % des bestandes. der boden muss gut filtrieren und draenieren, darf keine stauende naesse aufweisen und die erfoederl. neigung haben. um schaedl. folgen des trittes der tiere zu vermeiden, sind die flaechen erst im 2. jahr zur nutzung heranzuziehen. die sauen brauchen 5...10 % mehr futter als bei stallhaltung. sie muessen der kaelte u.a. widrigen bedingungen wiederstehen. waehrend der traechtigkeit liegen 5...6 sauen in einer schutzhuette, die nach dem wurf umgesetzt wird. starke einstreu beguenstigt die leistungen. - h. busse.

**t811 - 0347** digestibility of dietary fiber and fat in lactating gilts housed in a warm or hot environment (eng) schoenherr, w. d.; stahly, t. s.; cromwell, g. l. - in: 1987 swine res. rep.. - lexington : univ. kentucky, coll. agric., agric. exper. stat., 1987. - s. 23 - 25 : 1 abb., 5 tab.(progr. rep. ; 299). - b14=sr 2937,299

**verdaulichkeit von rohfaser und rohfett durch saeugende sauen in warmer und heisser umgebung**

**60.45.20.10.08.; 60.45.20.10.07.04.; 60.45.05.10.07.01.05.**

*sau; temperatur; verdauung; rohfaser; lipid; futtermittel;*

laktierende sauen von 164 kg lm erhielten bei umgebungstemp. (ut) von 20 bzw. 30 cel diaeten mit hohen anteilen rohfaser in form von weizenkleie (48,9 % wk), rohfett (10,6 % tier. fett) bzw. staerke (20,1 % sojamehl s). ut 32 senkte die futteraufnahme um 35 % bei allerdings zu ut 20 unveraenderter verdaulichkeit von energie und rohprotein (rp). wk verminderte bei beiden haltungsbedingungen die rp-verdaulichkeit und den gehalt an ue. die fettzulage erhoehte beide parameter. i. vgl. mit wachsenden schweinen wurde gleiche verdaulichkeit der rationen mit wk und s erzielt, die fettration allerdings wies fuer saeugende sauen hoehere werte aus. - j. stein.

**t811 - 0348** effect van voermethode en koppelgrootte op de mesterijresultaten van vleesvakens in een volledig roostervloerstal (dut)

schwerming, c. m. c. - sterksel : varkensproefbedrijf zuis- en west-nederland, 1985. - 31 s.(proefverslag ; 45). - b14=sr 4680,45

**wirkung der fuetterungsmethode und stallgroesse auf die mastergebnisse von fleischschweinen in einem stall mit vollspaltenboden**

**60.45.20.10.08.; 60.45.20.10.07.06.; 60.45.20.10.06.03.**

*mastschwein; fuetterung; tierhaltung; wachstum;*

verglichen werden die ergebnisse der 2mal taeglich durchgefuehrten hochwert. breifuetterung mit denen der unbeschraenkten trockenfuetterung waehrend der ges. mastdauer sowie die auswirkung der buchtenbesetzung (bei 7 tieren = 0,77 m2 je tier, bei 8 tieren = 0,68 m2 je tier). bei unbeschraenkter fuetterung erfolgt das wachstum schneller, die hoehere rueckenspeckdicke (28,8 mm) uebte keinen erhebl. einfluss auf die klassifizierung der tiere aus. bei niedrigerer buchtenbesetzung sind futteraufnahme und lm-zunahme etwas hoeher, bei dichterer buchtenbesetzung (8 tiere) nimmt das schwanzbeissen zu. weniger als 0,86 m2 je tier ist nicht vertretbar. - a. frank.

**t811 - 0349** a comfortable climate for your pigs (eng)

gustafsson, g.; neukermans, g.; aumaitre, a. - in: pigs. - doetinchem 3(1987)6. - s. 18 - 19 : 4 abb.. - b14=zb 4224

**ein vorzuegliches klima fuer junge ferkel**

**60.45.20.10.08.; 60.50.15.15.01.**

*ferkel; verlust; sterblichkeit; abferkelstall; stallklima; temperatur;*

die krit. phase fuer junge ferkel ist 2...3 d nach der geburt. etwa 60 % der verluste vor dem absetzen treten 72 h nach der geburt auf. die sterblichkeit erreicht bei 25 cel 6 %, bei 10 cel 31 %, die krit. temp. fuer neugeborene ferkel liegt bei 33...35 cel. beim fruehen absetzen mit 3...4 wo. sollte die lufttemp. 28...30 cel betragen, bei einer reduzierung von ca. 2 cel/wo. sollten bei 8 wo. 19...20 cel erreicht sein. es werden bedingungen fuer eine absetzerbucht mitgeteilt, die optimales wachstum ermoeglichen soll. sie ist in eine futter-, ruhe- und dungzone unterteilt. - a. lauterbach.

**t811 - 0350** sources and particle size of phosphorus supplemente for pigs (eng)

cromwell, g. l.; stahly, t. s. ; monegue, h. j. - in: 1987 swine res. rep.. - lexington : univ. kentucky, coll. agric., agric. exper. stat., 1987. - s. 8 - 11 : 1 abb., 4 tab., zus. in engl.(progr. rep. ; 299). - b14=sr 2937,299

**quellen und partikelgroesse von phosphorergaenzungen fuer schweine**

**60.45.20.10.08.; 60.10.15.10.15.30.03.; 60.45.20.10.07.06.**

*mastschwein; phosphor; knochenmehl; natrium; kalzium; wachstum;*

an jungmastschweinen konnten die phosphate mononatrium (mna) und dicalcium (dca) sowie defluoriertes phosphat (dp) und knochenmehl (km) in fuetterungsversuchen geprueft werden. bei tieren ab 22 kg lm blieben die p-quelle und grobe bzw. mittelfeine koernung von dp ohne einfluss auf die lm-zunahme und knochenfestigkeit (kf). eine p-reduzierung von 0,2 auf 0,1 % erbrachte geringere futterverwertung und kf. fuer tiere ab 12 kg lm bedeutete eine ergaenzung einer grunddiaet mit mna, dca, dp und km verbesserte lm-zunahme, kf, futteraufnahme und -verwertung. p aus dca war 20 % hoeher als aus dp und km verfuegbar. grobes bzw. mittelfeines dp fuehrte nicht zu signifikant verschiedener p-verfuegbarkeit. - j. stein.

**t811 - 0351** optimal dietary lysine levels foe pigs as influenced by the thermal environment (eng)
stahly, t. s.; cromwell, g. l. - in: 1987 swine res. rep.. - lexington : univ. kentucky, coll. agric., agric. exper. stat., 1987. - s. 15 - 18 : 1 abb., 4 tab., zus. in engl.(progr. rep. ; 299). - b14=sr 2937,299
**optimale lysinversorgung von schweinen in abhaengigkeit von der umgebungswaerme**
**60.45.20.10.08.; 60.45.20.10.07.06.; 60.10.15.10.15.12.05.**
*mastschwein; lysin; energiebedarf; tierhaltung; temperatur; futterverwertung;*
mastschweine im lm-bereich von 25...99 kg erhielten bei einer umgebungstemp. von 10 (kalt k) bz. 22,5 (thermoneutral tn) cel nahrungslysinanteile von 0,50, 0,65, 0,80 bzw. 0,95 % aus mais bzw. sojaextraktionsschrot. k erbrachte erhoehte futteraufnahme und lm-zunahme bei verringerter futterverwertung. lysinverringerung erbrachte fuer k und tn niedrigere lm-zunahmen und futterverwertung bei allerdings geringerer amplitude fuer k. die optimale lys-versorgung liegt fuer k um 0,07...0,15 % entspr. 1...2 % rohprotein tiefer gegenueber tn. - j. stein.

**t811 - 0352** responses to dietary additions of fiber (alfalfa meal) in growing pigs housed in a cold, warm or hot thermal environment (eng)
stahly, t. s.; cromwell, g. l. - in: 1987 swine res. rep.. - lexington : univ. kentucky, coll. agric., agric. exper. stat., 1987. - s. 19 - 22 : 1 abb., 3 tab., zus. in engl.(progr. rep. ; 299). - b14=sr 2937,299
**reaktion von wachsenden schweinen bei kalter, warmer oder heisser umgebungstemperatur auf rohfaserzulagen (luzernemehl)**
**60.45.20.10.08.; 60.45.20.10.07.06.; 60.45.05.10.07.01.01.**
*schwein; tierhaltung; temperatur; energiebedarf; futterverwertung; luzerne; rohfaser;*
bei jungmastschweinen im lm-bereich von 21...54 kg und umgebungstemp. von 10 (kalt k), 22,5 (thermoneutral tn) bzw. 35 (heiss h) cel bewirkte eine zulage von 10 % luzernemehl (lm) eine depression in der energie- und futterverwertung bei tn und h, aber nicht bei k. hinsichtlich lm-zunahme ergab sich eine aehnl. tendenz. der futterwert einer diaet mit 14,6 % rohfaser erweist sich somit bei wachsenden schweinen k-gehalten hoeher als bei tieren in einer umgebungstemp. von tn und h. - j. stein.

## 60.45.25. gefluegelproduktion

**t811 - 0353** petit tour dans la basse-cour francaise (fre)
sinquin, jean-paul. - in: cultivar 2000. - lille cedex (1986)201. - s. e-61, e-63 : 2 abb.. - b14=zb 4309
**ein streifzug durch den franzoesischen huehnerhof**
**60.45.25.; 60.45.36.01.**
*gefluegelproduktion; eierproduktion; kaninchen; grossanlage; produktionsweise; handel;*
in der kleintierzucht gibt es viele produktionsrichtungen, z.b. die haltung von huehnern, puten, enten, perlhuehnern, gaensen (fettlebern) sowie kaninchen. einer produktion von 14,6 mrd. eiern steht der verzehr von 255 eiern/jahr und person gegenueber. in der kaninchenhaltung hat sich eine gruppe von erzeugern zusammengeschlossen, grossbestaende nehmen zu. waehrend bis 14000 t kaninchenfleisch importiert werden (aus china, mitteleuropa), betraegt der export nur 3000 t, von denen die schweiz 50 % abnimmt. die vielfalt der betriebszweige beruht auf traditionen, regionalen und verzehrsgewohnheiten, der betriebsstruktur und der beherrschung der betriebstechnik. - h. busse.

**t811 - 0354** les relations contractuelles en aviculture (fre)
... - in: cultivar 2000. - lille cedex (1986)201. - s. e059 : 1 abb.. - b14=zb 4309
**die vertraglichen beziehungen in der gefluegelzucht**
60.45.25.
*gefluegelproduktion; vertragsbeziehung; rechtsnorm;*
die kontraktbeziehungen werden im lichte des handelsrechtes beleuchtet. die gefluegelhalter sind im sinne des gesetzes vom 6.7.1964 landwirtsch. produzenten. nach artikel 18 dieses gesetzes enthalten die vertragstypen die gegenseitigen verpflichtungen und minimalen garantien. ausserdem werden die preisvereinbarungen, zahlungsfristen, die dauer der vertraege, produktionsvol. und -zyklus die strafbestimmungen bei nichteinhaltung und die diesen vorschriften zuwiderlaufenden bestimmungen behandelt. - h. busse

**t811 - 0355** les relations contractuelles en aviculture (fre)
fabre, jean. - in: cultivar 2000. - lille cedex (1986)201. - s. e-56 - e-57, e-59 : 4 abb.. - b14=zb 4309
**die kontraktbeziehungen in der gefluegelzucht**
60.45.25.
*gefluegelproduktion; vertragsbeziehung; rechtsnorm;*
es sind einfache und vollstaendige vertraege zu unterscheiden. erstere beziehen sich auf die lieferung und den verkauf sowie die einrichtung gewisser preise. letztere beinhalten vereinbarungen zwischen einem produzenten und einem oder einer gruppe landwirtsch. betriebe und einem oder mehreren industrie- oder handelsbetrieben, die zur beschaffung oder der dienstleistung bei einem erzeugnis sich wechselseitig verpflichten. die garantien werden eroertert. durchfuehrung und politik der vertraege werden durch unklarheiten behindert, die auf einem mangelnden verstaendnis des vertragsinhaltes beruhen. letztere gilt es zu ueberwinden. - h. busse.

**t811 - 0356** ustanovjavane na unasledjaemostta na njakoi morfologichni kachestva na jajjcata pri porodite njukhempshir i starozagorska chervena (bul)
kunev, kun"o jj.; sharlanov, dimitahr. - in: zhivotnovudni nauki. - sofija 24(1987)9. - s. 35 - 39 : 3 tab., 26 lit., zus. in russ., engl. - nach russ. zus.. - b14=za 4615
**vererbung einiger morphologischer eigenschaften bei den rassen new hampshire und starozagorsker chervena**
60.45.25.05.03.; 60.45.25.05.05.03.
*huhn; rasse; hybridzuechtung (tier); vererbung; koeffizient;*
im hybridzentrum fuer gefluegelwirtschaft in stara zagora wurde 1977/78 die vererbung einiger morphol. eieigenschaften bei den rassen new hampshire (a) und starozagorsker chervena (b) untersucht. es wurden insgesamt 1200 eier untersucht (3 je legehenne). die vererbungskoeff. (vk) wurden mit hilfe der dispersionsanalyse bestimmt. anhand der ergebnisse wurden folg. schlussfolgerungen gezogen: die morphol. eigenschaften von legehennen der rassen a und b waren in geringerem masse vererbt. nur die eischalendicke und der index der eiklardichte hatten mittlere vk. die vk variierten bei den rassen und den einzelnen jahren, was von einem grossen einfluss der umwelt auf die morphol. eieigenschaften zeugt.

**t811 - 0357** nasledovanie i korreljacija priznakov estestvennojj rezistentnosti jaichnykh kur (rus)
varakina, r. i.; mitjushnikov, v. m.; ajjtuganova, s. v. - in: vysokoprod. linii i krossy pticy dlja prom. tekhnol.. - zagorsk, 1986. - s. 62 - 71. - b14=1987 a 897
**vererbung und korrelation von merkmalen natuerlicher resistenz von legehennen**
60.45.25.05.05.03.; 60.45.25.05.05.08.; 60.50.05.10.07.
*huhn; vererbung; resistenz; linienzucht; bodenhaltung; kaefighaltung;*
ob resistenz als merkmal zuechterisch beeinflussbar ist, wurde von 1981/85 in einem versuchsbetrieb von vnitip an legehennen der linien p4 und p6 untersucht. kueken und die erwachsenen legehennen wurden ueber 4 generationen (g) unter gleichen bedingungen (r15 und boden) gehalten. in der 5. g wurden die tiere isoliert in einzelkaefigen des typs "alpha-103s"

aufgezogen und nach einem indexverfahren auf ihre natuerl. resistenz in gruppen eingestuft. nach diesem index wurden 2 linien mit verbesserter resistenz gezuechtet. - j. daehn.

**t811 - 0358** variabel"nost" genotipicheskojj struktury jaichnykh mini-kur (rus)
bezusova, a. p.; zlochevskaja, k. v. - in: vysokoprod. linii i krossy pticy dlja prom. tekhnol.. - zagorsk, 1986. - s. 47 - 54. - b14=1987 a 897
**variabilitaet der genetischen struktur von minilegehennen**
**60.45.25.05.05.03.; 60.45.25.05.05.06.01.; 60.45.25.05.03.**
*huhn; vererbung; genotyp; lebendmasse; legeleistung; zwergwuchs;*
von 1971/85 wurden untersuchungen an minis ueber 14 generationen(g) durchgefuehrt. die zuchtarbeit verlief in 3 etappen: selektion(s) auf zwergwuchsgen ueber 3 g zur bildung einer linie, s auf sinkende lm und hohe eimasse ueber 5 g und s auf erhoehung der legeleistung unter beibehaltung der hohen eimasse. mit der s veraendert sich die genet. struktur der minis. verbessert sich z.b. das merkmal legeleistung, veraendert sich auf grund additiver genwirkung die eimasse der nachkommen negativ. - j. daehn.

**t811 - 0359** using the major gene for feather restriction (eng)
horst, p. - in: poultry. - doetinchem 4(1988)2. - s. 8 - 9 : 2 tab., 4 abb.. - ha133
**die nutzung von hauptgenen fuer die befiederungsrestriktion**
**60.45.25.05.05.03.; 60.45.25.05.05.06.01.**
*huhn; gen; gefieder; futteraufnahme; leistung; thermoregulation;*
es wurden untersuchungen ueber ein gen, das nackthalsigkeit bedingt, durchgefuehrt. dieses gen ist in den tropen deshalb von zuechter. interesse, weil es die huehner bei hitzestress befaehigt, die futteraufnahme zu verbessern und die produktivitaet zu erhoehen. es handelt sich um ein autosomales, unvollstaendig dominantes gen, das - neben nackthalsigkeit - auch noch eine restriktion der befiederungsflaechen am koerper um 20...30 % bewirkt. ausserdem besitzt es einfluss auf die pigmentierung der haut. diese faktoren koennen fuer die verbesserte thermoreaktion gemacht werden. ein zuchtprogramm zur nutzung dieses gens soll entwickelt werden. - k. loehle / merbitz.

**t811 - 0360** biologicke a ekotoxikologicke faktory v reprodukcii hydiny (sze)
kosutzky, josef. - bratislava : pol"nohospodarska veda, serica c (1987)2. - 139 s. : 31 abb., 33 tab., 168 lit., zus. in russ., engl.. - b14=za 6164
**biologische und oekotoxikologische faktoren in der gefluegelproduktion**
**60.45.25.05.05.03.; 60.75.30.05.**
*gefluegelproduktion; tierzucht; umwelteinfluss; umweltfaktor; kontamination; leistung; +xenobiotikum;*
die plasma-vitellin-konz. kann als marker fuer die funktionale wirksamkeit der ovarien genutzt werden. die bei gantern nachgewiesenen saisonalen biphas. fluktuationen der plasma-testosteron-konz. sind fuer die zuchtarbeit in grossanlagen zu beachten, da hieraus eine gewisse asynchronitaet zwischen den reproduktiven funktionen der ganter und gaense abzuleiten ist. erst in letzter zeit wurde die umweltkontamination durch eine grosse vielfalt von chemikalien untersucht, die haeufig auch die effektivitaet der geflugelproduktion beeintraechtigt. xenobiotika veraendern mit ausnahme des wassergefluegels die eischalenqualitaet nicht, vermindern aber die eizahl, schlupffaehigkeit, immunrespons und vitalitaet der nachkommen. - h. hattenhauer.

**t811 - 0361** vlijanie na genotipa i pola vahrku razkhoda na furazh i otlaganeto na abdominalna maznina pri izkhodnite linii i khibrida 23 h (bul)
isaev, georgi; chotinski, dimitahr; belorechkov, dimitahr. - in: zhivotnovudni nauki. - sofija 24(1987)9. - s. 40 - 44 : 4 tab., 29 lit., zus. in russ., engl. - nach russ. zus.. - b14=za 4615
**einfluss von genotyp und geschlecht auf futterverwertung und bauchfettanlagerung bei ausgangslinien und beim 23 h hybrid**
**60.45.25.05.05.03.; 60.45.25.05.05.07.01.; 61.10.20.**
*kueken; linienzucht; genotyp; geschlecht; futterverwertung; fettgewebe;*
es wurden leistungsparameter von kueken der linien 66, 77, 88, 99 und des hybriden 23 h bis

zum alter von 7 wo. untersucht. die kueken wurden getrennt nach geschlecht, so dass die futterverwertung differenziert werden konnte. im alter von 7 wo. wurden die schlachtkoerper untersucht, das bauchfett wurde entnommen, gewogen und festgestellt, dass die menge bei den einzelnen linien unterschiedlich war. das verhaeltnis lm/bauchfett war bei weibl. kueken (ausser linie 88) hoeher als bei maennlichen. eine positive korrelation wurde zwischen der lm und der bauchfettmasse und dem -anteil bei den weibl. kueken der linien 66, 77 und 99 festgestellt. es wird die notwendigkeit abgeleitet, fuer jede linien ein spezielles zuchtprogramm zu entwickeln.

**t811 - 0362** biologiczna i patomorfologiczna ocena legu kur przy zaburzeniach synchronizacji klucia (pol)
borzemska, wanda; malec, henryk. - in: med. weter.. - warszawa 43(1987)7. - s. 409 - 412. - b14=z 635
**biologische und pathomorphologische bewertung der brut von huehnern bei stoerungen des schlupfes**
**60.45.25.05.05.04.04.**
*huhn; brutei; schlupf; organisation; mangel;*
fuer die versuche wurden 5300 bruteier mit hohen brutparametern vorgesehen, die aus 2 reproduktionsfarmen fuer fleischhuehner (astra b und rote rhodelaender) stammten. es wurde festgestellt, dass verspaetungen in den technol. taetigkeiten in grossen betrieben die natuerl. schlupfsynchronisation gesunder embryonen (e) stoeren. eine gleichzeitige inkubation der e in verschiedenen entwicklungsstadien fuehrte zur akzeleration der juengeren e. huehner-e sind nicht imstande, die schlupfzeit bei einer spanne des einlegens der eier von 10 h zu synchronisieren. die stoerung der schlupfsynchronisation fuehrt zur wesentl. verringerung der anzahl an gesunden kueken, verlaengert die brut ueber die physiol. periode und fuehrt zu stoerungen in der embryogenese. - o. jurack.

**t811 - 0363** sposobnost" k partenogeneticheskomu razvitiju oocitov kur (rus)
matveenko, n. p. - in: vysokoprod. linii i krossy pticy dlja prom. tekhnol. - zagorsk, 1986. - s. 54 - 62. - b14=1987 a 897
**die faehigkeit zur parthenogenese von huehner-oozyten**
**60.45.25.05.05.04.05.; 60.45.25.05.05.08.**
*huhn; eizelle; parthenogenese; rasse; kaefighaltung;*
huehner der rasse weisse leghorn der linie m9 wurden in einzelkaefighaltung aufgezogen die von diesen tieren ausgesonderten oozyten (o) waren virgil einem thermoschock ausgesetzt und wurden anschliessend bei temp. von 42...46 cel auf naehrboden gezuechtet. die morphol veraenderungen der o wurden mit dem mikroskop untersucht. 98 % der mit kaelteschock behandelten o entwickelten sich auf dem naehrboden weiter, unbehandelt nur 10 % die parthogenese unterscheidet sich von der normalen keimung in der legehenne. - j. daehn

**t811 - 0364** effects of selection for high and low plasma glucose concentration in chickens (eng)
leclercq, b.; simon, j.; ricard, f. h. - in: brit. poultry sci.. - edinburgh 28(1987)4. - s. 557 - 566 : 5 abb., 3 tab., 8 lit. - arb.st:stat. de recherches avicoles, centre inra de tours, nouzilly, 37380 monnaie. - ha133
**wirkungen der selektion auf hohe und niedrige plasma-glucosekonzentration bei huehnern**
**60.45.25.05.05.05.02.**
*huhn; selektion; heritabilitaet; fettgewebe; futteraufwand;*
aus einer reinen linie white rock wurden 2 broilerlinien mit hoher (hg) bzw. niedriger (lg) plasma-glucosekonz. selektiert. in beiden linien lagen die realisierten heritabilitaeten hierfuer dicht bei 0,25. die tiere der lg-linie besassen signifikant hoehere abdominalfettgehalte als die der hg-linie. diese unterschiede traten bei den weibl. tieren staerker hervor als bei den maennlichen. der futteraufwand lag in der lg-linie unguenstiger als in der hg-linie. - h. hattenhauer / merbitz.

**t811 - 0365** ehffektivnost" otbora petukhov mjasnykh linijj po pokazateljam spermoprodukcii (rus)

konopleva, a. p.; grezina, l. a. - in: vysokoproduktivnye linii i krossy pticy dlja promyshlennojj tekhnol.. - zagorsk, 1986. - s. 104 - 115. - b14=1987 a 897
**die effektivitaet der auswahl der haehne der fleischlinie auf parameter der spermaproduktion**
**60.45.25.05.05.05.02.; 60.45.25.05.05.04.03.; 60.45.05.05.03.01.02.02.**
*broiler; selektion; linienzucht; hahn; spermaproduktion; math methode;*
in selektionsversuchen wurden broilerelterntiere der herkunft "broiler 6" der linie 6 (hahnenlinie) und der linie 8 (hennenlinien) im alter von 7 wo. und mit 17...18 wo. ausgewaehlt. in 3 bzw. 4 gr. wurden die haehne auf ejakulatmenge, spermakonz., -gehalt und -aktivitaet untersucht und die hennen entspr. ihrer leistung ausgewaehlt. die daten wurden mit edv erfasst und ausgewertet. ueber 4 generationen wurde festgestellt: der varianzkoeff. der spermaproduktion betraegt 60 % und veraendert sich nicht. die verbesserung der spermaqualitaet hat keinen einfluss auf das merkmal lm. - j. daehn.

**t811 - 0366** cross-line productivity in relation to selection in pure-line white leghorns (eng)
brah, g. s.; chaudhary, m. l.; sandhu, j. s. - in: z. tierzuecht. u. zuecht.-biol.. - hamburg 104(1987)5. - s. 391 - 396 : 2 tab., 14 lit., zus. in franz., span., dt. - nach zus.. - b14=z 41
**verbesserung der kreuzungsleistung durch reinzuchtselektion bei weissen leghorns**
**60.45.25.05.05.05.03.; 60.45.25.05.05.05.01.; 60.45.25.05.05.06.**
*huhn; weisses leghorn; selektion; reinzucht; kreuzung; legeleistung;*
die untersuchung beschreibt die veraenderung in der kreuzungsleistung aufgrund der intra-populationsselektion fuer verschiedene produktivitaetskomponenten in 2 reinen linien im laufe von 8 generationen. selektion fuehrte zur statistisch signifikanten steigerung der eizahl in teilabschluessen und der eimasse, der einzeleimasse als prozent der lm, der effizienz der eierproduktion und des effizienzindex, eine verminderung des alters bei geschlechtsreife und der 40-wo.-lm der reinen linien. die resultate zeigen, dass selektion innerhalb der reinzuchtlinien ein wirkungsvolles mittel zur steigerung der produktivitaet der kreuzungen darstellt.

**t811 - 0367** growth, body conposition and feed intake (eng)
emmans, g. c. - in: world"s poultry sci. j.. - aylesbury, bucks. 43(1987)3. - s. 208 - 227 : 8 abb., 7 tab., 27 lit., zus in russ., franz., span., dt.. - b14=za 1485
**wachstum, koerperzusammensetzung und futteraufnahme**
**60.45.25.05.05.06.01.; 60.45.25.05.05.06.03.; 60.45.25.05.05.07.**
*gefluegel; wachstum; futteraufnahme; schlachtkoerper;*

**t811 - 0368 welche faktoren beeinflussen die eischalenstabilitaet?**
schwarz, gerhard. - in: muehle u. mischfuttertechnik. - detmold 124(1987)38. - s. 552, 524 : 2 tab.. - b14=zb 221
**60.45.25.05.05.06.02.; 60.45.25.05.05.03.; 60.45.25.05.05.07.02.**
*legehenne; eischale; stabilitaet; mineralstoff; vitamin c; vitamin d;*
als stabilitaetsmerkmal der huehnereischale wird die elast. verformung empfohlen. durch eischalenmaengel entstehen in der brd jaehrlich 50 mill. dm schaden. als ursachen einer verminderten eischalenstabilitaet werden genet. faktoren, legehennenalter, umgebungstemp., rel. luftfeuchte, schilddruesenaktivitaet und ca-, p-, na- (na : cl-verhaeltnis), mg-, mn-, vit.-d3- und vit.-c-versorgung diskutiert. - b. groppel.

**t811 - 0369** a review of eggshell pigmentation (eng)
lang, m. r.; wells, j. w. - in: world"s poultry sci. j.. - aylesbury, bucks. 43(1987)3. - s. 238 - 246 : 3 abb., 45 lit., zus. in russ., franz., span., dt. - nach zus.. - b14=za 1485
**eine uebersicht ueber die pigmentierung der eischale**
**60.45.25.05.05.06.02.; 60.45.25.05.05.07.02.; 60.45.05.10.07.07.**
*huhn; ei; eischale; pigment;*
die braunfaerbung von huehnereiern haengt von der menge protoporphyrin (p) ab, die von einer duennen eiweissschicht absorbiert wurde, die als kutikala bezeichnet wird und die schale bedeckt. obwohl die kalkbestandteile der schalen pigment enthalten, ist dessen beitrag zur

intensitaet der schalenfarbe zu vernachlaessigen, i. vgl. zu dem der kutikula. p wird offenbar in den epithelzellen der schalendruesen synthetisiert und ausgeschieden. die endguelt. pigmenthuelle wird mehrere stunden vor der eiablage auf die kutikula uebertragen. in dieser hinsicht unterscheidet sich die pigmentierung der schale von der des eidotters, die von der verfuegbarkeit geeigneter carotenoider farbstoffe in der ration der legehennen abhaengt.

**t811 - 0370** vlijanie razlichnykh koncentracijj parov formal"degida v vyvodnom shkafu inkubatora na kachestvennyjj i kolichestvennyjj sostav mikroflory (rus)
dragan, n.; shornikov, v,; khlopina, a. - in: ehkspress inform.. - zagorsk (1988)1. - s. 45 - 49 : 2 tab.. - b14, ha133
**einfluss verschiedener konzentrationen von formaldehyddaempfen im schlupfbrueter auf den qualitativen und mengenmaessigen bestand der mikroflora**
**60.45.25.05.05.06.04.; 60.50.20.05.04.; 60.50.20.05.08.**
*brutei; brutmaschine; formaldehyd; escherichia coli; salmonella; mikroorganismus;*
eier von hennen der kreuzung "broiler-6" wurden in eine bruehe 24 h alter kulturen von e. coli und s. gallinarum getaucht. am 19. bruttag, sofort nach der umlage, wurde 16%iges formaldehyd aus kuevetten verdampft, die eine oberflaeche von 20, 40 bzw. 60 cm2 aufwiesen. anhand von tupferproben wurde die mikrobenanzahl und mit hilfe der fotoelektrokolometrie nach rasputnis die formalinkonz. der brueterluft bestimmt. mit steigender verdampfungsflaeche erhoehte sich die bakterizide wirkung. 1,3...1,6 mg formaldehyd/m3 sollte zur begasung im schlupfbrueter in ansatz gebracht werden. - u. krebs / merbitz.

**t811 - 0371** a-vitaminnaja obespechennost" pticy i ee kontrol" (rus)
surajj, p.; ionov, i. - in: pticevodstvo. - moskva (1988)1. - s. 26 - 28 : 4 tab.. - b14, ha133
**die vitamin-a-versorgung des gefluegels und deren kontrolle**
**60.45.25.05.05.07.; 60.45.05.10.07.07.; 60.10.15.10.15.05.06.**
*gefluegel; futterzusatz; vitamin a; vitamin e; futteraufwand; leber;*
als geeignetes kriterium zur einschaetzung der vit.-a-versorgung gilt der vit.-a-gehalt in der leber (l), ausgedrueckt in myg/g l bzw. mg/kg lm. der gehalt haengt von der dauer der leistungsphase(lp) ab (untersucht an puten). er steigt bis 3. legemonat an (29 mg/l) faellt danach ab, um mit sinkender leistung im 5. mon. wieder anzusteigen. es wird beeinflusst von der vit.-e-versorgung und steigt mit deren erhoehung an. untersuchungen an haehnen(h), putern(p), gantern(g) und erpeln(e) ergaben zu beginn der lp den hoechsten vit.-a-versorgungsgrad, gegen ende der lp sank der gehalt an g gegenueber h, p und e am staerksten ab. - h. berger / merbitz.

**t811 - 0372** kormlenie rannespelukh kur (rus)
kirichenko, a.; spiridonov, i. - in: pticevodstvo. - moskva (1988)1. - s. 30 - 31 : 1 tab.. - b14, ha133
**die fuetterung fruehreifer hennen**
**60.45.25.05.05.07.01.; 60.45.25.05.05.07.02.; 60.45.25.05.05.06.02.**
*legehenne; hybrid (tier); leistungsfuetterung; rohprotein; umsetzbare energie; linolsaeure;*
an 3 verschiedenen linien des legehybriden "belarus" erfolgte eine unterschiedlich gestaltete drei-phasen-fuetterung in der junghennen(jh)-periode mit gestaffeltem rohprotein- und energiegehalt, mit normierung des linolsaeuregehaltes-ls- (1,4 %) durch zugabe von 1,5 % pflanzenoel zum mischfutter sowie ab 17. lebenswoche eine erhoehung des ca-gehaltes bis 2 %. die hoechsten leistungen und geringsten jh-verluste zeigten die hennen mit einer ls-normierung: 11...19 eier mehr (k: 257 stck). - h. berger / merbitz.

**t811 - 0373** svobodnye aminokisloty plazmy krovi cypljat s raznojj konversiejj korma (rus)
samal", i.; pashhitnova, g. - in: ekspress inform.. - zagorsk (1987)12. - s. 12 - 14 : 1 tab... - b14, ha133
**freie aminosaeuren im blutplasma von kueken mit unterschiedlicher futterausnutzung**
**60.45.25.05.05.07.01.; 60.10.15.10.15.05.06.**
*kueken; futteraufwand; fuetterung; nuechterung; blutplasma; aminosaeure freie;*

an kueken (hybro-6) mit unterschiedl. leistungsniveau, gemessen am futteraufwand vom 28. bis 42. tag mit 2,27 (a) bzw. 3,09 (b), erfolgten untersuchungen zum gehalt freier aminosaeuren (fas) im blutplasma (bp) nach fuetterung ad libitum bzw. 12 h nuechterung im alter von 28 d. waehrend sich bei normaler fuetterung zwischen a- und b-tieren kaum unterschiede zeigten, lediglich lys und thr lagen bei a niedriger, ergaben sich deutl. differenzen nach nuechterung. bei den b-tieren erhoehte sich der gesamt-fas-gehalt um 38 %, bei den a-tieren um 23 %. die unterschiede werden mit dem schnelleren eiweisszerfall im muskelgewebe bei den b-tieren erklaert. - h. berger / merbitz.

**t811 - 0374** ehffektivnost" d1-biotina (rus)
bryckov, v. - in: pticevodstvo. - moskva (1988)1. - s. 26. - b14, ha133
**die effektivitaet des dl-biotins**
60.45.25.05.05.07.01.; 60.45.05.10.07.07.; 60.45.25.05.05.06.
*kueken; futterzusatz; biotin; schlupf (tier); skelett; lebendmasse; futteraufwand;*
ein biotinpraeparat(bt) wurde als futterzusatz, gebunden an die 100fache menge an staerke, in hoehe von 200 mg/t bei hennen-, puten- und entenkueken eingesetzt. die lagerfaehigkeit von bt wird mit 3 jahren angegeben, bei einem rueckgang der aktivitaet/a von 1 %. bt-mangelsymptome: perosis, absinken des schlupfes innerhalb von 3 wo. auf null, skelettveraenderungen bei embryonen. untersuchungen an broilern (1. bis 56. tag 200 mg/t) erbrachten i. vgl. zur kontrolle (ohne zusatz) eine verringerung der verluste um 4,3 %, eine erhoehung der lm um 2...4 %, sowie eine senkung des futteraufwandes um 8,6 %. die ergebnisse wurden in einem produktionsexper. an 15500 tieren bestaetigt. - h. berger / merbitz.

**t811 - 0375** vlijanie na pola, nivoto na khranene i zhivoto teglo pri izljupvane vahrkhu osnovnite produktivni pokazateli na pileta brojjleri pri razdelnopolovo i smeseno otglezhdane (bul)
radev, vergil. - in: zhivotnovahdni nauki. - sofija 24(1987)12. - s. 41 - 46 : 9 tab., 11 lit., zus. in russ., engl.. - b14=za 4615
**der einfluss von geschlecht, niveau der fuetterung und lebendmasse beim schlupf auf der grundlage der produktionsparameter bei getrenntgeschlechtlicherundgemischter aufzucht von broilerkueken**
60.45.25.05.05.07.01.; 60.45.25.05.05.06.01.
*broiler; aufzucht; lebendmasse; schlupf (tier); futterverwertung; mastleistung;*
im inst. fuer gefluegelwirtschaft konstinbrod wurden an broilerkueken der herkunft n23 4 aufzuchtversuche mit unterschiedl. futterniveau durchgefuehrt. die bruteier wurden von 36 wo. alten elterntieren erbruetet. die lm der kueken nach dem schlupf hat keinen einfluss auf die mastendmasse, futterverwertung oder vitalitaet der tiere. bei niedrigem futterniveau (bezuegl. energie/proteingehalt der ration) sinkt die lm bei gemischter aufzucht nach 7 lebenswochen um 9,3 % und die futterverwertung um 7,6 %. bei getrennter aufzucht zeigten die hennen um 5,7 % weniger futterverwertung als die haehne und die durchschnittl. mastendmasse lag um 17,2 % niedriger. - j. daehn.

**t811 - 0376** biologicheskoe obosnovanie obespechennosti pticy vitaminom b 2 pri razlichnom urovne ego v racione (rus)
malysh, l. - in: ekspress inform.. - zagorsk (1987)11. - s. 7 - 9 : 2 tab.. - b14, ha133
**der biologische nachweis der versorgung des gefluegels mit vitamin b2 bei unterschiedlichem niveau in der ration**
60.45.25.05.05.07.01.; 60.45.05.10.07.07.; 60.10.15.10.15.05.06.
*legehenne; jungtier; vitamin b2; biol prozess; lebendmasse; futteraufwand; biochemie; +junghenne;*
in untersuchungen an junghennen ("broiler-6") bis zur 26. lebenswoche, bei 25 (2) bzw. 50 % (3) erhoehter gabe i. vgl. zur norm (1), erfolgten u. a. in der 7.(a), 13.(b) und 23.(c) wo. kontrollschlachtungen (n=5/gr.) zur erfassung biochem. parameter. als b2-quelle diente ein neues trockenprodukt granuvit b2. fad- und fmn-gehalt sowie freies riboflavin in der leber lagen bei 2 am hoechsten. die unterschiede waren jedoch erst bei c gravierend. lm-entwicklung als auch futteraufwand wurden nicht beeinflusst. - h. berger / merbitz.

**t811 - 0377** vlijanie limitirujushhikh vitaminov na ispol"zovanie pitatel"nykh veshhestv remontnym molodnjakom mjasnykh kur pri vyrashhivanii i soderzhanii v kletkakh (rus)
krivoruchko, l.; pimenova, t. - in: ekspress inform.. - zagorsk (1987)10. - s. 19 - 22 : 1 tab.. - b14, ha133
**der einfluss limitierender vitamine auf die ausnutzung der naehrstoffe bei in kaefighaltung aufgezogenen broilerjunghennen**
60.45.25.05.05.07.01.; 60.45.05.10.07.07.; 60.10.15.10.15.05.06.
*legehenne; jungtier; kaefighaltung; restriktive fuetterung; vitamin; naehrstoffhaushalt; +junghenne;*
im abschnitt der 1. bis 26. lebenswoche, wobei, entsprechend der norm des vaschnil, ab 7. woche die futterrestriktion erfolgte, wurden die fettloesl. vit. (flv) a, d, e und k gegenueber dem standard (10000 vit. a, 1500 ie vit. d2, 10 mg vit. e, 2 mg vit. k) je kg um 25 bzw. 50 % sowie die b-vit. riboflavin, niacin und panthothensaeure um 20 % erhoeht eingesetzt. mit bilanzversuchen in der 7., 13. und 23. wo. konnte belegt werden, dass durch die flv-zulagen die n-ausnutzung deutlich zu steigern war (4...10 %). in der periode der geschlechtsreifung wurde die ausznutzung von ca und p um 8...12 % bzw. 11...15 % verbessert. die b-vit. zeigten bei erhoehter dosierung einen depressiven einfluss. - h. berger / merbitz.

**t811 - 0378** quantitative review of the effects of environmental temperature on food intake, egg output and energy balance in laying pullets (eng)
marsden, a.; morris, t. r. - in: brit. poultry sci.. - edinburgh 28(1987)4. - s. 693 - 704 : 4 abb., 3 tab., 29 lit. - arb.st:dep. of agric., univ. of reading, earley gate, reading rg6 2at, england. - ha133
**quantitative darstellung der einfluesse der umgebungstemperatur auf die futteraufnahme, eiablage und energiebilanz bei legehuehnern**
60.45.25.05.05.07.02.; 60.45.25.05.05.06.02.; 60.45.25.05.05.08.
*legehenne; futteraufnahme; temperatur; eierproduktion; lebendmasse; umsetzbare energie;*
die daten von 30 publizierten versuchen wurden analysiert, um die beziehungen zwischen der umgebungstemp. und der langzeitadaptierten reaktion von legehuehnern zu pruefen. untersucht wurde die aufnahme der umsetzbaren energie, die eiproduktion und die veraenderung der lm. die bestimmung der waermeabgabe erfolgte indirekt aus weiteren 3 variablen. die pruefungsdauer betrug 8...61 wo., die temp. variierte von 10...34 cel. die beziehung zwischen temp. und aufnahme an umsetzbarer energie ist nichtlinear. aus den ergebnissen wird abgeleitet, dass die energie bei 23 cel fuer die braunen hennen und bei 24 cel fuer die weissen leghorn optimal genutzt wird. - k. gruhn / merbitz.

**t811 - 0379** feed nutrients determine flock performance (eng)
saxena, h. c. - in: poultry. - doetinchem 3(1987)4. - s. 25 - 27 : 2 abb., 3 tab. - arb.st:asian agro farms india ltd., poona, indien. - b14=zb 4247
**futternaehrstoffe bestimmen herdenleistung**
60.45.25.05.05.07.02.; 60.45.25.05.05.07.04.; 60.45.25.05.05.06.02.
*henne; broiler; ration; futteroekonomie; leistung;*
der jaehrl. bedarf an futter fuer die kommerzielle gefluegelproduktion indiens betrug 1985 ca. 3 mill. t und wird bis 1990 auf ca. 4,4 mill. t steigen. ausgehend von den mittleren anteilen an mischfutterkomponenten im jahr 1987 gegenueber 1975 und der derzeit mittels computer vorgenommenen kostenminimierung der rationen wird auf empfohlene naehrstoffgehaltswerte des mischfutters fuer 7 verschiedene leistungs- und altersgruppen eingegangen und betont, dass diese das produktionsergebnis massgeblich bestimmen. es wird auf exper. verwiesen, in denen rationen mit soja auch ohne tier. eiweiss bei gleichzeitig geringen kosten hohe leistungen ermoeglichen. - r. schubert / merbitz.

**t811 - 0380** a need for research in calcium and phosphorus (eng)
belyavin, c. g. - in: poultry. - doetinchem 3(1987)4. - s. 29 - 31 : 2 abb., 2 tab. - arb.st:harper adams poultry res. unit, newport, shropshire, u.k.. - b14=zb 4247
**fuetterung der legehenne : 2. mitt. bedarf an forschung zu kalzium und phosphor**

60.45.25.05.05.07.02.; 61.10.20.; 60.45.25.05.05.06.02.
*legehenne; fuetterung; kalzium; phosphor; eischale; legeleistung;*
waehrend zum bedarf an ca und dessen bedeutung fuer die eischalenbildung rel. uebereinstimmende ergebnisse vorliegen, ist die kenntnis zum p, bes. an verfuegbarem p, noch nicht ausreichend. es werden probleme zusaetzl. ca-gaben, des legerhythmus und der schalenbildung angesprochen und versuchsergebnisse zum einsatz verschiedener ca-quellen und p-niveaus vorgestellt. es wird u. a. geschlossen, dass fein granulierter kalkstein eine nahezu ideale ca-quelle zu sein scheint. ein geringerer p-gehalt des futters kann zwar bessere schalenqualitaet ermoeglichen, ist aber andererseits mit geringerer leistung und hoeherer mortalitaet verbunden. - r. schubert / merbitz.

**t811 - 0381** biokhimicheskie pokazateli krovi kur pri vvedenii v ikh racion khlopkovogo shrota (rus)
kozlova, s. - in: ekspress inform.. - zagorsk (1987)11. - s. 14 - 17 : 1 tab.. - b14, ha133
**die biochemischen kennziffern des blutes von hennen bei zusatz von baumwollschrot an die futterration**
60.45.25.05.05.07.02.; 60.45.05.10.07.01.05.; 60.10.15.10.15.05.06.
*legehenne; baumwolle; schrot; blutbild; muskel; leber; biol prozess;*
an 100 hennen - hisex-weiss - wurde in gruppen gestaffelt: 1...4 gr. entsprechend 4, 5, 7, 18 % baumwollschrot an die ration (vom 80. bis 260. tag) zugesetzt. gr. 5 (kontrolle) ohne. im schrot waren 43 % rp und 0,02 % gossipol enthalten. festgestellt wurden: veraenderung des gehaltes von eiweiss, haemoglobin, glucose im blut, von eiweiss im brustmuskel, der leber und die erhoehung der aspartatamin- und alaninamintransferaseaktivitaet. in der gr. mit 18 % baumwollschrot trat nach 3. mon. eine 3,69 %ige und nach 6 mon. eine 5 %ige senkung des glucose- und hb-gehaltes im blut auf, der kohlenhydratstoffwechsel war gestoert. die aktivitaet der beiden fermente war signifikant erhoeht. ein zusatz bis zu 5 % baumwollschrot an die ration von legehennen ist unbedenklich. - g. grimmer / merbitz.

**t811 - 0382** feeding the laying hen:energy and protein, matters to consider (eng)
belyavin, c. g. - in: poultry. - doetinchem 3(1987)3. - s. 26 - 27 : 2 abb., 4 tab. - arb.st:harper adams poultry research unit, newport, shropshire, u.k.. - b14=zb 4247
**fuetterung der legehennen: betrachtung von energie und protein**
60.45.25.05.05.07.02.; 60.45.25.05.05.06.02.
*legehenne; fuetterung; protein; aminosaeure; legeleistung;*
vf. pruefte verschiedene energiestufen in legehennenrationen sowie kombiniert mit verschiedenen proteinstufen bei braunen leghorn bis zum lebensalter von 75 wochen. variationsbreiten von 15,2...18,0 % rp beeinflussten die leistungsparameter, legeleistung und masse je ei nicht. in einer weiteren versuchsreihe mit 6 gr. der rasse braune hisex im alter von 20...76 wo. wurden 6 verschiedene proteinstufen von 14,0...17,0 % jedoch mit der gleichen menge an lys und den thioaminosaeuren geprueft. die mittlere taegliche aufgenommene proteinmenge je henne betrug in der gr. 1 16,1 g und stieg bis zur gr. 6 auf 19,5 g an. eine unterschiedlich angebotene eiweissmenge bei gleichem verzehr an den ersten limitierenden as fuehrte zu gleichen leistungen. - k. gruhn / merbitz.

**t811 - 0383** rezhimy ogranichennogo poenija remontnogo molodnjaka kur roditel"skogo stada brojjlerov (rus)
samojjlova, l. f.; zagljacova, e. b. - in: novye priemy kormlenija i vyrashhivanija v promyshlennom pticevodstva. - zagorsk, 1986. - s. 3 - 9 : 5 tab., 6 lit.. - b14=1987 a 896
**regime des eingeschraenkten traenkens von zuchtjunghennen der elternherde von broilern**
60.45.25.05.05.07.03.; 60.45.25.05.05.04.05.; 60.45.25.05.05.06.02.
*legehenne; jungtier; zuchttier; traenken; legeleistung; reproduktion (tier);*
das regime des eingeschraenkten traenkens von zuchtjunghennen der fleischrichtung sichert eine hohe ueberlebensrate, die vergroesserung des tatsaechl. jungtierertrages um 7,7...12,4 %, die senkung des wasserverbrauchs je jungtier um 27,5...28,4 % (3,7...3,8 l), die verringerung der feuchtigkeit des mistes um 2,5...9,5 % i. vgl. zum unbeschraenkten traenken. die hennen hatten hohe leistungen und fortpflanzungseigenschaften und uebertrafen kontrolltiere in legeleistung,

befruchtungsziffer der eier und ertrag an kueken je henne. rationell war der 3stuendige zugang zum wasser im verlauf des 24-stunden-tages (1,5 h morgens und 1,5 h nach dem mittag), beginnend vom 57. lebenstag bis zum 18 wo.-alter. - k. witt.

**t811 - 0384 energie- und proteinversorgung der broilerhenne**
schloeffel, joachim; jeroch, heinz. - in: 18. jahrestag., univ., sekt. tierprod. u. veter.-med.. - leipzig (1987)t. 2. - s. 259 - 266 : 3 tab., zus. in russ., engl. - nach zus.. - b14=za 5228
**60.45.25.05.05.07.03.; 60.45.05.10.07.06.03.**
*broiler; legehenne; fuetterung; mischfutter; legeleistung; schlupf (tier);*
es wurden 2 einzelfuetterungsexper. mit broilerhennen durchgefuehrt. aus den ergebnissen der eiproduktion, der lm-entwicklung, der befruchtungs- und schlupfleistung und der mast der geschluepften broiler wird die notwendigkeit einer taegl. aufnahme von 90 efh (29. bis 60. wo.) und 26 g (29. bis ca. 42. wo.) bzw. 20 g rp (ca. 42. bis 60. wo.) abgeleitet. die prakt. realisierung dieser fuetterungsempfehlungen ist in der legespitze mit 160 g mischfutter (570 efh, 165 g rp, 7,5 g lys, 5,5 g sas) moeglich. ab 42. wo. koennte mit 130 g futter dieser qualitaet plus 25 g gerste obigen anforderungen entsprochen werden.

**t811 - 0385 einfluss von rohfasergehalt und zerkleinerungsgrad auf den futterwert von ccm-silage fuer das huehnergefluegel**
aboud, m.; jeroch, h.; gruhn, k. - in: 18. jahrestag., univ., sekt. tierprod. u. veter.-med.. - leipzig (1987)t. 2. - s. 289 - 295 : 4 tab., 3 lit., zus. in russ., engl. - nach zus.. - b14=za 5228
**60.45.25.05.05.07.04.; 60.45.25.05.05.07.02.; 60.45.05.10.07.01.02.**
*broiler; legehenne; fuetterung; silage; energiekonzentration; wachstum; + ccm;*
der futterwert von ccm-silage fuer das gefluegel wird eindeutig vom rfa-gehalt (abhaengig vom mitgeernteten spindelanteil) beeinflusst. fuer ccm-silage mit 70 bzw. 41 g rfa/kg ts wurden 732 bzw. 802 efh/kg ts ermittelt. unterschiedl. zerkleinerungsgrad (mahlfeinheit) hat praktisch keinen einfluss auf die verdaulichkeit vom ccm-silage und somit auf den energet. futterwert. mit zunehmendem alter der broilerkueken steigt die verdaulichkeit der org. subst. geringfuegig an. ccm-silage mit niedr. rfa-gehalt kann koernermais in der broilermastration gleichwertig waehrend der ges. mastdauer ersetzen. um eine selektive futteraufnahme auszuschliessen, sollte die zerkleinerung auf 6 mm sieben erfolgen.

**t811 - 0386 neue gesichtspunkte zur vitaminversorgung des gefluegels**
richter, g.; meixner, b. - in: 18. jahrestag., univ., sekt. tierprod. u. veter.-med.. - leipzig (1987)t. 2. - s. 401 - 407 : 1 tab., 5 lit., zus. in russ., engl. - nach zus.. - b14=za 5228
**60.45.25.05.05.07.04.; 60.45.25.20.05.07.; 60.45.05.10.07.07.**
*broiler; vitamin e; pute; eimeria; vitamin a; moschusente;*
auf der grundlage von tierexper. wurden neue bedarfsnormen fuer die vit. a und e bei kueken, junghennen der legerichtung, legehennen, broiler, mastputen und mastcairina erarbeitet. neben der aufzucht-, lege- und mastleistungen wurden die humorale immunantwort, die infektionsabwehr gegen eimeria tenella sowie verschiedene biochem. kriterien einbezogen. in der fuetterung der genannten gefluegelarten sind einsparungen durch verminderung der mischfutterzusaetze an vit. a und e moeglich.

**t811 - 0387 neue ergebnisse zum ergotropikaeinsatz beim gefluegel**
meixner, b. - in: 18. jahrestag., univ., sekt. tierprod. u. veter.-med.. - leipzig (1987)t. 2. - s. 430 - 437 : 7 tab., 4 lit., zus. in russ., engl. - nach zus.. - b14=za 5228
**60.45.25.05.05.07.04.; 60.45.05.10.07.07.**
*gefluegel; fuetterung; ergotropikum; ameisensaeure; fumarsaeure; futteraufwand; + avoparcin; + nourseothricin; + darmflorastabilisator;*
mit hilfe einer roggenration wurde die darmflorastabilisierende wirkung der antibiotika avoparcin und mourseothricin, der chinoxalin-di-n-oxide ckb 1548 und ckb 1616 sowie von ameisen-, fumar- und propionsaeure ueberprueft. ausser den org. saeuren wiesen alle pruefsubst. darmflorarastabilisierende effekte auf, die sich sowohl durch verbesserte lm und futteraufwandswerte als auch durch laengere darmzotten auswiesen. in weiterfuehrenden untersuchungen wurden konventionelle broilermastrationen mit 15 mg avoparcin, 40 mg mourseothricin und 15 mg nitrovin/kg futter supplementiert. lm-steigerungen von 5...9 % und

futteraufwandssenkungen von 4...8 % mit diesen praeparaten fuehren zu prakt. einsatzempfehlungen.

**t811 - 0388 moeglichkeiten des einsatzes oertlicher futterreserven in der broilermast**
meixner, bernhard. - in: wiss. z. univ., math.-naturwiss. r.. - leipzig 36(1987)3. - s. 316 - 320 : 4 tab., 13 lit., zus. in engl. - nach zus.. - b14=z 755
**60.45.25.05.05.07.04.; 60.45.05.10.07.01.06.; 60.45.05.10.07.06.03.**
*broiler; fuetterung; alleinfuttermittel; kartoffel; frischkaese; futteraufnahme; +eiweissmischsilage;*
in einem 52taeg. mastversuch mit broilern wurden die moeglichkeiten des einsatzes von eiweissmischsilage, futterquark und gedaempften kartoffeln im partiellen austausch von broilermastfutter untersucht. geringere ts-gehalte des futters steigerten die futteraufnahme bis zu 70 % (frischsubst.). dem broilermast-alleinfutter adaequate ergebnisse wurden mit 10 % eiweissmischsilage oder 15 % quark in der ration erreicht. hoehere anteile kartoffeln (50 % der frischsubst.) in der ration sind nicht zu empfehlen. aus fuetterungshygien. gruenden sollte feuchtkruemeliges futter erst ab 14. masttag verabreicht werden.

**t811 - 0389** biological tools improve poultry performance (eng)
lyons, t. p.; jacques, k. - in: poultry. - doetinchem 3(1987)4. - s. 53 - 55 : 2 tab., 2 abb. - arb.st:alltech, inc., nicholasville, kentucky. - b14=zb 4247
**biologische methoden verbessern die gefluegelleistungen**
**60.45.25.05.05.07.04.; 60.45.25.20.05.07.; 60.10.15.10.15.05.06.**
*gefluegel; broiler; pute; futterzusatz; verdauung; lebendmasse;*
als ersatz fuer futterzusaetze, bes. antibiotika, kommen verdauungsenzyme, mikro-eingekapselte bakterien, hefekulturen, azidifikation in betracht. enzymzusaetze mit alphaamylase und protease verbesserten bei energiereichen rationen und staerker noch bei energieaermeren die lm und den futteraufwand von broilern. aehnl. effekte traten bei kueken auf, die betaglucanase in rationen mit gerste, reis oder weizen erhielten. milchsaeurebakterien, auch in verbindung mit hefekulturen, koennen z. b. in der putenmast an stelle von antibiotika mit aehnl. effekten wie diese eingesetzt werden. milde futter- oder traenkwasserazidifikation foerdert das wachstum von milchsaeurebakterien und beguenstigt die wirkungen der verdauungsenzyme. - h. hattenhauer / merbitz.

**t811 - 0390 koernerweizen in der haehnchenmast: mastleistung und kokzidioseschutz bei unterschiedlichem lasalocidgehalt des mastfutters**
rueller, r.; greuel, e.; velten, h.-j. - in: dt. gefluegelwirtsch. und schweineprod.. - stuttgart 39(1987)46. - s. 1367 - 1370 : 6 tab., 1 abb., 5 lit.. - b14, ha133
**60.45.25.05.05.07.04.; 60.45.25.05.05.06.03.**
*broiler; fuetterung; futtermittel (pflanze); praeparat; leistung; lebendmasse;*
in 2 versuchen mit je 2880 mastkueken wurde der einfluss von 30 % koernerweizen zu pelletiertem futter ab 22. tag sowie die erhoehung des zusatzes an kokzidiostatikum von 90 auf 125 mg/kg (avatec) auf die mastleistung geprueft. ab 21. tag wurden 50 % der gruppen mit 200000 kokzidien-oocysten (e. tenella, e. maxima) infiziert. die zufuetterung von koernerweizen bewirkte die steigerung der zunahme um 2,6...3,5 %, des verzehrs um 3,9...5 % und des aufwandes um 1...1,5 %. verluste blieben unbeeinflusst. koernerweizenzulagen beeinflussten die mastleistung der infizierten tiere positiv. die erhoehung des kokzidiostatikum-zusatzes erbrachte keine bessere leistung, wurde aber aus sicherheitsgruenden empfohlen. - r. schubert / merbitz.

**t811 - 0391** a note on the metabolizable energy of dehydrated final molasses diets for broilers (eng)
alvarez, r. j.; savon, lourdes. - in: cuban. j. agric. sci.. - la habana 21(1987)3. - s. 281 - 284. - b14=za 5686
**eine bemerkung zur umsetzbaren energie von rationen mit getrockneter melasse bei broilern**
**60.45.25.05.05.07.04.; 60.45.05.10.07.01.24.**
*broiler; melasse; umsetzbare energie; fuetterung; asche;*
rationen mit einem unterschiedl. gehalt an getrockneter melasse (wasserentzug durch

ca-oxidzusaz) und einem zusatz von 0,5 celite als interner marker wurden an 791 maennl. broiler verfuettert. der gehalt an umsetzbarer energie in den rationen vermindert sich mit steigendem melasseanteil (14,5...8,6 mj/kg bei 0...50 % melasseanteil). dieser befund wird auf den steigenden ascheanteil (bes. ca) der rationen mit dem zusatz an entwaesserter melasse zurueckgefuehrt. - g. jahreis.

**t811 - 0392** ispol"zovanie razlichnykh form kholinkhlorida v kormlenii cypljat-brojjlerov (rus)
baranova, g. - in: ekspress inform.. - zagorsk (1987)11. - s. 9 - 12 : 1 tab.. - b14, ha133
**die anwendung verschiedener cholinchloridformen in der broilerfuetterung**
**60.45.25.05.05.07.04.; 60.45.05.10.07.04.; 60.45.25.05.05.06.03.**
*broiler; futtermittel; cholin; lebendmasse; futteraufwand; schlachtwert; effektivitaet;*
als cholinchloridquelle diente ein trockenprodukt, das, gebunden an kleie (50 %ig), palygprskit (60 %ig), vermikulit (60 %ig) bzw. mikrocellulose (67 %ig), in hoehe von 750 bzw. 500 g aktive subst./t mischfutter in der 1. bzw. 2. phase eingesetzt wurde. i. vgl. zur kontrolle (k) mit dem konventionellen fluessigprodukt (70 %ig) am 49. tag bei mischfutter ohne tier. proteintraeger, eine mittlere lm von 1480...1520 g (k: 1440 g) sowie ein futteraufwand von 2,60...2,78 (k: 2,79) erzielt, bei einem verhaeltnis der schlachtwertklassen 1 zu 2 von 35 : 65 (k: 30 : 70). analog gerichtete ergebnisse wurden mit konventionellem mischfutter erreicht. produktionsexper. bestaetigten die befunde. - h. berger / merbitz.

**t811 - 0393 mangankonzentration und -verteilung in broilern nach unterschiedlicher mn-versorgung**
kilic, a.; weigand, e.; kirchgessner, m. - in: arch. gefluegelkd.. - stuttgart 51(1987)5. - s. 197 - 203 : 6 tab., 19 lit., zus. in franz.,engl., russ., nach zus. - arb.st:inst. f. ernaehrungsphysiol., d-8050 freising-weihenstephan. - b14, ha133
**60.45.25.05.05.07.04.; 60.10.15.10.15.05.06.**
*broiler; fuetterung; mangan; futterverwertung; lebendmasse;*
um den einfluss einer unterschiedl. mn-versorgung auf mn-konz. und -verteilung zu pruefen, erhielten broilerkueken nach einer 12taeg. mn-armen ernaehrung je nach gruppenzugehoerigkeit in einzelhaltung (e) bzw. gruppenhaltung (g) futter mit folg. gehalten an mn (mg/kg): 2,8 (gr. e1), 9,1 (e2 und g2), 25,8 (e3 und g3) bzw, 59,7 (e4). diese gestaffelte mn-zufuhr, die bei den gr. g2 und g3 8 d und bei den gr. e1 und e4 16 d dauerte, blieb ohne einfluss auf lm-entwicklung und futterverwertung. in allen untersuchten koerperteilen (verdauungstrakt, leber, pankreas, nieren, haut mit gefieder inklusive kopf und fuesse, femur, restkoerper) erhoehte sich die mn-konz. infolge der mn-repletion.

**t811 - 0394** ehffektivnost soderzhanija kur-nesushek v zavisimosti ot rezhima poenija (rus)
asrijan, m. a. - in: novye priemy kormlenija i vyrashhivanija v promyshlennom pticevodstve. - zagorsk, 1986. - s. 10 - 16 : 7 tab.. - b14=1987 a 896
**die effektivitaet der haltung von legehennen in abhaengigkeit von den traenkverhaeltnissen**
**60.45.25.05.05.08.; 60.45.25.05.05.07.02.; 60.01.40.05.10.11.03.**
*legehenne; tierhaltung; traenken; zeit; futteraufwand; selbstkosten;*
hoehere ergebnisse in leistung und ertrag an eiern von 1 m2 stallflaeche wurden von hennen erzielt, die einen staendigen zugang zum wasser hatten. die leistung war um 1...7 % hoeher als bei hennen mit unterbrochenem traenkregime. am effektivsten war das regime, bei dem die hennen 2,5 h/d im verlauf der ges. haltungsperiode wasser erhielten. hierbei wurden die selbstkosten je 1000 eier um 10,5 % gesenkt, der futterverbrauch je 10000 eier um 20 % gesenkt und die rentabilitaet der eierproduktion um 16,1 % erhoeht. es verringert sich der wassergehalt im kot um 8...10 % und der wasserverbrauch um 43...50 %. - k. witt.

**t811 - 0395** patologija opornogo apparata tazovykh konechnostejj u brojjlerov (rus)
zhukov, v. - in: pticevodstvo. - moskva (1988)1. - s. 37 - 39 : 5 abb.. - b14=z 814, ha133
**pathologie des stuetzapparates der hinteren extremitaeten bei broilern**
**60.45.25.05.05.08.; 60.50.31.25.**

*broiler; tierhaltung; gliedmassen; entzuendung; alter; besatzdichte; lebendmasse; + sitzstange;*
in versuchen sollte der einfluss von sitzstangen auf die krankheitsverlaeufe des stuetzapparates untersucht werden. im alter von 6 d wurden die sitzstangen erstmalig durch die broiler angenommen. die abhaengigkeit der schaedigungen der stuetzstangen in den kaefigen wurde durch errechnung eines korrelationskoeff. nach pearson festgestellt. demnach ist die haeufigkeit des auftretens von gelenkentzuendungen in erster linie abhaengig vom alter der tiere r = 0,730, den sitzstangen r =0,855 und der besatzdichte r = 0,987 waehrend die entstehung von synovitis abhaengig ist vom alter der tiere r = 0,927 und der besatzdichte r = 0,985. - u. krebs / merbitz.

**t811 - 0396** the effect of light wavelengzh on the production and quality of eggs of the domestic hen (eng)
pyrzak, r.; snapir, n.; goodman, g. - in: theriogenology. - los altos, calif. 28(1987)6. - s. 947 - 960 : 3 abb., 4 tab., 26 , lit. - arb.st:dept. of animal sci., the hebrew univ. of jerusalem, rehovot 76100. - b14=z 6007
**der einfluss der lichtwellenlaenge auf die produktion und qualitaet der eier von der haushenne**
**60.45.25.05.05.08.; 60.45.25.05.05.06.02.**
*legeleistung; licht; wellenlaenge; qualitaet; ei; legehenne;*
legehennen wurden einer der folg. lichtquellen mit gleicher photonenausstrahlung ausgesetzt: blau (b), gruen (g), rot (r), wolframlicht (w), kalt-weiss (kw), fluoreszens- oder simuliertes sonnenlicht (f), um den einfluss auf die ei produktion zu untersuchen. im 1. zyklus lief die versuchsdauer ueber wo., im 2. ueber 19 wo. bei r lag die gesamteierproduktion am hoechsten, bei b am niedrigsten. die hennen reagierten waehrend des 2. zyklus empfindlicher als im verlauf des 1. unter kw-einfluss erzeugten sie weniger eier als bei f-strahlung. bei b oder g legten sie groessere eier als bei r. und bei f schwerere als bei w oder kw. im 1. zyklus war die schalenqualitaet bei g besser als bei b und r. das %uale dotter-eiklar-verhaeltnis war im 1. zyklus zur lichtwellenlaenge bezogen. - h. steger / dummerstorf-rostock.

**t811 - 0397** feather pecking and plumage condition (eng)
nogaard-nielsen, g. - in: poultry. - doetinchem 2(1986)5. - s. 10 - 13 : 1 tab., 3 abb. - arb.st:royal vet. and agric. univ., frederiksberg, denmark. - b14=zb 4247
**federfressen und befiederungszustand**
**60.45.25.05.05.08.; 60.45.05.05.07.**
*legehenne; gefieder; kaefighaltung; fuetterung; verhalten;*
schlechte befiederung erhoeht die waermeabgabe und futteraufnahme der tiere sowie das verletzungsrisiko der nackten haut. hauptursachen fuer schlechte befiederung bei kaefighaltung sind abrieb und federfressen. neuerdings wird aber dem fuetterungsverhalten der tiere eine ursaechl. bedeutung beigelegt, das haeufig durch die reizarme umwelt fehlgerichtet ist. in der reizreicheren umwelt des alternativen hans-kier-haltungssystems (modifiziertes pennsylvaniasystem mit sitzstangen, gemeinschaftsnestern, 20 % der bodenflaeche als sandboden, 7 m 2 grundflaeche fuer 75 hennen), das ein modernes intensives haltungssystem fuer legehennen darstellt, wird federfressen deutlich reduziert und die befiederung verbessert. - h. hattenhauer / merbitz.

**t811 - 0398** temperature and the growth of broilers (eng)
howlider, m. a. r.; rose, s. p. - in: world"s poultry sci. j.. - aylesbury, bucks. 43(1987)3. - s. 228 - 237 : 4 abb., 18 lit., zus. in russ., franz., span., dt. - nach zus.. - b14=za 1485
**temperatur und das wachstum von jungmastgefluegel**
**60.45.25.05.05.08.; 60.45.25.05.05.06.03.; 60.45.25.05.05.06.04.**
*broiler; stallklima; zunahme; futteraufnahme; futterverwertung; schlachtkoerper;*
zunahme, futteraufnahme, -verwertung und koerperzusammensetzung der unter verschiedenen temp. gehaltenen broiler wurden als prozentsatz der leistung von broilern ausgedrueckt, die bei 21 cel gehalten wurden. ueber den ges. untersuchten temp.-bereich (7,2...37,8 cel) wies die auswirkung auf zunahme und futteraufnahme von gemischt geschlechtl. herden einen kurvilinearen verlauf auf. dagegen zeigte sich im bereich von 7,2...21 cel ein linearer verlauf, wobei sich zunahmen und futteraufnahme je grad anstieg der umgebungstemp. um 0,12 bzw. 0,62 % verringerten. diese wachstumsverringerung ist bei maennl. broilern groesser als bei weiblichen.

**t811 - 0399 wirtschaftliche optimierung der legehennenhaltung mit hilfe dynamischer programmierung**
klepper, r.; sundermeier, h.-h. - in: fachinformat. landwirtsch. u. gartenbau: datenbanken u. pc-anwend.. - stuttgart : eugen ulmer verl., 1986. - s. 231 - 244 : 2 abb., 32 lit., zus. in engl. - nach zus.(agrarinformatik ; 10). - b14=sr 4501,10
**60.45.25.05.05.08.; 60.01.30.25.11.; 60.01.30.11.05.11.**
*legehenne; tierhaltung; optimierung; legeleistung; kosten; modell;*
bei konstanter produktionstechnologie ist eine verbesserung des wirtsch. erfolgs nur durch die modifizierung der dauer und zeitl. positionierung der legeperioden moeglich. erfaehrt ein legehennenbestand eine zwangsmauser, ist u. u. eine 2. legeperiode infolge sinkender junghennenkosten pro ei trotz verminderter leistung und erhoehter verluste sinnvoll. da der uebl. produktionstheoret. ansatz zur bestimmung der optimalen haltungsdauer nur beim ident. ersatz sinnvoll anwendbar ist, wurde ein modell der diskreten dynamischen programmierung (dp) erstellt, das optimale haltungsstrategien ermittelt.

**t811 - 0400** 0 sokhranenii genofonda gusejj raznykh porod (rus)
pimenov, b. v.; zharkova, i. p. - in: vysokoproduktivnye linii i krossy pticy dlja promyshlennojj tekhnol.. - zagorsk, 1986. - s. 94 - 104. - b14=1987 a 897
**ueber die erhaltung des genfonds von gaensen verschiedener rassen**
**60.45.25.10.05.03.; 60.45.25.10.05.06.**
*gans; genreserve; legeleistung; eimasse; rasse; lebendmasse;*
im versuchsbetrieb "maiskoje" von vnitip wurden im 11. fuenfjahresplan 4 untersuchungen an gaenserassen durchgefuehrt. 20 gaenserassen wurden auf legeleistung, eimasse, aufgezogene goessel/gans, lm mit 8 wo. und goesselmasse untersucht. ziel der versuche war die erhoehung der variablilitaet der rassen zur verbesserung der leistungen durch ermittlung der optimalen gruppengroessen (25 gaense und 13 ganter). die ganter wurden nach dem rotationsprinzip angepaart. die besten ergebnisse wurden rangmaessig von den rassen "perejaslavskaja", "arsamaskaja", "italiener", "cholomogorskaja" und "kubaner" erreicht. - j. daehn.

**t811 - 0401** uskornennyjj otkorm gusejj na khirnuju pechen" (rus)
mamaev, v. v. - in: novye priemu kormlenija i vyrashhivanija v promyshlennom pticevodstve. - zagorsk, 1986. - s. 16 - 23 : 4 tab., 6 lit.. - b14=1987 a 896
**die beschleunigte mast der gaense auf fettleber**
**60.45.25.10.05.07.; 60.45.25.10.05.06.**
*gans; mast; fuetterung; wachstum; lebendmasse; leber; + fettleber;*
die besten ergebnisse bei der zwangsmast von toulousegaensen wurden im alter von 360 d bei 8maliger fuetterung im verlauf des 24 stundentages ab 10. masttag erzielt. die dauer der mast betraegt dabei 21 d. die groesste fettleber (ueber 400 g) wurde von gaensen gewonnen, die eine lm vor der mast von 4,2...4,3 kg, nach der mast von 7,7...7,9 kg hatten und eine lm-zunahme von 78...85 % in den 3 wo. brachten. die lm-zunahme ist in der mastperiode bedingt durch das wachsen des fettgewebes und haengt von der dauer der zwangsmast ab. - k. witt.

**t811 - 0402** sukhojj tip kormlenija gusejj (rus)
bobylev, a.; ehl"bert, g. - in: pticevodstvo. - moskva (1988)1. - s. 28 - 30 : 3 tab.. - b14, ha133
**trockengruen in der gaensefuetterung**
**60.45.25.10.05.07.; 60.45.25.10.05.06.**
*gans; trockengruenfutter; rohprotein; umsetzbare energie; futteraufwand; lebendmasse; schlachtausbeute;*

**t811 - 0403** resursosberegajushhaja tekhnologia (rus)
skicko, v. - in: pticevodstvo. - moskva (1988)2. - 25 - 1 abb.. - b14=z 814, ha133
**ressourcensparende technologie in der entenproduktion**
**60.45.25.15.05.08.; 60.55.55.25.**
*ente; stallhaltung; energieeinsparung; aufzucht; fleischproduktion;*
die gefluegelfabrik "gorodenskowskaja" steigerte von 1984/86 ihre entenfleischproduktion von

1235 t. von den 24 staellen des betriebes werden 4 als elterntierstaelle (18 x 96 m) genutzt, ausgeruestet mit klimat 47" und der waermerueckgewinnungsanlage "tg 2,5a". die staelle sind mit polyaethylenplanen in 2 haelften unterteilt. bis zum alter von 10...15 d werden die tiere zur in der ersten stallhaelfte gehalten. 1986 konnten damit 85200 kwh elektroenergie gespart werden und ein oekon. effekt von etwa rbl. 40000 erzielt werden. - j. daehn / merbitz.

**t811 - 0404** otraslevojj standart na tekhnologiju vyrashhivanija remontnykh utjat (rus)
kovackijj, n. - in: pticevodstvo. - moskva (1988)1. - s. 33 - 34. - b14=z 814, ha133
**zweigstandard fuer die technologie der auzucht von enten**
**60.45.25.15.05.08.; 60.45.25.15.05.07.; 60.05.15.**
*ente; standard; technologie; aufzucht; einstreu; messgeraet;*
der standard "produktion von entenfleisch technologischer prozess der aufzucht der jungtiere zur komplettierung der elterntierentenherden. grundparameter "ost 108 -86" gilt ab 1.1.1987 fuer die dauer von 5 jahren. er reglementiert die zootechn. und technol. parameter der aufzucht von jungtieren auf tiefstreu. der standard besteht aus 4 teilen. teil 1 beinhaltet die anforderungen an stall und stalleinrichtungen. teil 2 - die zootechn. parameter wie produktionszyklogramm und selektionsdruck, teil 3 - technol. parameter wie besatzdichte trog- und traenkelaenge, temp., luftfeuchtigkeit, teil 4 - die messgeraete, mit denen die forderungen auf einhaltung ueberprueft werden koennen. - u. krebs / merbitz.

**t811 - 0405** rast zivej hmotnosti, jatocnej vyt"aznosti a casti tela dvoch roznych linii moriek (sze)
durovcik, jan. - in: pol"nohospodarstvo. - bratislava 33(1987)10. - s. 960 - 968. - b14=za 320
**zunahme von lebendmasse, schlachtausbeute und koerperteilen bei zwei unterschiedlichen putenlinien**
**60.45.25.20.03.; 60.45.25.20.05.06.; 60.45.05.05.04.04.**
*pute; linienzucht; lebendmasse; schlachtausbeute; koerperteil; legeleistung;*
es wurden lm, schlachtausbeute und die masse einzelner koerperteile von puten der linie iv-s un iv-r im alter von 8 und 20 wo. untersucht. die 1. linie ist der durchschnittstyp einer breitbruestigen pute mit den genet. voraussetzungen fuer eine hohe legeleistung, der 2. typ ist eine schwere breitbruestige pute mit hoher wachstumsintensitaet. mit zunehmender masse der tiere erhoehte sich die schlachtausbeute von 74...78 % und der 8. wo. auf 76...82 % in der 20. woche. am intensivsten waechst die brust, dann die keule, am langsamsten wachsen hals, rumpf und fluegel. die unterschiede zwischen den linien und geschlechtern sind bei allen untersuchten werten statistisch signifikant.

**t811 - 0406** observations on the size of the follicular hierarchy in the turkey hen and a case of arrestaed follicular growth (eng)
hocking, p. m.; walker, m. a.; waddington, d. - in: brit. poultry sci.. - edinburgh 28(1987)4. - s. 755 - 757 : 1 tab., 7 lit. - arb.st:afrc inst. of animal physiol. and genetics research, edinburgh research station, roslin, midlothian eh25 9ps, scottland. - ha133
**beobachtungen ueber den umfang der follikelhierarchie bei putenhennen und ein fall von gehemmtem follikelwachstum**
**60.45.25.20.05.04.**
*pute; fortpflanzung; follikel; fuetterung;*
durch fuetterung fettloesl. farbstoffe und auszaehlen der farbringe am dotter der gelegten eier wurde bei puten, die ad libitum oder von der 6. bis 30. lebenswoche restriktiv gefuettert wurden, die phase des schnellen follikelwachstums bestimmt. bei beiden fuetterungsmethoden war das schnelle follikelwachstum gleich, im mittel betrug es 11,6 d. die max. anzahl gelber follikel ueber 8 mm, die man in der follikelhierarchie von legehennen waehrend der legespitzen erwarten kann, betraegt 6...7, die in der hierarchie von puten betrug vergleichsweise aber 9...10. der vermutlich erste fall von gehemmten follikelwachstum bei puten wurde an einem tier beobachtet. - h. hattenhauer / merbitz.

**t811 - 0407 einfluss von aminosaeurezulagen auf das wachstum von puten**
jackson, starr e.; potter, l. m. - in: degussa-inform.-dienst mischfutterind.. - hanau, brd

(1988)1. - s. 3 - 4 : 2 abb., 2 tab.. - b14=zb 3815
60.45.25.20.05.07.; 60.45.25.20.05.06.; 60.45.05.10.07.07.
*aminosaeure; pute; fuetterung; wachstum;*

**t811 - 0408** effect of furazolidone and nitrofurazone on egg production, on plasma luteinising hormone and on prolactin concentrations in turkeys (eng)
ali, b. h.; silsby, j.; el halawani, m. e. - in: brit. poultry sci.. - edinburgh 28(1987)4. - s. 613 - 621 : 2 abb., 2 tab., 22 lit. - arb.st:dep. of animal sci., univ. of minnesota, st. paul, minnesota 55108. - ha133
**einfluss von furazolidon und nitrofurazon auf die eiproduktion, die plasmaluteinisierungshormone und auf die prolactinkonzentration bei puten**
60.45.25.20.05.07.; 60.45.25.20.05.06.; 60.10.25.50.10.
*pute; fuetterung; praeparat; hormon; impfen; leistung;*
oral wurden legende puten o.a. praeparate in dosen von 7,5, 15 oder 30 mg/kg 7 d lang verabreicht. die lh-konz. wurde durch beide mittel signifikant bei dosen von 15 und 30 mg/kg gesenkt. die eiproduktion war bei einsatz beider praeparate in hohen dosen niedriger, nitrofuracon wirkte staerker. den tieren mit der dosis 15 mg/kg wurde intramuskulaer lhrh in einer dosis von 5 mg/kg injiziert. nitrofuracon verringerte signifikant des ansteigen des lh-spiegels, welcher durch das lhrh induziert wurde. - u. krebs / merbitz.

**t811 - 0409** changes in embryonic development associated with long-term selection for high growth rate in japanese quail (eng)
lilja, clas; olsson, ulf. - in: growth. - lakeland, fla. 51(1987)3. - s. 301 - 308 - arb.st:schwed. univ. landwirtschaftswiss., abt. tierphysiol., 75007 uppsala, schweden. - b14=zb 3406
**veraenderungen in der embryonalen entwicklung und langzeitselektion fuer hohe wachstumsraten bei japanischen wachteln**
60.45.25.30.; 60.45.05.05.04.; 60.45.05.05.05.
*wachtel; tierzucht; selektion; wachstum; embryo;*
die selektion auf hohe wachstumsraten resultierte in einem veraenderten wachstum des embryos und der extra-embryonalen membranen (dottersack, allantois). die erste zeit der bebruetung war durch eine verringerte embryomasse und durch schnellere entwicklung der extra-embryonalen membran charakterisiert. diesen veraenderungen folgte ein zunehmendes wachstum des embryos. die wachstumsrate wurde durch die kapazitaet zur absorption und nutzung des dotters begrenzt. - g. richter.

**t811 - 0410** sozdanie linijj cesarok, prisposoblennykh k kletochnomu soderzhaniju (rus)
rojjter, ja. s.; guseva, n. k. - in: vysokoproduktivnye linii i krossy pticy dlja promyshlennojj tekhnol.. - zagorsk, 1986. - s. 88 - 94. - b14=1987 a 897
**das schaffen einer perlhuhn-linie, die fuer die kaefighaltung geeignet ist**
60.45.25.30.
*perlhuhn; kaefighaltung; zuchtziel; rasse; mastleistung; legeleistung;*
in einem vnitip-versuchsbetrieb wurden 1978/85 in 2 etappen zuechtungsversuche mit perlhuehnern durchgefuehrt. im 1. teil wurden aus der zagorsker weissbruestigen rasse cremefarbene und graugesprenkelte perlhuehner auf kaefighaltung gezuechtet. danach wurde nach produktionsrichtung auf mastlinie 1=vaterlinie) und legeleistung(linie 2=mutterlinie) selektiert. bei den haehnen der linie 1(l1) verbesserte sich die lm nach 7 generationen in der 10. woche um 90 g auf 1,03 kg und bei den hennen der l2 verbesserte sich in der gleichen zeit die legeleistung in der 64. wo. um 6,7 eier auf 123,7 eier bei 90,7%igem schlupf. - j. daehn.

**t811 - 0411** relationship between parental age, egg weight and hatching weight of japanese quail (eng)
tserveni-gousi, a. s. - in: brit. poultry sci.. - edinburgh 28(1987)4. - s. 749 - 752 : 2 tab., 8 lit. - arb.st:dep. of animal husbandry, vet. school, the univ., thessaloniki 54006, griechenland. - ha133

**beziehungen zwischen alter der eltern, einzeleimasse und schlupfmasse von japanischen wachteln**
60.45.25.30.
*wachtel; eimasse; schlupf (tier); alter; korrelation;*
zwischen einzeleimasse und kuekenmasse beim schlupf (r exp2 = 0,32) sowie zwischen alter der wachtel und schlupfmasse der kueken (r exp2 = 0,86) bestanden signifikante beziehungen. die schlupfmassen wurden demnach staerker vom alter der zuchttiere als von den einzeleimassen an sich beeinflusst. die schlupfmassen konnten mit hilfe des alters der zuchthennen als einziger unabhaengiger variablen exakt vorausgesagt werden. durch die einzeleimassen konnte keine weitere variation erklaert werden. - h. hattenhauer / merbitz.

**t811 - 0412** transaminase and phosphomonoesterase activities in different regions of the oviduct epithelium of laying japansese quail (coturnix coturnix japonica) (eng)
darshan, n.; panda, j. n. - in: brit. poultry sci.. - edinburgh 28(1987)4. - s. 743 - 747 : 2 tab., 10 lit. - arb.st:div. of physiol. and reproduction, central avian research inst., izatnagar, uttar pradesh 243 122, india. - ha133
**transaminase- und phosphomonoesterasewirkungen in verschiedenen regionen des eileiterepithels von legenden japanischen wachteln (coturnix coturnix japonica)**
60.45.25.30.
*wachtel; geschlechtszyklus; eileiter; enzymaktivitaet; protein; eiklar;*
wenn sich ein ei in der schalendruese des eileiters befand, wurden die wirkungen der alkal. (alp) und sauren phosphomonoesterase (acp) sowie der asparagin- (got) und alanin- (gpt) - aminotransferasen im glandulaepithel des infundibulums, magnums, isthmus und der schalendruese bestimmt. die aktivitaeten all dieser enzyme waren in der schalendruese signifikant groesser als im isthmus und magnum. gelelektrophoret. analysen ergaben, dass im magnum-epithel dieselben proteine wie im eiklar des gelegten eies vorhanden waren. - h. hattenhauer / merbitz.

**t811 - 0413** effects of oestrogen and anti-oestrogen on the cells of the endosteal surface of male japanese quail (eng)
ohashi, t.; kusuhara, s.; ishida, k. - in brit poultry sci - edinburgh 28(1987)4. - s. 727 - 732 : 2 abb., 2 tab., 19 lit. - arb.st:dep. of animal sci , fac of agric., niigata univ., 2-8050 ikarashi, niigata 950-21, japan. - ha133
**einfluesse von estrogen und antiestrogen auf die zellen der endost-oberflaeche von japanischen wachteln**
60.45.25.30.
*wachtel; hormon; knochen; zelle;*
als reaktion auf eine injektion von 2 mg estradiol/tier in den brustmuskel verringerte sich die anzahl der endostzellen waehrend der medullaren knochenbildung maennl. wachteln an der endostoberflaeche, die anzahl der praeosteoblasten und osteoblsten dagegen erhoehte sich hierdurch. nach applikation von estrogen und antiestrogen (20 mg/tier tamoxifen oral) erhoehte sich deren anzahl nicht. die endostzellen verringerten sich jedoch langsam und die anzahl der osteoklaste erhoehte sich. demnach scheint die differenzierung der osteoblasten durch estrogenstimulation induziert zu werden. bei estrogenhemmung treten osteoklaste an der endostoberlfaeche auf. - h. hattenhauer / merbitz.

## 60.45.30. fischproduktion

**t811 - 0414** annual report 1987 (eng)
... - in: freshwater biol.. - oxford 55(1987). - s. 1 - 37. - b259
**jahresbericht 1987**
60.45.30.01.; 60.05.55.
*binnenfischerei; fisch; biol; + jahresbericht;*

**t811 - 0415** annual changes in the properties of carp urine (eng)

kakuta, izuru; nanba, kenji; uematsu, kazumasa. - in: bull. jap. soc. sci. fisheries. - tokyo 53(1987)4. - s. 573 - 579 : 4 abb., 1 tab., 7 lit., zus. in jap.. - b259
**jahreszeitliche veraenderungen in den eigenschaften von karpfen-urin**
**60.45.30.02.01.02.**
*karpfen; harn; jahreszeit; temperatur; + cyprinus carpio;*
die untersuchungen sind einmal monatlich an freischwimmenden karpfen durchgefuehrt worden. das absol. exkretionsvolumen anorg. ionen (na, k, ca, mg) und der n-komponenten (ammonium, kreatin, protein, harnstoff, kreatinin, harnsaeure) veraenderte sich im zusammenhang mit veraenderungen der wassertemperatur. urin-osmolaritaet und na-konz. nahmen im mai und juni deutlich ab. k, creatin und protein stiegen im mai, okt. nov./dez. signifikant an. die veraenderungen der gen. parameter waren ausserdem von anderen faktoren wie futtergewohnheiten und photoperiode abhaengig. - m.-l. albrecht / friedrichshagen.

**t811 - 0416** plasma transport form and metabolism of dietary fatty alcohol and wax ester in carp (eng)
mankura, mitsumasa; iijima, noriaki; kayama, mitsu. - in: bull. jap. soc. sci. fisheries. - tokyo 53(1987)7. - s. 1221 - 1230 : 9 abb., 5 tab., 29 lit., zus. in jap.. - b259
**plasma-transportform und stoffwechsel von diaetetischem fettalkohol und wachsester bei karpfen**
**60.45.30.02.01.02.**
*karpfen; stoffwechsel; + cyprinus carpio; + fettalkohol; + wachsester;*
um den mechanismus des transports und stoffwechsels von nichtglycerid-lipiden in fischen zu studieren, ist das schicksal von diaetet. fettalkoholen und wachsestern untersucht worden, indem karpfen mit 14c-oleyl-alkohol und 14c-oleyl-palmitat gefuettert wurden. der fettalkohol und ein teil der wachsester wurde im darmgewebe weitgehend zu den entspr. saeuren oxydiert, die sich dann wie im fall von diaetet. saeuren verhielten. einige wurden in form von wachsestern reesterifiziert. die meisten wurden dann als triglyceride und phosphatidylcholin im plasma transportiert. die zirkulierende lecithin:alkohol-acyltransferase im plasma scheint mit der wachsester-synthese in beziehung zu stehen. - m.-l. albrecht / friedrichshagen.

**t811 - 0417** ultimobranchial gland of male clarias batrachus in response to glucagon treatment (eng)
srivastav, shyam prakash; swarup, krishna; srovastav, ajai k. - in: zool. anz.. - jena 218(1987)5/6. - s. 389 - 393 : 3 abb., 1 tab., 14 lit.. - b259
**die ultimobranchialdruese von maennlichen clarias batrachus in reaktion auf eine glucagon-behandlung**
**60.45.30.02.01.02.**
*suesswasserfisch; glucagon; + clarias batrachus; + ultimobranchialdruese; + calcaemie;*
maennl. c. batrachus (100...120 g) sind 15 d intraperitoneal mit glucagon (1 mg/ml.kg koerpermasse) injiziert worden. die ultimobranchialen koerper wurden am 1., 3., 5., 10. und 15. tag nach der behandlung fuer histol. untersuchungen fixiert. vom 3. tag nach abschluss des versuchs an war eine fortschreitende abnahme der cytoplasmat. granulation der ultimobranchialen zellen zu verzeichnen, wahrscheinlich durch freisetzung von calcitonin. glucagon bewirkt bei saeugern hypocalcaemie infolge calcitonin-freisetzung aus den parafollikulaeren zellen der schilddruese. diese entsprechen den zellen der ultimobranchialkoerper bei fischen, amphibien und voegeln. - m.-l. albrecht/ friedrichshagen.

**t811 - 0418** prolactin cells of a freshwater catfisch, clarias betrachus (linn.) in response to glucagon treatment (eng)
srivastav, shyam prakash; swarup, krishna. - in: zool. anz.. - jena 218(1987)5/6. - s. 385 - 388 : 3 abb., 1 tab., 10 lit.. - b259
**die prolactin-zellen von clarias batrachus in reaktion auf eine glucagon-behandlung**
**60.45.30.02.01.02.**
*suesswasserfisch; glucagon; prolactin; + clarias batrachus; + calcaemie;*
adulte c. batrachus-maennchen (100...120 g) erhielten 15 d taeglich intraperitoneale glucagon-injektionen (1 mg/ml..kg lm). die exogene zufuhr von glucagon fuehrt zu

hypocalcaemie (hc). vom 3. bis 5. tag nach der behandlung an nimmt die groesse der kerne der prolactin-zellen zu und wird sekret freigesetzt. vom 10.tag an nimmt die kerngroesse ab und beginnt eine regranulation des cytoplasmas. das heisst, dass eine exogen hervorgerufene hc die prolactin-zellen aktiviert, um normocalcaemie herbeizufuehren. - m.-l. albrecht / friedrichshagen.

**t811 - 0419** the heart rate of carp anesthetized with tetraethylene glycol dibutyl ether (eng)
kohbara, jun; nanba, kenji; murachi, shiro. - in: bull. jap. soc. sci. fisheries. - tokyo 53(1987)4. - s. 681 : 1 abb., 5 lit., zus. in jap.. - b259
**die herzrate von karpfen, die mit tetraethylenglycoldibutylether anaesthetisiert wurden**
**60.45.30.02.01.02.**
*karpfen; herz; anaesthetikum; + cyprinus carpio; + tetraethylenglycoldibutylether;*
es wird vermutet, dass der anesthetisierende mechanismus von tetraethylenglycoldibutylether (t) sehr verschieden von dem mechanismus des mittels ms-222 ist. die herzrate von fischen, die mit ms-222 oder urethan betaeubt wurden, erhoehte sich bis zum ventilationsstop. die ursache hierfuer scheint in einer repression der parasympath. nervenfunktionen des herzens zu liegen. wurden die fische mit t betaeubt, so nahm die herzrate ab. dies ist moeglicherweise das resultat der synergist. wirkung von t und erstickungserscheinungen. in der letzten zeit wird haeufig ethylenglycolmonophenylether zur betaeubung von fischen verwendet. - ch. bogen / friedrichshagen.

**t811 - 0420** turnover of 14c-labelled l-histidine and its incorporation into carnosine and anserine in rainbow trout (eng)
abe, hiroki; hochachka, peter w. - in: bull. jap. soc. sci. fisheries. - tokyo 53(1987)6. - s. 1089 - 1094 : 5 abb., 2 tab., 15 lit., zus. in jap.. - b259
**uebertragung von 14 c-markiertem l-histidin und dessen incorporation in carnosin und anserin bei salmo gairdneri**
**60.45.30.02.01.02.**
*forelle; radioaktivitaet; blut; muskulatur; + salmo gairdneri; + anserin; + carnosin;*
die metabol. halbwertzeit von 14c-his im blut wurde mit 1,99 und 3,39 h fuer intraarterielle bzw. intramuskulaere (i.m.) injektion bestimmt. in der weissen muskulatur (m) betrug sie bei i.m. injektion 7,5 d. 2, 4 bzw. 10 d nach der i.m. injektion sind 10...13 % des 14c-his in leber, niere, weisser und roter m sowie im blut nachgewiesen worden. die staerkste aktivitaet zeigte die leber, gefolgt von der niere. bezogen auf das gewebe war die gesamtaktivitaet (ga) in der weissen m am groessten. sie betrug 80...89 % der ga. nach der i.m.-injektion wurde das markierte his allmaehlich in das anserin ung carnosin der m oncorporiert. 14 d nach der injektion entsprach die radioaktivitaet des anserins der von his. - m.-l. albrecht / friedrichshagen.

**t811 - 0421** effect of acute hypoxia on ecg and blood pressure in bulbus arteriosus of rainbow trout (eng)
nanba, kenji; yamamitsu, shunichi; murachi, shiro. - in: bull. jap. soc. sci. fisheries. - tokyo 53(1987)8. - s. 1343 - 1350 : 12 abb., 1 tab., 18 lit., zus. in jap.. - b259
**die wirkung akuter hypoxie auf ekg und blutdruck im bulbus arteriosus von salmo gairdneri**
**60.45.30.02.01.02.**
*forelle; blutdruck; + salmo gairdneri; + hypoxie; + bulbus arteriosus;*
ekg und blutdruck sind bei s. gairdneri (ca. 570 g) gleichzeitig bei ms-222-anaesthesie gemessen worden. die kiemen wurden zunaechst mit einer o2-gesaett. (8 ppm) ms-222-loesung und anschliessend mit einer o2-armen (0,5...0,9 ppm) ms-222-loesung perfusiert. zunahme des schlagvol. (i. vgl. zur kontrolle) wurde vermutet, da unmittelbar nach beginn der hypoxie deutl. bradycardie einsetzte und der systol. blutdruck anstieg. nach laengerer hypoxie kam es zu herzrhythmus-stoerungen. - m.-l. albrecht / friedrichshagen.

**t811 - 0422** the swimming endurance of threespine sticklebacks, gasterosteus aculeatus l., from the afon-rheidol, wales (eng) whoriskey, f. g., wootton, r. j. - in: j. fish biol.. - london 30(1987)3. - s. 335 - 339 1 abb., 1 tab., 14 lit.. - b259

**die schwimmdauer des dreistachligen stichlings, gasterosteus aculeatus , aus dem afon rheidol, wales**

**60.45.30.02.01.02.; 60.45.30.02.01.06.**

*suesswasserfisch; verhalten; +gasterosteus aculeatus; +schwimmen; +flosse;*

die schwimmdauer von g. aculeatus durch pectoralflossenbewegung wurde bei 20 cel im labor gemessen. jeder versuch dauerte max. 480 min. bei einer geschwindigkeit von 4 koerperlaengen pro sekunde (l/s) schwammen alle fische noch zum ende der versuche. die schwimmdauer nahm jedoch bei hoeheren geschwindigkeiten ab. bei geschwindigkeiten von 5...6 l/s (20...30 cm/s) schwammen noch einige wenige fische nach ablauf der 480 min. jedoch bei 7 l/s rollten alle fische ihre pectoralflossen ein und nutzten den gesamten koerper und die caudalflosse zur fortbewegung, ermuedeten aber schnell. waehrend des dauerschwimmens koennen die fische entfernungen von 6 km zuruecklegen. zwischen weibchen und maennchen wurden keine signifikanten unterschiede festgestellt. - ch. bogen / friedrichshagen.

**t811 - 0423 die fortbewegung der fische**

vischer, daniel. - in: fischerei. - meggen 93(1985)7. - s. 14 - 15 : 3 abb.. - b259

**60.45.30.02.01.02.**

*fisch; reibung; haut; +schwimmen; +auftrieb; +schwimmblase;*

die mehrheit von am grunde eines gewaessers lebenden fischarten haelt sich jedoch in der schwebe und haelt dauernd ein stabiles gleichgewicht zwischen auftrieb und masse (ausgleichsorgan: entweder fettige leber oder gasgefuellte schwimmblase). nur die haie und verwandte dauerschwimmer besitzen diese moeglichkeit nicht. sie koennen sich nur durch vorwaertsbewegung in der schwebe halten. die antriebskraft fuer die vorwaertsbewegung der fische wird durch die muskulatur aufgebracht und dem wasser durch koerper- und flossenbewegungen mitgeteilt. als gegenkraft wirkt die reibung, die von der form und der haut der fische abhaengig ist. bei uebereinstimmung von antriebs- und reibungskraft bewegt sich der fisch gleichmaessig. - m.-l. albrecht / friedrichshagen.

**t811 - 0424** morphometric comparison and differentiation between artificially-released and wild red sea bream (pagrus major) (eng)

matsumiya, y.; kanamaru, h. - in: z. angew. ichthyol.. - hamburg 3(1987)2. - s. 49 - 55 : 2 abb., 4 tab., 6 lit.. - b259

**morphometrische vergleiche und differenzierung zwischen ausgesetzten und wilden roten meerbrassen (pagrus major)**

**60.45.30.02.01.02.; 60.45.30.02.01.05.**

*seefisch; taxonomie; +pagrus major; +meristisches merkmal;*

ziel der arbeit ist die entwicklung einer morphometr. methode zur unterscheidung zwischen kuenstl. aufgezogenen und in das meer ausgesetzten sowie wilden pagrus major. es wurden die gabellaengen sowie 14 weitere morphometr. eigenheiten der fische gemessen. signifikante beziehungen zwischen koerperhoehe, augenhoehe, augen-dmr. und laenge des oberkiefers sind ermittelt worden. diskriminanzfunktionen dieser charaktere konnten aufgestellt werden, mit denen es gelang, die ins meer ausgesetzten von den wilden fischen zu unterscheiden. fuer die prakt. anwendung eignen sich 3 funktionen mit den 3 charakteristika augenhoehe, bezogen auf koerperhoehe, augen-dmr. und oberkieferlaenge. - b. rennert / friedrichshagen.

**t811 - 0425** growth type of vertebral centra and the hard tissue observed by microradiography of the rainbow trout (eng)

kubo, yoshikazu; asano, hirotoshi. - in: bull. jap. soc. sci. fisheries. - tokyo 53(1987)8. - s. 1367 - 1372 : 5 abb., 30 lit., zus. in engl.. - b259

**wachstumstyp der wirbelzentren und des knochengewebes von salmo gairdneri bei microradiographischer beobachtung**

**60.45.30.02.01.02.**

*forelle; wirbel; wachstum; +salmo gairdneri;*

wirbelzentrum von 3 s. gairdneri (21, 29 und 49 cm) ist untersucht worden, um den wachstumscharakter und die struktur des knochengewebes zu bestimmen. das verhaeltnis von zentrumlaenge zu zentrum-dmr. ist 0,8...1,0, ein zeichen dafuer, dass die wirbelzentren zum sog. aequivalenten typ gehoeren. im laengsschnitt des knochengewebes hatte der v-foerm. teil des knochens auf der ganzen laenge der wirbelsaeule die struktur eines kompakten knochens. in querschnitten war der notochordale porus durch die radialen trabecularen knochen eingeschlossen. - m.-l. albrecht / friedrichshagen.

**t811 - 0426** studies on primary cell culture of eel leucocytes (eng)
ikeda, yuji; kusuda, riichi. - in: bull. jap. soc. sci. fisheries. - tokyo 53(1987)4. - s. 523 - 527 : 2 abb., 14 lit., zus. in jap.. - b259
**studien an primaeren zellkulturen von aalleukozyten**
**60.45.30.02.01.02.**
*aal; zellkultur; leukozyt; + anguilla anguilla;*
die studien wurden in vitro durchgefuehrt. die leukozyten wurden aus peripher. blut separiert und in einem co2-inkubator erbruetet. einige leukozyten wurden groesser und zeigten dunkel gefaerbte kerne, waehrend sich die thrombozyten nicht veraenderten. neutrophile und monozyten breiteten sich aus, aber sie konnten von den morphol. merkmalen her nicht unterschieden werden. waehrend der kultivierung zeigten einige lymphozyten kolonisationsbildung und diese kolonien wuchsen. dies koennte ein anzeichen von proliferation sein. thrombozyten kamen ohne koloniebildung zur proliferation. die sich ausbreitenden neutrophilen und monozyten haeuften sich zusammen und proliferierten. - ch. bogen / friedrichshagen.

**t811 - 0427** cell culture of rainbow trout liver (eng)
watanabe, tasuku; nakano, masanori; asakawa, hiroyoshi. - in: bull. jap. soc. sci. fisheries. - tokyo 53(1987)4. - s. 537 - 542 : 3 abb., 2 tab., 19 lit., zus. in jap.. - b259
**zellkulturen der regenbogenforellenleber**
**60.45.30.02.01.02.**
*forelle; leber; zellkultur; + salmo gairdneri;*
epithelzellen wuchsen in gefaessen, in denen sich ein hautwachstumsfaktor (egf) und insulin befanden. sie wurden als rtl-4 bestimmt und konnten am 40. d der primaerkultur uebertragen und insges. 40mal vermehrt werden. die zellen hatten eine schnelle verdopplungszeit und konnten in intervallen von 7...10 d uebertragen werden. elektronenmikroskop. untersuchungen zeigten, dass die meisten zellen gross und rund waren, mit einem runden nukleus, der in der mitte einen grossen elektronendichten nukleolus hatte. die zellen hatten ein gut entwickeltes rauhwand. endoplasmat. retikulum und mitochondrien, die das morphol. hauptmerkmal der leberzellen sind. einige zellen waren leicht pas-positiv. - ch. bogen / friedrichshagen.

**t811 - 0428** surface morphology of endocardinal endothelium of the pike esox lucius l. (teleostei. esocidae) : an electron microscopic study of atrial and ventricular endocardium (eng)
midttun, bjoern; oekland, steinar. - in: zool. anz.. - jena 216(1986)5/6. - s. 257 - 266. - b259
**morphologie der oberflaeche des endocardialen endothels vom hecht**
**60.45.30.02.01.02.**
*suesswasserfisch; morphologie; + esox lucius; + endothel;*
vorwiegend rem-aufnahmen, aus denen hervorgeht, dass die oberflaeche des endothels in den verschiedenen abschnitten des herzens sehr differenziert ist. am meisten bemerkenswert sind fingerart. vorspruenge, die wohl mit microvilli zu vergleichen sind, blaeschen ("blebs") unterschiedl. ausdehnung und appendices unterschiedl. form. - l. spannhof.

**t811 - 0429** histophysiology of snout epidermis of a hill-stream fish, carra gotyla (eng)
agarwal, sampat kumar; shah, kum kum. - in: zool. anz.. - jena 218(1987)5/6. - s. 394 - 400. - b259
**histophysiologie der epidermis in der schnauzenregion eines cypriniden, carra gotyla, aus schnell fliessenden gebirgsbaechen**
**60.45.30.02.01.02.; 60.45.30.02.01.06.**

*suesswasserfisch; epidermis (tier); histologie; epithel; + carra gotyla,*
die untersuchte fischart lebt in schnell stroemenden, flachen hochgebirgsbaechen und muss sich gegen stromgeschwindigkeiten bis 2 m/s im wasser halten. die schnauzenregion ist mit zahlreichen druesenzellen ausgestattet, deren histochem. reaktionen untersucht und tabellarisch zusammengefasst werden. die gefundenen schleimzellen reagieren auf die uebl. nachweise fuer muco- oder glycoproteide positiv, eine differenzierung in qualitativ unterschiedl. typen oder entwicklungsstadien kann nicht vorgenommen werden. zur funktion der auffallend dicken schleimschicht in der schnauzenregion werden vermutungen geaeussert. - l. spannhof.

**t811 - 0430 die gehirne heimischer karpfenfische (teleostei, cyprinidae)**
kotrschal, k.; junger, h.; palzenberger, m. - in: oesterr. fischerei. - salzburg 40(1987)7. - s. 163 - 171 : 4 abb., 1 tab., 20 lit., zus. in engl.. - b259
**60.45.30.02.01.02.**
*suesswasserfisch; gehirn; histologie; + aspius aspius; + rutilus rutilus; + alburnus alburnus;*
die histol. studie von 16 hirngebieten bei 14 arten heim. cypriniden zeigt, dass die zwischenartl. variation der primaersensor. zentren gross, die der nachgeschalteten integrationsgebiete wesentlich kleiner ist. die mehrzahl der arten ist optisch orientiert (a, aspius, r. rutilus, leuciscus cephalus, scardinius erythophthalmus, a. alburnus, chondrostoma nasus). alle 3 sinne (chemosensor., akustico lateralis und opt. zentren) sind gleich gut bei v. vimba, abramis brama und a. ballerus entwickelt. vorwiegend geschmacksdominierte arten sind c. carassius, g. gobio und t. tinca. bei pelecus cultratus sind die hirnzellen fuer opt. und akustico-lateralis-sinne bes. stark ausgepraegt. - m.-l. albrecht / friedrichshagen.

**t811 - 0431** the determination of lipid and protein in freshwater fish using near-infrared reflectance spectroscopy (eng)
mathias, j. a.; williams, p. c.; sobering, d. c. - in: aquaculture. - amsterdam 61(1987)3/4. - s. 303 - 311 : 1 abb., 4 tab., 12 lit.. - b259
**die bestimmung von lipid und protein in suesswasserfischen mit hilfe der infrarot-reflektans-spektroskopie**
**60.45.30.02.01.02.**
*suesswasserfisch; lipid; protein; untersuchungsmethode; + infrarot-reflektans-spektroskopie;*

**t811 - 0432** changes in the chitinase activity at different stages of red sea bream pagrus major egg, larva and juvenile (eng)
kono, michiko; furukawa, kiyoshi; satoh, hideo. - in: bull. jap. soc. sci. fisheries. - tokyo 53(1987)7. - s. 1289 - 1293 : 1 abb., 6 tab., 8 lit., zus. in jap.. - b259
**veraenderungen in der chitinase-aktivitaet bei verschiedenen stadien von pagrus-major-eiern, -larven und -juvenilen**
**60.45.30.02.01.02.; 60.45.30.02.01.03.**
*seefisch; embryogenese; larve; ernaehrung; + pagrus major; + chitinaseaktivitaet;*
die chitinase-aktivitaet (ca) des abgelegten eies nahm im verlauf der embryonalentwicklung zu und erreichte kurz vor dem schlupf einen wert, der 4,5mal so hoch war wie im 4-zellen-stadium. die ca der larve stieg ausserordentlich vom beginn der nahrungsaufnahme an. 10 d nach dem schlupf war sie ca. 5mal so hoch wie kurz vor dem schlupf. die ca der juvenilen blieb im darm und in den pylorusschlaeuchen waehrend des ganzen jahres konstant. im magen war sie im winter am geringsten. die ergebnisse zeigen, dass die chitinase von p. major im ei synthetisiert wird und dass die synthese in der fruehen larvenperiode durch die aufnahme exogener nahrung induziert werden kann. - m.-l. albrecht / friedrichshagen.

**t811 - 0433** larval development and behavior in early life stages of black sea bream reared in the laboratory (eng)
fukuhara, osamu. - in: bull. jap. soc. sci. fisheries. - tokyo 53(1987)3. - s. 371 - 379 : 13 abb., 22 lit., zus. in jap.. - b259
**larvenentwicklung und verhalten waehrend der fruehen lebensetappen von im labor aufgezogenen schwarzen meerbrassen**
**60.45.30.02.01.02.; 60.45.30.02.01.03.**

*seefisch; larve; verhalten; wachstum; + acanthopagrus schlegeli; + schwimmgeschwindigkeit;*
mehr als 2000 fische (acanthopagrus schlegeli) wurden vom schlupf bis zu einer laenge von 10 cm beobachtet. bewegungsdauer, schwimmgeschwindigkeit, flossenentwicklung und pigmentation wurden untersucht. fuer das laengenwachstum gilt y = 2,83 + 0,15 x + 0,00247 x exp2 (y = standardlaenge, x = tage nach schlupf). die umwandlung von der larve zum fisch erfolgt mit 9...11 mm standardlaenge (sl). die schwimmgeschwindigkeit der larven betraegt 1,0 sl/s und 2,0 bis 2,5 sl/s bei den umgewandelten fischen. die verbindung von organogenese, morphogenese und verhalten wird diskutiert. - b. rennert / friedrichshagen.

**t811 - 0434** influence of temperature on yolk utilization by the white sturgeon, acipenser transmontanus (eng)
wang, y. l.; buddington, r. k.; doroshov, s. i. - in: j. fish biol.. - london 30(1987)3. - s. 263 - 271 : 2 abb., 1 tab., 18 lit.. - b259
**einfluss der temperatur auf die dottersacknutzung durch acipenser transmontanus**
**60.45.30.02.01.02.; 60.45.30.02.01.03.**
*nutzfisch; erbruetung; temperatur; + acipenser transmontanus; + dottersack;*
die nutzung der dottersacknaehrstoffe durch a. transmontanus wurde bei erbruetungstemp. von 11, 14, 17 und 20 cel untersucht. die entwicklungsraten und die ts-abnahme sind temperaturabhaengig. die obere krit. temp. liegt zwischen 17...20 cel. liegen die temp. hoeher, verringert sich die ueberlebensrate. die krit. untere temp. liegt unter dem untersuchten temp.-bereich und konnte nicht ermittelt werden. die muster der dottersacknutzung sind aehnlich denen von anderen fischarten. die proteinentnahme aus dem dottersack war rel. konstant waehrend der ges. dottersackaufzehrung. die hoechste rate wurde jedoch bei 20 cel beobachtet. ueber 95 % des urspruengl. fettgehaltes war noch beim schlupf vorhanden. - ch. bogen / friedrichshagen.

**t811 - 0435** changes in water soluble vitamin contents and transaminase activity of rainbow trout egg during development (eng)
sato, mamoru; yoshinaka, reiji; kuroshima, ryosuke. - in: bull. jap. soc. sci. fisheries. - tokyo 53(1987)5. - s. 795 - 799 : 6 abb., 18 lit., zus. in engl.. - b259
**veraenderungen des gehalts an wasserloeslichen vitaminen und der transaminase-aktivitaet im ei von salmo gairdneri waehrend der entwicklung**
**60.45.30.02.01.02.; 60.45.30.04.02.**
*forelle; vitamin; ei; embryogenese; enzymaktivitaet; + salmo gairdneri;*
um die physiol. bedeutung von vit. in der entwicklung (e) von fischeiern kennenzulernen, sind die veraenderungen von ascorbinsaeure (as), pantothensaeure (p), biotin (b), niacin (n) und vit. b6 sowie die aktivitaet von got und gpt in sich entwickelnden eiern von s. gairdneri bestimmt worden. der as-gehalt sank am 3. d nach der befruchtung auf die haelfte, danach nahm er weiter langsam ab. die dottersackbrut hielt as zurueck, nachdem bereits groessere dottermengen abgebaut waren, so dass ein viertel des anfaengl. gehalts der eier vorhanden war. thiamin, p und b verminderten sich im verlauf der e um die haelfte, waehrend n und b6 nach dem schlupf zunahmen. in den fruehen e-stadien war die aktivitaet von got und gpt sehr gering. - m.-l. albrecht / friedrichshagen.

**t811 - 0436** energetics in the food particle size selection of arctic char (eng)
eriksson, lars-ove; sjoestroem, per; wiklund, bo-soeren. - in: inst. freshwater res. drottningholm, report. - lund (1986)63. - s. 108. - b259
**energieaufwand bei der futterpartikel-groessenselektion von salvelinus alpinus**
**60.45.30.02.01.02.; 60.45.30.02.01.07.**
*suesswasserfisch; ernaehrung; energie; + salvelinus alpinus;*

**t811 - 0437** the effect of temperature and thyroid hormones on fish physiology and biochemistry (eng)
matty, allen j. - in: inst. freshwater res. drottningholm, report. - lund (1986)63. - s. 113. - b259
**die wirkung von temperatur und schilddruesenhormon auf die fischphysiologie und -biochemie**

60.45.30.02.01.02.
*fisch; physiologie; biochemie; temperatur; schilddruesenhormon;*

**t811 - 0438** anodnyjj ehlektrotaksis v svete osobennostejj i mekhanizmov lokomocijj ryb raznykh ehkologicheskikh grupp (rus)
danjulite, g.; pjatrauskene, l. - in: acta hydrobiol. lituanica. - vil"njus 6(1987). - s. 20 - 27 : 22 lit., zus. in engl.. - b14=za 5948
**die anodenelektrotaxis im lichte der besonderheiten und mechanismen der lokomotion von fischen verschiedener oekologischer gruppen**
60.45.30.02.01.02.
*fisch; verhalten; +gleichstrom; +elektrotaxis;*
auf der grundlage von lit.-studien und eigenen untersuchungen sehen vff. die anodenelektrotaxis als resultat der polaren einwirkung eines elektr. gleichstrom- oder unipolaren impulsfeldes auf die lokomotor. nervenelemente des rueckenmarks. sie fuehrt zu wellenfoerm. kruemmungen des koerpers. der fisch kann sich deshalb nur in richtung zur anode bewegen, weil es aufgrund von neurol. besonderheiten zu tetan. verkrampfungen der muskulatur kommt, sobald er mit dem kopf zur kathode gerichtet ist und weil sich der koerper bei querlage stets in richtung zur anode kruemmt. - reiner knoesche.

**t811 - 0439** vozdejjstvie ehlektricheskogo toka na nekotorye fiziologicheskie pokazateli foreli (rus)
vosilene, m. - in: acta hydrobiol. lituanica. - vil"njus 6(1987). - s. 47 - 52 : 3 tab., 7 lit., zus. in engl.. - b14=za 5948
**die wirkung von elektrischem strom auf die physiologischen kennwerte von forellen**
60.45.30.02.01.02.
*forelle; elektrisches feld; verhalten; blut; hormon; +salmo gairdneri;*
vf. setzte einsoemmr. regenbogenforellen (salmo gairdneri) 30 s lang einem impulsstromfeld (100 hz, 40 v/m, 0,8 ms) aus. danach wurden erhoehte konz. von noradrenalin und adrenalin in der kopfniere gefunden. die zahl der lymphozyten im blut ging zurueck und erreichte 12 h nach dem versuch ihr minimum mit etwa 60 % des kontrollwertes. der glucosespiegel im blut erhoehte sich um mehr als das doppelte und erreichte das max. 4 h nach dem versuch. die zahl der thrombozyten stieg sofort nach dem versuch an. es dauerte 1...2 d, ehe alle parameter wieder zu ihren normalwerten zurueckgekehrt waren. - reiner knoesche.

**t811 - 0440** vozdejjstvie postojannogo ehlektricheskogo toka na ehkg ryb (rus)
kazlauskene, n.; danjulite, g. - in: acta hydrobiol. lituanica. - vil"njus 6(1987). - s. 53 - 60 : 5 abb., 1 tab., 18 lit., zus. in engl.. - b14=za 5948
**die wirkung von gleichstrom auf das ekg von fischen**
60.45.30.02.01.02.
*dorsch; ekg; +gadus morhua; +gleichstrom; +pleuronectes platessa;*
untersuchungen an dorschen (gadus morhua callarias), stroemlingen (clupea harengus membras) und schollen (pleuronectes platessa) aus der ostsee ergaben, dass gleichstrom in abhaengigkeit von seiner polaritaet zu veraenderungen des ekg fuehrt. bereits schwache gleichstromfelder(0,1 v/cm bei dorsch und stroemling sowie 0,5 v/cm bei der scholle) fuehrten zu amplitudensenkung und zu veraenderungen der form des ekg. steigende feldstaerke wirkte staerker als sinkende. nach 1 h war der normalzustand wieder hergestellt. 0,3 bzw. 1 v/cm bewirkten schwerwiegende veraenderungen, die sich nach 1 h noch nicht wieder normalisiert hatten. - reiner knoesche.

**t811 - 0441** vozdejjstvie postojannogo ehlektricheskogo toka na ritm raboty serdca ryb (rus)
kazlauskene, n. - in: acta hydrobiol. lituanica. - vil"njus 6(1987). - s. 61 - 68 : 4 abb., 13 lit., zus. in engl.. - b14=za 5948
**die wirkung von gleichstrom auf den herzrhythmus von fischen**
60.45.30.02.01.02.
*dorsch; herz; +gadus morhua; +gleichstrom; +pleuronectes platessa;*

untersuchungen an gadus morhua callarias, clupea harengus membras und pleuronectes platessa aus der ostsee ergaben herzrhythmusstoerungen durch gleichstromfelder(gsf) in abhaengigkeit von intensitaet und stromrichtung. sich abschwaechende gsf von unter 0,1, 0,1...0,5 und 0,3...1 v/cm bewirkten eine verlangsamung des herzrhythmus und eine verringerung der arrythmie. ansteigende feldstaerke fuehrte zur beschleunigung der herztaetigkeit und zuverstaerkter arrhytmie. die auswirkungen leichter und mittlerer feldstaerken hatten sich nach 1 h wieder normalisiert. - reiner knoesche.

**t811 - 0442** o nejjronnom mekhanizme ehlektrotaksisa (rus)
pjatrauskene, l. - in: acta hydrobiol. lituanica. - vil"njus 6(1987). - s. 28 - 36 : 2 abb., 31 lit., zus. in engl.. - b14=za 5948
**ueber den neuronenmechanismus der elektrotaxis**
**60.45.30.02.01.02.**
*fisch; neuron; +gleichstrom; +elektrotaxis;*
am beispiel von egeln mit kathoden- und fischen mit anodenelektrotaxis untersucht vf. den mechanismus dieser erscheinung. bei egeln kann sie sowohl durch den direkten einfluss des elektr. gleichstromfeldes auf die interneuronen (in) und die zentralen umsetzungsgeneratoren als auch indirekt durch deaktivierung der hemm-in erfolgen. bei fischen wird vermutet, dass eine aktivierung der spinalen generatoren (sg) die bewegung zur anode hin bewirkt. dabei sind folgende mechanismen denkbar: direkte reizung der sg, aktivierung der ausgangsfasern des gehirns oder hyperpolarisierung der spinalen hemm-in. - reiner knoesche.

**t811 - 0443** ehffektivnost" anodnogo ehlektrotaksisa presnovodnykh ryb (rus)
simonavichene, b. - in: acta hydrobiol. lituanica. - vil"njus 6(1987). - s. 12 - 19 : 5 abb., 2 tab., 7 lit., zus. in engl.. - b14=za 5948
**die effektivitaet der anodenelektrotaxis bei suesswasserfischen**
**60.45.30.02.01.02.**
*suesswasserfisch; verhalten; +abramis brama; +gleichstrom; +elektrotaxis;*
vf. berichtet ueber den grad der anodenelektrotaxis bei abramis brama, carassius auratus, perca fluviatilis und stizostedion lucioperca in abhaengigkeit von den parametern von impuls- (i)(5...40 v/m) und gleichstromfeldern (g)(1...100 v/m). g waren effektiver als i. s.lucioperca sammelten sich in i von 30...10 v/m und 62...125 hz zu 100 % an der anode. bei den anderen 3 arten erreichte die effektivitaet in i von 10...30 v/m und 31...52 hz mit 70...80 % ihr maximum. g von 20...70 v/m wiesen bei allen arten eine effektivitaet von 90...100 % auf. - reiner knoesche.

**t811 - 0444** the choice of reproductive tactics as a mixed evolutionarily stable strategy. the case of male atlantic salmon (salmo salar l.) (eng)
leonardsson, kjell; lundberg, per. - in: inst. freshwater res. drottningholm, report. - lund (1986)63. - s. 69 - 76 : 5 abb., 28 lit.. - b259
**die wahl von reproduktionstaktiken als eine gemischte entwicklungsstabile strategie: der fall des maennlichen atlantischen lachses (salmo salar)**
**60.45.30.02.01.03.**
*nutzfisch; fortpflanzung; verhalten; wachstum; umwelt; genetik; +salmo salar;*
es gibt 2 typen des laichverhaltens bei den milchnern des atlantischen lachses, die fruehreifen maennchen, die bei geringer groesse noch im fluss laichen und die maennchen, die ins meer abwandern und nach mehreren jahren in den fluss zum laichen zurueckkehren. beide verhaltensweisen existieren als gemischte entwicklungsstabile strategie nebeneinander. es wird auch gezeigt, dass die groessenabhaeng. eignung der fruehreifen maennchen durch das gleichgewicht zwischen fruehreifen und wandernden maennchen beeinflusst wird. es wird angenommen, dass eine gemischte entwicklungsstabile strategie genetisch bedingt ist, so dass jedes individuum eine der beiden taktiken in abhaengigkeit von umwelt und wachstum waehlen kann. - b. rennert / friedrichshagen.

**t811 - 0445** early sexual maturation of male sea trout and salmon - an evolutionary model and some practical implications (eng)
bohlin, torgny; dellefors, claes; faremo, ulo. - in: inst. freshwater res. drottningholm, report. -

lund (1986)63. - s. 17 - 25 : 4 abb., 17 lit.. - b259
**fruehe geschlechtsreife bei der maennlichen meerforelle und dem lachs - ein evolutionsmodell und einige praktische folgerungen**
**60.45.30.02.01.03.**
*nutzfisch; fortpflanzung; reifung; + salmo trutta; + salmo salar;*
es gibt 2 typen von fruehreifen maennl. salmoniden, p-milchner, die ihr ganzes leben im suesswasser verbringen und pm-milchner, die nach der fruehen reife in das meer abwandern. daneben kommen normalreife milchner, die in das meer abwandern, vor. die pm-kombination scheint fuer die meerforelle (salmo trutta) und pm-m-kombination fuer den lachs (salmo salar) im sw skandinaviens normal zu sein. die bedingungen fuer gemeinsame existenz und groessenverhaeltnis der fruehreifen milchner werden unter verwendung von modellen diskutiert, die auf der reproduktionsrate basieren. spekulationen betr. der mechanismen sowie prakt. schlussfolgerungen (verluste von p-milchnern im meerwasser) werden gegeben. - b. rennert / friedrichshagen.

**t811 - 0446** cytological studies on diploid gynogenesis induced in the loach misgurnus anguillicaudatus (eng)
oshiro, takashi. - in: bull. jap. soc. sci. fisheries. - tokyo 53(1987)6. - s. 933 - 939 : 19 abb., 1 tab., 15 lit., zus. in engl.. - b259
**zytologische studien zur diploiden gynogenese, induziert bei der schmerle misgurnus anguillicaudatus**
**60.45.30.02.01.03.; 60.45.30.02.01.02.**
*suesswasserfisch; genetik; embryogenese; uv-strahlen; + misgurnus anguillicaudatus; + gynogenese;*
die diploide gynogenese wurde bei misgurnus anguillicaudatus durch kaelteschocken der eier (0 cel, 30 min) nach der besamung mit uv-bestrahltem sperma induziert. die zytol. untersuchungen zur fruehen entwicklung der diploid-gynogenet. eier wurden bis zum auftreten von 2 blastomeren durchgefuehrt. sie erbrachten den direkten beweis, dass waehrend des kaelteschocks die meiot. teilung der eizelle nicht ueber die anaphase 2 hinausgeht und dass sich nach dem kaelteschock die 2 haploiden chromosomensaetze der eizelle wiedervereinigen und zu einem diploiden weibl. pronucleus entwickeln. der nucleus der spermazelle blieb als dichter chromatinkoerper im zytoplasma eines der beiden blastomere erkennbar. - k. kohlmann / friedrichshagen.

**t811 - 0447** annual reproductive cycle of the wild type medaka (eng)
awaji, masahiko; hanyu, isao. - in: bull. jap. soc. sci. fisheries. - tokyo 53(1987)6. - s. 959 - 965 : 5 abb., 14 lit., zus. in jap.. - b259
**der jaehrliche fortpflanzungszyklus der wildform des medaka (oryzias latipes)**
**60.45.30.02.01.03.**
*suesswasserfisch; fortpflanzung; ovarium; hoden; + oryzias latipes; + laichzeit;*
die wildform des medaka (oryzias latipes) wurde monatlich 1,5 a lang in bewaesserungskanaelen gefangen. im juli/aug. enthielten die ovarien einiger grosser, unterjaehr. rogener oozyten mit dotterkuegelchen, im sept. hatten dagegen alle zurueckgebildete ovarien. die bildung der dotterblasen erfolgte im herbst/winter und die laichzeit begann mitte april. unterjaehr. milchner hatten bereits im juni reife hoden und bis okt. war die spermatogenese beobachtbar. nach einer inaktiven phase im winter begann die spermatogenese erneut und erreichte ihren hoehepunkt mitte april. nach dem juli wurden jaehrlinge beider geschlechter nur noch selten gefangen. am laichen im aug. waren hauptsaechlich unterjaehr. fische beteiligt. - k. kohlmann / friedrichshagen.

**t811 - 0448** ultrastructure of hucho hucho (l.) spermatozoa (eng)
radziun, krzysztof; tomasik, lucjan. - in: acta ichthyol. et piscatoria. - szczecin 15(1985)2. - s. 129 - 140 : 10 abb., 33 lit., zus. in poln., russ.. - b259
**ultrastruktur von hucho-hucho -spermatozoen**
**60.45.30.02.01.03.; 60.45.30.02.01.02.**
*nutzfisch; spermium; struktur; + hucho hucho;*

ultrastrukurelle untersuchungen an spermatozoen des huchens offenbarten ein fehlen des akrosoms und eine exzentr. lage der geissel in bezug auf den kopf und das mittelstueck. das rel. kleine mittelstueck mit dem charakterist. mitochondrienkragen ist von der geissel durch einen zytoplasmat. kanal getrennt. der axiale teil der geissel wird von einem mikrotubulaeren komplex der formel 9+2 gebildet. abgesehen von der unterschiedl. groesse einzelner elemente entspricht die ultrastruktur der spermatozoen des huchens der anderer salmonidenspermatozoen. - k. kohlmann / friedrichshagen.

**t811 - 0449** the relationships between the fecundities, gonadosomatic indices and egg sizes of some fishes of ogun river, nigeria (eng)
adebisi, a. a. - in: arch. hydrobiol.. - stuttgart 111(1987)1. - s. 151 - 156 : 2 tab., 25 lit.. - b259
**das verhaeltnis zwischen fruchtbarkeit, gonadosomatischem index und eigroessen von fischen des ogunflusses, nigeria**
60.45.30.02.01.03.
*suesswasserfisch; fruchtbarkeit; eimasse; + gonadosomatischer index; + characidae; + cichlidae;*
der gonadosomat. index von chichliden war mit 2,27...3,02 % bei vergleichsweise niedriger fruchtbarkeit niedriger als bei nichtcichliden, wo er bei hoher fruchtbarkeit bei 3,90 bis 14,06 % lag. characidae, schilbeidae und mochokidae produzierten kleine eier, wogegen bei mormyridae, cichlidae und channidae groessere eier beobachtet wurden. die beziehungen zwischen gonadosomat. index, eigroesse und fruchtbarkeit werden in bezug auf das laichverhalten dieser fische diskutiert. - b. rennert / friedrichshagen.

**t811 - 0450** fertility of roach x bream hybrids, rutilus rutilus (l.) x abramis brama (l.), and their identification (eng)
wood, a. b.; jordan, d.r. - in: j. fish biol.. - london 30(1987)3. - s. 249 - 261 : 5 abb., 2 tab., 34 lit.. - b259
**fruchtbarkeit der hybriden von ploetzen x blei, (rutilus rutilus x abramis brama) und ihre indentifizierung**
60.45.30.02.01.03.
*suesswasserfisch; hybrid (tier); fruchtbarkeit; + rutilus rutilis; + abramis brama;*
adulte ploetzen, bleie und ihre mutmassl. f1-hybriden aus einem engl. staubecken wurden anhand morphol. und merist. charakteristika indentifiziert. die hybriden wurden klar als zwischenglieder erkannt. 4 hybridenkreuzungen wurden durch hypophysierung durchgefuehrt und bis zum laichen gebracht. die kreuzung blei x ploetze (weibchen zuerst genannt) brachte keine fruchtbaren eier hervor. aus den kreuzungen zwischen f1-hybrid x ploetze, ploetze x f1-hybrid und f1-hybrid x f1-hybrid konnte dagegen brut erzeugt werden. die fruchtbarkeit (definiert als ueberleben der eier bis zur erbruetung) war hoch fuer die rueckkreuzung f1-hybrid x ploetze (56 %) und niedrig fuer die anderen (unter 2 %). die fruchtbarkeit der reinen arten betrug: ploetze 69 %, blei 76 %. - ch. bogen / friedrichshagen.

**t811 - 0451** annual reproductive cycle in an autumm-spawning bitterling acheilognathus rhombea (eng)
shimizu, akio; aida, katsumi; hanyu, isao. - in: bull. jap. soc. sci. fisheries. - tokyo 53(1987)4. - s. 529 - 536 : 4 abb., 3 tab., 13 lit., zus. in jap.. - b259
**jaehrlicher reproduktionszyklus eines herbstlaichenden bitterlings, acheilognathus rhombea**
60.45.30.02.01.03.
*suesswasserfisch; fortpflanzung; reifung; testosteron; + acheilognathus rhombea; + plasmasteroidspiegel;*
a. rhombea wurde in einem teich unter natuerl. bedingungen gehalten. alle 1...2 mon. wurden fische gefangen und die reife der gonaden sowie der plasmasteroidspiegel festgestellt. bei den einsoemmr. fischen waren erhoehungen des gsi, dottersackeinlagerungen und eine aktive spermatogenese im sept. festzustellen. ende nov. verringerte sich der gsi infolge der degeneration der oozyten und die spermatogenese war beendet. bei den einjaehr. fischen begann die laichperiode 2 mon. frueher als bei den noch juengeren fischen, wohingegen sie in beiden altersgruppen im gleichen monat endete. waehrend der gonadenreifung und dem laichen wurden betraechtl. plasmaspiegel an 17 beta-estradiol bei den weibchen und an testosteron bei den maennchen gemessen. - ch. bogen / friedrichshagen.

**t811 - 0452 fischereibiologische untersuchungen am aalbestand der kuestengewaesser der ddr von 1982**
jarmatz, klaus; winkler, helmut; biester, erich. - in: wiss. z. univ. math.-naturwiss. r.. - rostock 35(1986)5. - s. 48 - 53 : 4 abb., 2 tab., 12 lit.. - b14=zb 3178
**60.45.30.02.01.04.; 60.45.30.02.01.07.**
*aal; bestandeskontrolle; wachstum; +anguilla anguilla; +kuestenfischerei;*
die auswirkungen von aalerkrankungen auf die aalpopulation unserer kuestengewaesser wurde untersucht. in die auswertung gelangten 3 repraesentative aalproben aus konventionellen faengen der kuestenfischerei. die proben entstammen dem noerdl. oderhaff, dem greifswalder bodden und der wismarer bucht. fuer die probengebiete wurde ein weibchenanteil von 95,5...100 % festgestellt. dieses spricht fuer eine starke ausduennnung der population. deutliche veraenderungen in den anderen untersuchten parametern, wie in der laengenverteilung, der laengen-masse-beziehung, der maulbreite, farbform u. a., gegenueber frueheren untersuchungen an aalbestaenden dieser regionen konnten nicht ermittelt werden. - ch. bogen / friedrichshagen.

**t811 - 0453 untersuchungen zum bestand und zur nahrungsoekologie der stichlinge (gasterosteus aculeatus und pungitius pungitius) im freiwasser des barther bodden**
behnke, heike; winkler, helmut m.; debus, lutz. - in: wiss. z. univ., math.-naturwiss. r.. - rostock 35(1986)5. - s. 54 - 59 : 8 abb., 2 tab., 15 lit.. - b14=zb 3178
**60.45.30.02.01.04.; 60.45.30.02.01.07.**
*suesswasserfisch; bestandeskontrolle; ernaehrung; +gasterosteus aculeatus; +pungitius pungitius;*
mit hilfe von schleppnetzfaengen wurde 1983 das vorkommen von gasterosteus aculeatus und pungitius pungitius in den zentralen bereichen des barther boddens von mai/dez. verfolgt. beide kommen ganzjaehrig im untersuchungsgebiet vor. gasterosteus ueberwiegt von der abundanz der biomasse. ab juli sind die jungfische (o+) dominierend. beide arten ernaehren sich nahezu ausschliesslich von zooplankton (eurytemora). in der nahrungszusammensetzung bestehen keine unterschiede. eine ausgepraegte diurnale fressrhythmik sowie eine groessenselektive nahrungsaufnahme konnten nachgewiesen werden. - ch. bogen / friedrichshagen.

**t811 - 0454** caratterizzazione elettroforetica di una popolazione di trota marmorata (salmo trutta marmoratus) dell"alto bacino del po (ita)
forneris, g.; rasero, r.; cauvin, e. - in: riv. ital. piscicolt. e ittiopatol.. - treviso 22(1987)1. - s. 2 - 4, 7 - 8 : 6 abb.,9 lit., zus. in engl.. - b259
**elektrophoretische identifizierung von salmo trutta marmoratus (salmonidea) aus dem flussgebiet des oberen po**
**60.45.30.02.01.05.; 60.45.30.02.01.03.**
*forelle; genetik; taxonomie; elektrophorese; +salmo trutta marmoratus;*
an verschiedenen populationen von salmo trutta (s. t.) und s. trutta marmoratus (s. t. m.) wurde die elektrophoret. variabilitaet einiger enzymsysteme untersucht, um die genet. eigenstaendigkeit der beiden salmonidenformen nachzuweisen. unterschiedl. enzymmuster wurden fuer mdh, sod und esterasen zwischen farm- und wildpopulationen von s. t. sowie zwischen diesen und s. t. m. - populationen aus dem flussgebiet des oberen po und einigen nebenfluessen beobachtet. die ergebnisse deuten an, dass die genet. struktur von s. t. m. recht konstant ist, waehrend diejenige von s. t. eng dem geograf. vorkommen korreliert. - k. kohlmann / friedrichshagen.

**t811 - 0455 biochemisch-genetische untersuchungen zur frage der genetischen differenzierung von blaufelchen (coregonus lavaretus wartmanni, bloch) und gangfisch (coregonus lavaretus macrophthalmus, nuesslin) aus dem bodensee**
hecht, w.; foerster, m.; klein, m. - in: z. angew. ichthyol.. - hamburg 3(1987)2. - s. 68 - 76 : 3 abb., 6 tab., 21 lit.. - b259

**60.45.30.02.01.05.; 60.45.30.02.01.03.**
*suesswasserfisch; genetik; untersuchungsmethode; + coregonus lavaretus; + enzym-gelelektrophorese;*
86 tiere der gattung coregonus wurden mittels enzym-gelelektrophorese untersucht. von 32 insges. betrachteten loci zeigten 6 polymorphismus. die gruppen blaufelchen (coregonus lavaretus wartmanni) und gangfisch (c. lavaretus macrophthalmus) unterschieden sich vor allem in der frequenz der allele am hex-locus. die dadurch wahrscheinl. subpopulationsstruktur wird durch die korrelation zwischen hex-phaenotypen und anzahl kiemenreusendornen zusaetzlich belegt. fuer eine systemat. einordnung in unterschiedl. spezies fehlt aber jeder anhaltspunkt. - b. rennert / friedrichshagen.

**t811 - 0456** vlijanie stressa, vyzvannogo impul"snym ehlektricheskim tokom, na pishhevye uslovnye refleksy serebrjanogo karasja (rus)
simonavichene, b. - in: acta hydrobiol. lituanica. - vil"njus 6(1987). - s. 37 - 46 : 6 abb., 9 lit., zus. in engl.. - b14=za 5948
**der einfluss von stress durch impulsstrom auf die bedingten nahrungsreflexe beim giebel**
**60.45.30.02.01.06.**
*suesswasserfisch; stress; verhalten; + carassius auratus; + impulsstrom;*
vf. setzte giebel (carassius auratus) im labor 9 wo. lang taeglich einmal 30 je 5 s dauernden impulsstromstoessen aus (100 hz, 250 v/m, 1,6 ms). den fischen waren vorher bedingte nahrungsreflexe (bn) antrainiert worden. die ersten 4 behandlungen riefen nur schwache stoerungen hervor. die bn erreichten nach wenigen tagen wieder ihre urspruengl. qualitaet. spaeter wurden die stoerungen schwerwiegender. die gestoerten bn stellten sich nicht wieder ein, und die fische waren einige wochen nach versuchsende nicht in der lage neue bn zu erlérnen. - reiner knoesche.

**t811 - 0457** telemetering of the swimming movements of silver carp bighead (eng)
konagaya, tuneo; cai, qing-hua. - in: bull. jap. soc. sci. fisheries. - tokyo 53(1987)5. - s. 705 - 709 : 5 abb., 11 lit., zus. in engl.. - b259
**telemetrie der schwimmbewegungen des silber- und marmorkarpfens**
**60.45.30.02.01.06.**
*suesswasserfisch; verhalten; untersuchungsmethode; + hypophthalmichthys molitrix; + aristichthys nobilis;*
die versuche wurden an silberkarpfen (hypophthalmichthys molitrix) und marmorkarpfen (aristichthys nobilis) in donghusee, wuhan, china, durchgefuhrt. das schwimmverhalten wurde mittels telemetr. methoden analysiert. die untersuchungen ergaben, dass beide fischarten langsam schwimmen und dasselbe schwimmverhalten zeigen. die schwimmgeschwindigkeit betrug weniger als 30 cm/s. das verhaeltnis von schwimmzeit t (%) und schwimmgeschwindigkeit (cm/s) wird mit t=1816 v exp.-1,54 angegeben. die max. schwimmgeschwindigkeit liegt unter 200 cm/s. - b.rennert / friedrichshagen.

**t811 - 0458** rol"akklimatizirovannykh rakoobraznykh v pitanii ryb litoral"nojj zony kurshskogo zaliva (rus)
kublickas, a.; bubinas, a. - in: acta hydrobiol. lituanica. - vil"njus 5(1985). - s. 80 - 85 : 5 tab., 4 lit.. - b14=za 5948
**der einfluss akklimatisierter crustaceen auf die fischernaehrung in der litoralzone des kursui-marios**
**60.45.30.02.01.07.; 60.45.30.02.02.**
*suesswasserfisch; ernaehrung; crustacea; anpassung; + pontogammarus; + acerina cernua; + abramis brama;*
insges. 565 verdauungstrakte von 10 arten wurden untersucht. die fische wurden im mai, juli und okt. 1978 in der litoralzone des kursia-marios mit stationaeren fanggeraeten entlang der westl. und oestl. kueste gefangen. aus den untersuchungen ergab sich, dass die akklimatisierten relikten crustaceen (z.b. pontogammarus robustoides, p. crassus) aus dem kaspischen komplex haeufig von jungfischen der arten barsch, zander, gruendling, kaulbarsch und selten von ploetzen, zaehrte, blei, stichling und ukelei gefressen wurden. die akklimatisierten crustaceen

wurden nur in den verdauungstrakten von fischen gefunden, die an der oestl. kuestenlinie gefangen wurden. daraus wurde geschlussfolgert, dass die crustaceen an der westl. kueste nicht vorkommen. - ch. bogen / friedrichshagen.

**t811 - 0459** izmenenie intensivnosti sutochnogo pitanija leshha i ersha v vodokhranilishhe kaunasskojj gehs (rus)
bubinas, a.; kublickas, a.; jablonskis, s. - in: acta hydrobiol. lituanica. - vi"njus 5(1985). s. 94 - 97 : 2 abb., 8 lit.. - b14=za 5948
**variationen in der ernaerungsintensitaet von blei (abramis brama) und kaulbarsch (acerina cernua) im kauno-marios innerhalb von 24 stunden**
**60.45.30.02.01.07.**
*nutzfisch; ernaehrung; verhalten; + abramis brama; + acerina cernua;*
die fuer die untersuchungen benoetigten fische wurden alle 4 h in der litoralzone gefangen. die befischung begann um 12.00 uhr am 15. juli 1980 und endete am 16. juli um 16.00 uhr. die darminhalte wurden nach der indexmethode untersucht. danach fressen die 2- bis 3jaehr. bleie von 6.00 ... 7.00 uhr im sommer am intensivsten. dann nimmt die frassintensitaet ab und von 22.00 ... 5.00 uhr fressen die bleie praktisch nicht. die kaulbarsche nehmen rund um die uhr nahrung auf. die hoechsten intensitaeten der nahrungsaufnahme waren von 4.00 ... 12.00 uhr und von 16.00 ... 22.00 uhr. - ch. bogen / friedrichshagen.

**t811 - 0460** feeding migration of roach, rutilus rutilus (l.), in lake aarungen, norway (eng)
l"abee-lund, j. h.; veollestad, l. a. - in: j. fish biol.. - london 30(1987)3. - s. 349 - 355 : 1 abb., 2 tab., 30 lit.. - b259
**nahrungswanderung der ploetze, rutilus rutilus im aarungensee, norwegen**
**60.45.30.02.01.07.**
*suesswasserfisch; ernaehrung; fortpflanzung; wanderung; + rutilus rutilus; + chironomidae; + detritus;*
im zeitraum apr./juli 1980 wurden die nahrungswanderungen und die ernaehrung der ploetze im eutrophen aarungensee im suedoestl. norwegen untersucht. durch markierungen wurde herausgefunden, dass die ploetze in einem bestimmten kleinen, in den see muendenden fluss, zur nahrungssuche und zum laichen wandert. die untersuchungen deuteten auf 2 verschiedene motive fuer das wanderverhalten der ploetze hin. zum einen war das nahrungsangebot im fluss hoeher als im see und zum anderen waren im fluss weniger raubfische. im juli waren in den daermen von flussabwaertswandernden ploetzen hauptsaechlich chironomiden vorzufinden. die flussaufwaertswandernden ploetzen frassen dagegen vorwiegend makrovegetation, detritus und zooplankton. - ch. bogen / friedrichshagen.

**t811 - 0461** returns of comparable microtagged atlantic salmon (salmo salar l.) of kollafjoerdur stock to three salmon ranching facilities (eng)
isaksson, arni; oeskarsson, sumarlidi. - in: inst. freshwater res. drottningholm, report. - lund (1986)63. - s. 58 - 68 : 9 abb., 3 tab., 15 lit.. - b259
**rueckkehr von vergleichbaren mikromarkierten atlantischen lachsen (salmo salar) des kollafjoerdurer bestandes zu drei lachszuchtanstalten**
**60.45.30.02.01.07.; 60.45.30.02.01.08.**
*nutzfisch; verhalten; + salmo salar; + markierung; + heimfindevermoegen;*
der versuch wurde 1978/82 durchgefuehrt. alle fuer den versuch verwendeten smolts sind in der anlage von kollafjoerdur aufgezogen worden. sie wurden an 4 verschiedenen orten, kollafjoerdur, laros und vogar unter einfluss von warmem ozeanwasser und suegandafjoerdur mit niedrigeren luft- und wassertemp., ausgesetzt. die rueckkehrrate der lachse lag fuer suegandafjoerdur bei durchscnittl. 3 %, dagegen fuer die anderen 3 orte bei jeweils 9 bis 10 %. von den in kollafjoerdur ausgesetzten lachsen kehrten 0,2 % nach laros und 0,1 % nach suegandafjoerdur zurueck, von den in laros ausgesetzten lachsen kehrten 0,6 % nach kollafjoerdur und 0 % nach suegandafjoerdur zurueck. unterschiede zwischen suesswassermolts und an meerwasser adaptierten smolts werden diskutiert. - b. rennert / friedrichshagen.

**t811 - 0462 der wanderhecht**
mueller, karl. - in: oesterr. fischerei. - salzburg 40(1987)8/9. - s. 196 - 200 : 3 abb., 2 tab., 5 lit.. - b259
60.45.30.02.01.07.; 60.45.30.02.01.06.
*suesswasserfisch; wanderung; fortpflanzung; temperatur; + esox lucius; + markierung;*
es wurde die wanderung zwischen dem bottnischen meerbusen (s = 3 bis 5 %) und dem kuestenfluss aengeran in schweden untersucht. alle in einer fischsperre gefangenen fische wurden nach der floy-tag-methode markiert. insges. basieren die untersuchungen auf 22000 markierten fischen. davon waren 1459 hechte in groessen zwischen 40 und 120 cm. das um 1...2 cel waermere flusswasser loest bei den hechten unter der eisdecke des meerbusens eine flusswaerts gerichtete wanderung aus (15. bis 30.4). das wandermax. wird bis 5 cel (1. bis 10. mai) erreicht. die hechte wandern den fluss bis zu 3 km aufwaerts bis zu einem see (3...4 m tief), wo bei wassertemp. von 12...15 cel (20. bis 30.5) gelaicht wird. - b. rennert / friedrichshagen.

**t811 - 0463** fitting of von bertalanffy growth function (vbgf) with tow growth checks per year (eng)
moreau,j.; moreau, isabelle. - in: z. angew. ichthyol. - hamburg 3(1987)2. - s. 56 - 60 : 1 abb., 2 tab., 15 lit.. - b259
**zwei saisonale schwankungen der wachstumskurven tropischer fische pro jahr nach der von bertalanffy-wachstumsgleichung (vbgf)**
60.45.30.02.01.07.
*seefisch; wachstum; untersuchungsmethode; + oreochromis niloticus;*
es wird eine version der von bertalanffy-wachstumskurve, die zwei saisonale wachstumsschwankungen pro jahr ausdruecken kann, vorgestellt. nach dieser methode wurde eine wachstumskurve fuer oreochromis niloticus erarbeitet. - b. rennert / friedrichshagen.

**t811 - 0464** the diet and growth of o-group dace, leuciscus leuciscus (l.), and roach, rutilus rutilus (l.), in a lowland river (eng)
weatherley, n. s. - in: j. fish biol.. - london 30(1987)3. - s. 237 - 247 : 3 abb., 2 tab., 36 lit.. - b259
**nahrung und wachstum einjaehriger hasel, leuciscus leuciscus und ploetzen, rutilus rutilus, in einem flachlandfluss**
60.45.30.02.01.07.
*suesswasserfisch; ernaehrung; wachstum; + leuciscus leuciscus; + rutilus rutilus;*
die nahrung einjaehr. hasel und ploetzen wurden im lower welsh dee untersucht. hierzu wurden jahreszeitl. und taegl. mageninhaltsanalysen durchgefuehrt. waehrend seiner entwicklung raubt der hasel nacheinander verschiedene nahrungstypen. zunaechst frisst er haeuptsaechlich carvivorn, danach geht er zu nachtaktiven carnivoren ueber. spaeter dann frisst er tag- und nachtaktive omnivore. bei der ploetze war ein aehnliches ernaehrungsmuster anzutreffen, obwohl sie nach den ersten 2 mon. mehr herbivore und detritivore frass. auf grund der grossen variationsbreite der nahrung wurde die hypothese aufgestellt, dass beide fischarten nur ein begrenztes nahrungsangebot zur verfuegung haben. diese hypothese wird durch den geringen zuwachs der fische gestuetzt. - ch. bogen / friedrichshagen.

**t811 - 0465** predation on salmon smolts, salmo salar l., in the estuary of the river surna, norway (eng)
hvidsten, n. a.; moekkelgjerd, p. i. - in: j. fish biol.. - london 30(1987)3. - 273 - 280 : 3 abb., 3 tab., 12 lit.. - b259
**raubdruck auf lachssmolts, salmo salar, im aestur der surna, norwegen**
60.45.30.02.01.07.
*nutzfisch; sterblichkeit; dorsch; + salmo salar; + gadus morhua; + raubfisch,*
das postsmoltstadium der lachse, s. salar, unterliegt einer hohen mortalitaet in norwegen. jedes jahr werden 35 000 erbruetete lachse im fluss surna ausgesetzt. durch das aussetzen von smolts im meer und in den fjorden haben sich die adulten lachsbestaende wieder erholt. die erfolgsrate im meer und in den fjorden liegt damit dreimal hoeher als in den fluessen. dies wird auf einen

starken raubdruck in den fluessen zurueckgefuehrt. 1984/85 wurden raeuber und frassdruck auf smolts im aestuar der surna untersucht. es wurde festgestellt, dass gadus morhua sich auf den raub von smolts spezialisiert hatte. in einem kleinen begrenzten gebiet konnte eine gesamtmortalitaet der smolts aufgrund des raubdruckes von g.morhua von bis zu 24,8 % ermittelt werden. - ch. bogen / friedrichshagen.

**t811 - 0466** the size selection of bosmina longispina and daphnia galeata by co-occurring cisco (coregonus albula), whitefish (c. lavaretus) and smelt (osmerus eperlanus) (eng)
sandlund, odd terje; naesje, tor fedrik; kjellberg, goesta. - in: arch. hydrobiol.. - stuttgart 110(1987)3. - s. 357 - 363 : 2 abb., 2 tab., 25 lit.. - b259
**die groessenselektion von bosmina longispina und daphnia galeata durch das gemeinsame auftreten von kleiner maraene (coregonus albula), grosser maraene (c. lavaretus) und stint (osmerus eperlanus)**
60.45.30.02.01.07.
*suesswasserfisch; ernaehrung; verhalten; + coregonus albula; + coregonus lavaretus; + osmerus eperlanus;*
es gibt keine signifik. unterschiede zwischen reusendornenabstand und groessenselektion von cladocerenplankton bei kl. und gr. maraenen sowie stint. wenn sie in der pelag. zone des sees mjosa gemeinsam auftreten, zeigen sie eine pos. groessenselektion fuer b. longispina und d. galeata. die gr. maraene hat signifikant groessere reusendornenabstaende als die kl. maraene oder stint, selektiert aber kleinere individuen von d. galeata. die untersuchungen zeigen, dass ernaehrungsgewohnheiten und visuelle groesse der nahrung wichtiger als die groesse der reusendornenabstaende fuer die groessenselektion von nahrung bei planktivoren fischen sind. - b. rennert / friedrichshagen.

**t811 - 0467** food, feeding periodicity and consumption of he eel anguilla anguilla (l.) in the shallow eutrophic tjeukemeer (the netherlands) (eng)
nie, henrik w. de. - in: arch. hydrobiol.. - stuttgart 109(1987)3. - s. 421 - 443 : 9 abb., 7 tab., 48 lit.. - b259
**nahrung, fressperiodizitaet und konsumption des aals, anguilla anguilla, im flachen, eutrophen tjeukemeer (niederlande)**
60.45.30.02.01.07.
*aal; ernaehrung; + anguilla anguilla; + osmerus eperlanus;*
1979/81 wurde die nahrung von aalen in dem 21,5 km2 grossen tjeukemeer untersucht. ueber 7000 aale wurden gefangen und 1806 maegen untersucht. in der freiwasserzone waren vorwiegend kleine aale anzutreffen (200...300 mm). aale unter 250 mm koerperlaenge fressen vorwiegend chironomus plumosus und einfeldia carbonaria. aale ueber 250 mm ernaehren sich hauptsaechlich von einjaehr. stints (osmerus eperlanus), barschen (perca fluviatilis) und bivalven mollusken. die nahrung des bleis wurde mit der des aals verlgichen. der aal bevorzugt invertebraten mit einer groesse von 7...20 mm, die auf dem seeboden leben. der blei (abramis brama) frisst dagegen kleinere chironomidenlarven, benth. cladoceren und zooplankton. - ch. bogen / friedrichshagen.

**t811 - 0468** the food and benthophagous feeding habits of barbus longiceps (cyprinidae) in lake kinneret (israel) (eng)
spataru, p.; gophen, m. - in: arch. hydrobiol.. - stuttgart 110(1987)3. - s. 331 - 337 : 4 tab., 21 lit.. - b259
**die nahrung und die benthophagischen ernaehrungsgewohnheiten von barbus longiceps (cyprinidae) im see kinneret (israel)**
60.45.30.02.01.07.
*suesswasserfisch; ernaehrung; oligochaeta; + barbus longiceps; + chironomidae;*
die nahrungszusammensetzung wurde bei 231 fischen mit groessen von 62 mm (4 g) bis 510 mm (2050 g) mit hilfe von analysen des darminhaltes bestimmmt. die hauptkomponenten der nahrung von b. longiceps im see konneret bestand aus benth. organismen, wie oligocheaten, . chironomiden und amphipoden. bei kleineren fischen (62...175 mm) dominierten chironomiden,

bei grossen fischen (253...510 mm) dagegen oligochaeten. die rolle von b. longiceps im kinneretoekosystem wird diskutiert und es wird empfohlen, den frassdruck auf benth. organismen nicht durch besatz mit exot. benthophag. fischen (c. carpio) zu erhoehen. - b. rennert / friedrichshagen.

**t811 - 0469 nahrungsuntersuchungen an der koppe (cottus gobio l.) im gebiet von lunz**
adamicka, peter. - in: oesterr. fischerei. - salzburg 40(1987)1. - s. 8 - 10 : 1 abb , 5 lit.. - b14=za 4342
**60.45.30.02.01.07.**
*suesswasserfisch; ernaehrung; + cottus gobio; + chironomidae; + harpacticoidae;*
es wurde eine produktionsbiol. untersuchung an der koppen-population des oberen seebachs nahe der biol. station lunz (niederoesterreich) durchgefuehrt. die durchschnittl. wasserfuehr. betraegt hier kaum 2 m3/s, die temp. schwankt zwischen 2...12 cel. die wasserhaerte betraegt 5...8 dh. die jungfische von cottus beginnen ihre nahrungsaufnahme mit chironomidenlarven, die im schotter die weitaus haeufigste tiergruppe sind. so wie ihre nahrung finden wir die jungen koppen auch tief im schotter (tiefster fang bisher 60 cm im schotter). die zweithaeufigste gruppe im schotter sind die harpacticoiden (kleine, huepferlingartige krebschen), die bisher nicht in den maegen der koppen gefunden wurden. chironomidenlarven stellen 2 a die wichtigste nahrung dar. - ch. bogen / friedrichshagen.

**t811 - 0470** a note on the feeding behaviour of the eel anguilla anguilla (l.) in aquaria (eng)
heerdt, gerard ter; nie, henrik w. de. - in: arch. hydrobiol.. - stuttgart 109(1987)3. - s. 471 - 475 : 2 abb., 13 lit.. - b259
**eine bemerkung zum fressverhalten des aals, anguilla anguilla, im aquarium**
**60.45.30.02.01.07.; 60.45.30.02.01.06.**
*aal; ernaehrung; verhalten; + anguilla anguilla; + chironomus plumosus;*
das verhalten von 6 kleinen aalen (15...28 cm lang) beim suchen und fangen von nahrung wurde registriert. als aalfutter wurden larven von chironomus plumosus verwendet, die sich in einem torfsubstrat befanden. die handlungszeit vergroesserte sich sehr schnell, wenn die larvendichte unter 500 individuen/m2 sank. dies entspricht den hoechsten im tjeukemeer gefundenen dichten in den jahren 1979/80. als larven und puppen von chironomus auf einer pvc-platte festgeleimt und so den aalen zum frass angeboten wurden, bevorzugten diese die larven. - ch. bogen / friedrichshagen.

**t811 - 0471 zum nahrungsselektiven fressverhalten von stint (osmerus eperlanus) und ploetze (rutilus rutilus) in einem eutrophen brackgewaesser**
debus, lutz. - in: wiss. z. univ., nath.-naturwiss. r.. - rostock 35(1986)5. - s. 60 - 63 : 2 abb., 5 tab., 10 lit.. - b14=zb 3178
**60.45.30.02.01.07.; 60.45.30.02.01.06.**
*nutzfisch; ernaehrung; + osmerus eperlanus; + rutilus rutilus; + harpacticoidae;*
untersuchungen zur nahrungsselektion von adulten stinten (61...81 mm) und jungploetzen (7...9 mm) erbrachten den nachweis des arten- und groessenselektiven fressens beider fischarten. ein steuereffekt durch bevorzugten frass eiertragender plankter wird postuliert. bei den jungploetzen konnte auch nachts (bei voelliger dunkelheit) ein groessenselektiver frass nachgewiesen werden. nahrungsbestandteile waren neben harpacticoiden, nauplien und rotatorien scheinbar auch faedige und kolonienbildende gruenalgen. algen und rotatorien (branchionus plicatilis, filinia longiseta, keratella cochlearis) hatten fuer die ernaehrung vom energet. standpunkt aus gesehen (berechnungen des konsumtionsindexes zufolge) vernachlaessigbar geringe bedeutung. - ch. bogen / friedrichshagen.

**t811 - 0472** niche specificities of four fish species (homalopteridae, cobitidae and gobiidae) in a hong kong forest stream (eng)
dudgeon, david. - in: arch. hydrobiol,. - stuttgart 108(1987)3, - s 349 - 364 : 6 tab., 56 lit.. - b259
**nischenbesonderheiten von vier fischarten (homalopteridae, cobitidae und gobiidae) in einem**

**waldfluss von hongkong**
**60.45.30.02.01.07.; 60.45.30.02.01.06.**
*suesswasserfisch; ernaehrung; algae; insecta; + homalepteridae; + cobitidae; + gobiidae;*
die nischenteilung in einem felsigen flussabschnitt wurde zwischen folg. 4 sympatr. benth. fischarten untersucht: pseudogastromyzon myersi, liniparhomaloptera dispar, tukugobius wui und neomacheilus fasciolatus. p. myersi und l. dispar frassen vorwiegend periphyte algen und feinen detritus, waehrend sich t. wui und n. fasciolatus hauptsaechlich von unreifen insekten ernaehrten. t. wui und n. fasciolatus zeigten aufgrund der aehnlichkeiten in der ernaehrung ein hohes mass an nischenueberlappung hinsichtlich des mikrohabitats. waehrend sich p. myersi und l. dispar vorwiegend in der flussmitte aufhielten, bevorzugten t. wui und n. fasciolatus die uefernaehe. - ch. bogen / friedrichshagen.

**t811 - 0473** chemical relationships between azolla and cichlasoma (eng)
wery, p.; micha, j.-c.; hove, c. van. - in: aquaculture. - amsterdam 61(1987)3/4. - s. 313 - 315 : 1 tab., 4 lit.. - b259
**chemische beziehungen zwischen azolla und cichlasoma**
**60.45.30.02.01.07.**
*suesswasserfisch; ernaehrung; biochemie; + cichlasoma melanurum; + azolla;*
die buntbarschart cichlasoma melanurum (= fenestratum) nutzt verschiedene arten und linien der farngattung azolla in unterschiedl. ausmass als nahrungsquelle. es konnte gezeigt werden, dass die selektive nutzung mit dem vorkommen sowohl attraktiver, in methanol loesl. als auch abstossender, in dichlormethan loesl. substanz im farn in verbindung steht. weiterfuehrende untersuchungen sollen der identifizierung dieser subst. dienen. - k. kohlmann / friedrichshagen.

**t811 - 0474** kolichestvennye dannye o pitanii amerikanskogo signal"nogo raka pacifastacus leniusculus dana (rus)
tamkjavichene, e. - in: acta hydrobiol. lituanica. - vil"njus 5(1985). - s. 39 - 43 : 3 tab., 6 lit.. - b14=za 5948
**quantitative daten ueber die ernaehrung von pacifastacus leniusculus**
**60.45.30.02.02.**
*crustacea; ernaehrung; temperatur; jahreszeit; + pacifastacus leniusculus;*
die untersuchungen ueber die ernaehrung reifer pacifastacus leniusculus (maennchen und weibchen) wurden im krebsforschungslabor des inst. fuer zoologie und parasitologie der akademie der wissenschaften der litauischen ssr 1980 durchgefuehrt. die tiere wurden im winter, fruehling und herbst in wasser mit temp. von 8 und 17 cel gehalten. die krebse wurden mit leber, milz, fisch und chara rudis gefuettert. die untersuchungen haben gezeigt, dass sich p. leniusculus hauptsaechlich von tieren ernaehrt (80...90 %). die taegl. nahrungsmenge ist sowohl von geschlecht und der masse als auch von der wassertemp. und der jahreszeit abhaengig. die weibchen nehmen bei 8 cel 0,7...1,1 % ihrer lm taeglich auf. - ch. bogen / friedrichshagen.

**t811 - 0475** genetic variation in mytilus edulis l. from sweden revealed by allozyme electrophoresis (eng)
janson, kerstin. - in: inst. freshwater res. drottningholm, report. - lund (1986)63. - s. 111. - b259
**genetische variation bei mytilus edulis aus schweden, nachgewiesen durch allozym-elektrophorese**
**60.45.30.02.02.**
*mollusca; genetik; + mytilus edulis; + allozym-elektrophorese;*

**t811 - 0476** possibilities of making forecasts for the time of settlement of blue mussel (mytilus edulis l.) larvae on the west coast of sweden (eng)
roedstroem, eva marie; loo, lars-ove. - in: inst. freshwater res. drottningholm, report. - lund (1986)63. - s. 114. - b259
**moeglichkeiten, um vorhersagen fuer den zeitpunkt des festsetzens der larven von mytilus edulis an der schwedischen westkueste zu machen**

60.45.30.02.02.
*mollusca; larve; prognose; + mytilus edulis;*

**t811 - 0477** egg development and lifecycle timing in the noble crayfish (astacus astacus) (eng)
hessen, dag o.; taugboel, trond; fjeld, eirik. - in: aquaculture. - amsterdam 64(1987)1. - s. 77 - 82 : 1 abb., 1 tab., 8 lit.. - b259
**eientwicklung und lebenszyklus des edelkrebses (astacus astacus)**
60.45.30.02.02.
*crustacea; fortpflanzung; ernaehrung; wachstum; + astacus astacus;*

**t811 - 0478 flussperlmuscheln brauchen bachforellen zum ueberleben : versuche zur rettung der flussperlmuschel (margaritifera margaritifera l.)**
hochleitner, martin. - in: oesterr. fischerei. - salzburg 40(1987)8/9. - s. 200 - 204 : 6 abb., 5 lit.. - b259
60.45.30.02.02.
*mollusca; forelle; anpassung; + margaritifera margaritifera; + salmo trutta fario;*
im noerdl. teil oesterreichs werden versuche zur wiedereinbuergerung der flussperlmuschel unternommen. hauptziel ist der schutz der noch verbliebenen biotope. dazu werden 9 schutzmassnahmen vorgeschlagen. es wird die fortpflanzungsweise der muschel beschrieben, die man sich zur wiedereinbuergerung zunutze macht. vor dem natuerl. ausstossen der glochidien werden diese durch den zuechter gewonnen und in fischtransportbehaelter mit bachforellensetzlingen (ca. 100 kg/m3) gegeben. die infizierten bachforellen werden in geeignete baeche ausgesetzt. die bachforellen ueberstehen diese phase unbeschadet. abschliessend wird ein geschichtl. rueckblick auf die perlenfischerei gegeben. - b. rennert / friedrichshagen.

**t811 - 0479** the parasitic stage of the freshwater pearl mussel (margaritifera margaritifera l.) : 3. host relationships (eng)
bauer, g. - in: arch. hydrobiol.. - stuttgart 76(1987)4. - s. 413 - 423 : 4 abb., 3 tab., 29 lit.. - b259
**das parasitaere stadium der flussperlmuschel (margaritifera margaritifera) : 3. mitt. wirtsverhaeltnisse**
60.45.30.02.02.; 60.45.30.06.03.
*mollusca; forelle; parasit; + margaritifera margaritifera; + salmo trutta fario;*
die hauptwirte der flussperlmuschel (m. margaritifera) sind die einheim. salmonidae bachforelle (salmo trutta) und lachs (salmo salar). huchen (hucho hucho) und bachsaibling (salvelinus fontinalis) sind kaum als wirt geeignet. regenbogenforelle (salmo gairdneri) und aesche (thymallus thymallus) sind voellig resistent. weniger geeignete wirtsarten reagieren mit einer schnelleren gewebsreaktion auf eine infektion, waehrend geeignete wirte eine zeitlich verzoegerte reaktion zeigen, die vermutlich auf einer serol. komponente beruht. als schutzmassnahme fuer die perlmuschel wird die stuetzung der bachforellenpopulationen vorgeschlagen. neuansiedlungsversuche sollten mit stark infizierten forellenbruetlingen durchgefuehrt werden. - b. rennert / friedrichshagen.

**t811 - 0480** the parasitic stage of the freshwater pearl mussel (margaritifera margaritifera l.) : 2. susceptibility of brown trout (eng)
bauer, g. - in: arch. hydrobiol.. - stuttgart 76(1987)4. - s. 403 - 412 : 4 abb., 1 tab., 15 lit.. - b259
**das parasitaere stadium der flussperlmuschel (margaritifera margaritifera) : 2. mitt. empfindlichkeit der bachforelle**
60.45.30.02.02.; 60.45.30.06.03.
*mollusca; forelle; parasit; + margaritifera margaritifera; + salmo trutta fario;*
es werden infektionsraten einer bachforellenpopulation (salmo trutta) mit glochidien der flussperlmuschel (m. margaritifera) untersucht. etwa eineinhalb mon. nach ablaichen der muscheln waren alle brutfische und die haelfte der 1+ fische infiziert. aeltere fische hatten kaum muschellarven auf den kiemen. die verzoegerte entwicklung auf aelteren fischen unter natuerl. bedingungen deutet auf geringe infektionsraten dieser fische durch eine hohe

glochidienmortalitaet hin. es wird vermutet, dass eine immunreaktion vorhanden ist, die nach 2...3 infektionen zu vollstaend. immunitaet der forellen fuehrt. - b. rennert / friedrichshagen.

**t811 - 0481** the parasitic stage of the freshwater pearl mussel (margaritifera margaritifera l.) : 1. host response to glochidiosis (eng)
bauer, g.; vogel, c. - in: arch. hydrobiol.. - stuttgart 76(1987)4. - s. 393 - 402 : 3 abb., 2 tab., 21 lit.. - b259
**das parasitaere stadium der flussperlmuschel (margaritifera margaritifera) : 1. mitt. wirtsreaktion gegen glochidiosis**
**60.45.30.02.02.; 60.45.30.06.03.**
*mollusca; forelle; parasit; + margaritifera margaritifera; + salmo trutta fario;*
die entwicklung von glochidien der flussperlmuschel (margaritifera margaritifera) auf bachforellen steht in beziehung zu ihrer ueberlebensrate. bei hoher mortalitaet ist die entwicklung verzoegert. ursache ist eine wirtsreaktion, der 2 unterschiedl. mechanismen zugrunde liegen. kurz nach der infektion beruht die mortalitaet der glochidien auf einer gewebsreaktion, dagegen mehrere wochen danach auf einer serol. komponente. bei reinfizierten fischen ist die mortalitaet der glochidien erhoeht, der serumfaktor konnte bereits 1 wo. nach der 2. infektion nachgewiesen werden. - b. rennert / friedrichshagen.

**t811 - 0482** wplyw usuwania wod hypolimnionu na mikroflore bakteryjna jeziora kortowskiego (pol)
zmyslowska, izabella. - olsztyn : acta acad. agric. ac techn. olstenensis, protectio aquarum et piscatoria, suppl. c (1987)14. - s. 3 - 63 : 15 abb., 18 tab., 149 lit., zus. in engl., russ.. - b14=za 2754
**einfluss der wasserableitung aus dem hypolimnion des kortowski-sees auf die bakterielle mikroflora**
**60.45.30.03.01.; 60.75.20.10.**
*gewaesser; sanierung; bacteriophyta; biomasse; dynamik; naerstoffhaushalt; + tiefenwasserableitung;*
um den rekultivierungseffekt einer seit 1956 funktionierenden tiefenwasserableitung zu pruefen, wurden in der zeit von 1976/79 einige troph. faktoren untersucht, darunter auch der naehrstoffgehalt des wassers, der sanitaer-bakteriol. status und die dynamik der biomasseentwicklung. bei aehnl. zusammensetzung der mikroflora sank die biomasse der bakterien waehrend dieser zeit von 0,48 auf 0,26 mg c/dm3 am standort s (tiefste stelle im suedteil des sees) und von 0,47 auf 0,35 mg c/dm3 am standort n (kontrolle). die bioproduktion sank entsp. von 0,30 auf 0,13 bzw. von 0,29 auf 0,22 mg c/dm3 x d. die ergebnisse deuten auf einen positiven einfluss der tiefenwasserableitung auf die qualitaet des kortowski-sees hin. - a. kozianowski / friedrichshagen.

**t811 - 0483** razvitie fitoplanktona v prudakh pri ispol"zovanii tekhnicheskojj aehracii (rus)
zemljanicyna, t. ju.; fedorchenko, v. i. - in: sb. nauch. tr., bolezni ryb i vodnaja toksikol.. - moskva, 1984. - s. 165 - 170 : 1 tab., 6 lit., zus. in engl.(vses. nauch.-issl. inst. prudovogo rybnogo khoz. ; 40). - b259
**entwicklung des phytoplanktons in teichen bei technischer belueftung**
**60.45.30.03.01.**
*gewaesser; algae; dynamik; belueften; biomasse; + teich; + protococcales; + cyanophyceae;*
es wurde nachgewiesen, dass die techn. belueftung gute voraussetzungen fuer die entwicklung der protococcales schafft, dagegen weniger gute fuer die cyanophyceae, so dass deren produktion 10...100mal geringer ist als in teichen ohne belueftung. die gesamtbiomasse der algen ist in teichen mit techn. belueftung hoeher. - h. kulow / friedrichshagen.

**t811 - 0484** carbon and nitrogen budgets in manured fish ponds on israel"s coastal plain (eng)
schroeder, gerald l. - in: aquaculture. - amsterdam 62(1987)3/4. - s. 259 - 279 : 5 abb., 5 tab., 45 lit.. - b259

**kohlenstoff- und stickstoff-vorraete in geduengten fischteichen der kuestenregion israels**
60.45.30.03.01.
*gewaesser; duengung; kohlenstoff; stickstoff/reserven; + teich;*

**t811 - 0485** effects of forest fire and other disturbances on wilderness lakes in northeastern minnesota : 2. paleolimnology (eng)
bradbury, j. p. - in: arch. hydrobiol.. - stuttgart 106(1986)2. - s. 203 - 217 : 7 abb., 21 lit.. - b259
**auswirkungen von waldbraenden und anderen zerstoerungen auf wildnis-seen im nordosten von minnesota : 2. mitt. palaeolimnologie**
60.45.30.03.01.; 60.45.30.05.
*gewaesser; wirkung; umwelteinfluss; + waldbrand; + palaeolimnologie;*

**t811 - 0486** effects of forest fire and other disturbances on wilderness lakes in northeastern minnesota : 1. limnology (eng)
tarapchak, s. j.; wright jun., h. e. - in: arch. hydrobiol.. - stuttgart 106(1986)2. - s. 177 - 202 : 12 abb., 4 tab., 31 lit.. - b259
**auswirkungen von waldbraenden und anderen zerstoerungen auf wildnis-seen im nordosten von minnesota : 1. mitt. limnologie**
60.45.30.03.01.; 60.45.30.05.
*gewaesser; wirkung; umwelteinfluss; + waldbrand; + limnologie;*

**t811 - 0487** macrophyte decomposition in two tropical lakes (eng)
ayyap an, s.; olah, j.; raghavan, s. l. - in: arch. hydrobiol.. - stuttgart 106(1986)2. - s. 219 - 231 : 3 abb., 5 tab., 27 lit.. - b259
**makrophyten-verwesung in zwei tropischen seen**
60.45.30.03.01.
*gewaesser; pflanze; faeulnis; tropen; + makrophyta;*

**t811 - 0488** enzymatic decomposition of organic matter by bacteria in an eutrophic lake (eng)
chrost, ryszard j.; wcislo, ryszarda; halemejko, grazyna z. - in: arch. hydrobiol.. - stuttgart 107(1986)2. - s. 145 - 165 : 7 abb., 58 lit., zus. in dt.. - b259
**enzymatische zersetzung organischer substanz durch bakterien in einem eutrophen see**
60.45.30.03.01.
*abbau org substanz; bacteriophyta; gewaesser/eutrophierung; enzym;*

**t811 - 0489** lake titicaca (peru/bolivia) phytoplankton: species composition and structural comparison with other tropical and temperate lakes (eng)
carney, heath j.; richerson, peter j.; eloranta, pertti. - in: arch. hydrobiol.. - stuttgart 110(1987)3. - s. 365 - 385 : 3 abb., 4 tab., 55 lit., zus. in span.. - b259
**phytoplankton des titicaca-sees (peru/bolivien): artenzusammensetzung und struktureller vergleich mit anderen seen der tropen und der gemaessigten zone**

60.45.30.03.01.
*gewaesser; tropen; algae; art; struktur; + phytoplankton;*

**t811 - 0490** the response of photosynthetic parameters to environmental factors in siggeforasjoen, sweden (eng)
heyman, ulf. - in: arch. hydrobiol.. - stuttgart 106(1986)2. - s. 155 - 175 : 8 abb., 9 tab., 35 lit., zus. in dt.. - b259
**die reaktion photosynthetischer parameter auf umweltfaktoren in siggeforasjoen, schweden**
60.45.30.03.01.
*gewaesser; photosynthese; kennziffer; interaktion; umweltfaktor;*

**t811 - 0491** phosphorus and chlorophyll concentration in lake monate (northern italy) (eng)
ravera, o.; annoni, d.; baudouin, m. f. - in: arch. hydrobiol.. - stuttgart 108(1986)1. - s. 23 - 44 : 6 abb., 5 tab., 39 lit., zus. in dt.. - b259
**phosphor- und chlorophyll-konzentration im monate-see (norditalien)**
60.45.30.03.01.
*gewaesser; phosphor; chlorophyll;*

**t811 - 0492** thermal stratification in a tropical african reservoir (the guma dam, sierra leone) (eng)
mtada, obed s. m. - in: arch. hydrobiol.. - stuttgart 107(1986)2. - s. 183 - 196 : 7 abb., 11 lit.. - b259
**temperaturschichtung in einem tropischen stausee in afrika (guma-dam, sierra leone)**
60.45.30.03.01.
*gewaesser; afrika; temperatur; + schichtung; + stausee;*

**t811 - 0493 tiefenvermessung des bodensees**
schaerpf, klaus; braun, eberhard. - in: wasserwirtschaft. - stuttgart 78(1988)2. - s. 71 - 75 : 9 abb., 5 lit., zus. in engl.. - b14=z 394
60.45.30.03.01.
*gewaesser; messen; + tiefe;*

**t811 - 0494** population dynamics of tubifex tubifex, first settler in the profundal of a copper and ammonia polluted, recovering lake (l. orta, north italy) (eng)
bonacina, carla; bonomi, giuliano; monti, carlo. - in: hydrobiologia. - the hague 155(1987). - s. 305. - b14=za 4330
**populationsdynamik von tubifex tubifex, dem erstbesiedler im profundal eines mit kupfer und ammonium belasteten, sich erholenden sees (l. orta, norditalien)**
60.45.30.03.01.; 60.45.30.05.
*gewaesser; schadstoff; oligochaeta; abwasser; populationsdynamik; + tubifex tubifex;*
der wram-monomikt. see wies bei ph = 3,8 belastungen von 5 mg/l nh4 und 22 mg/l no3 sowie hohe kupfertoxizitaet auf. durch reduzierung derabwasserzufuhr begann die wiederbesiedlung des benthals mit tubifex. die population ist noch sehr unregelmaessig verteilt, zeigt in alterstruktur und lebensgeschichte aber normale verhaeltnisse trotz sehr hoher sommerl. mortalitaet. - w. v. tuempling.

**t811 - 0495** pelagic predators and interfering algae: stabilizing factors in temperate eutrophic lakes (eng)
brabrand, aage; faafeng, bjoern; nilssen, jens petter moritz. - in: arch. hydrobiol.. - stuttgart 110(1987)4. - s. 533 - 552 : 11 abb., 54 lit.. - b259
**pelagische raeuber und interferierende algen:stabilisierende faktoren in temperierten eutrophen seen**
60.45.30.03.01.
*gewaesser; versuch; fisch; crustacea; algae; interaktion; + rutilus rutilus;*
in limnocorrals von 940 m3 bzw. 1570 m3 inhalt wurde der einfluss des fischbesatzes mit 230 bzw. 1000 kg/ha rutilus rutilus untersucht. ohne fischbesatz entsprach die situation in den limnocorrals weitgehend dem see: filtrierende zooplankter beherrschen das phytoplankton nicht. der fischbesatz aendert diese situation nicht, was darauf zurueckgefuehrt wird, dass carnivore cyclopiden auch bei abwesenheit von fischen das filtrierende zooplankton dezimieren und filamentoese blaualgen den frassdruck der filtrierer auf das fuer sie verwertbare phytoplankton reduzieren. - w. v. tuempling.

**t811 - 0496** zooplankton consumption of bacteria in a eutrophic lake and in experimental enclosures (eng)

geertz-hansen, ole; olesen, michael; bjoernsen, peter koefoed. - in: arch. hydrobiol.. - stuttgart 110(1987)4. - s. 553 - 563 : 3 abb., 2 tab., 35 lit.. - b259
**verbrauch an bakterien durch das zooplankton in einem eutrophen see und in experimentellen abteilungen des gewaessers**
60.45.30.03.01.
*gewaesser; versuch; crustacea; bacteriophyta; fisch; interaktion; ernaehrung;*
in dem eutrophen see betraegt die nettoproduktion des bakterioplanktons 5...70 mg/m3.d c, wovon das zooplankton groesser 200 mym 23...66 % verzehrt. die daten werden aus produktionsuntersuchungen mit 3h-markierter aminosaeure ermittelt. in abteilungen von 7 m3 mit 50 m/m2 fischbesatz sowie mit und ohne p-duengung foerdert die abwesenheit planktophager fische die reproduktion des crustaceen-planktons, so dass dessen nahrungsaufnahme der bakterioplankt. produktion entspricht. bei anwesenheit von fischen wird das crustaceen-plankton so weit zurueckgedraengt, dass nun kleine plankter, bes. rotatorien, als bakterienfresser dominieren, wodurch das bakterioplankton in geringerem mass umgesetzt wird. - w. v. tuempling.

**t811 - 0497** fitoplankton nekotorykh-ozer litovskojj ssr (rus)
kavaljauskene, ja. - in: acta hydrobiol. lituanica. - vil"njus 5(1985). - s. 3 - 6 : 1 tab., 8 lit.. - b14=za 5948
**phytoplankton in einigen litauischen seen**
60.45.30.03.01.
*gewaesser; algae; biomasse;*
die ergebnisse von phytoplanktonuntersuchungen aus 23 litauischen seen werden dargestellt. waehrend der sommerstagnation 1970/72 und 1977/80 schwankte die phytoplanktonbiomasse von 0,088...11,474 g/m3. die durchschnittl. biomasse in der vegetationsperiode betrug 0,259...4,149 g/m3 und im jahresdurchschnitt trat eine schwankungsbreite von 0,27...3,72 g/m3 auf. - ch. bogen / friedrichshagen.

**t811 - 0498** freshwater plankton oommunity succession during experimental acidification (eng)
havens 3, karl e.; decosta, john. - in: arch. hydrobiol.. - stuttgart 111(1987)1. - s. 37 - 65 : 8 abb., 10 tab., 29 lit.. - b259
**suesswasserplanktongemeinschaftsfolge waehrend einer experimentellen versauerung**
60.45.30.03.01.
*versuch; wasser; aziditaet; ph-wert; algae; crustacea; biomasse; dynamik, +mongoetia viridis; +bosmina longirostris;*
das seewasser in 2 m3-behaeltern im o"woods-see, west virginia, wurde durch zusatz von schwefelsaeure von ph 7,2 auf 6,5 oder 4,5 angesaeuert. die ph-absenkung betrug 0,5 einheiten pro woche. 2 behaelter dienten als kontrolle. die menge der algen- und zooplanktonarten nahm mit zunehmender versauerung ab. in allen versuchsbehaeltern dominierten mongoetia viridis und peridinium inconspicuum. die algenbiomasse (gemessen als chlorophyll-a) erhoehte sich signifikant mit versauerung. die zooplanktonbiomasse stieg bis ph 6 an und nahm in behaeltern mit ph 5 und 4,5 ab, wo m. viridis und p. inconspicuum 99 % der als algenbiomasse ausmachen. bei ph 5,5 und 4,5 dominieren beim zooplankton bosmina longirostris und chydorus sphaericus. - b. rennert / friedrichshagen.

**t811 - 0499** interactions between algae and zooplankton in a continuous cultivation system (eng)
vyhnalek, vojtech. - in: ecol. modelling. - amsterdam 39(1987)1/2. - s. 33 - 43 : 6 abb., 1 tab., 17 lit.. - b14/mun1
**wechselwirkungen zwischen algen und zooplankton in einem system kontinuierlicher kultur**
60.45.30.03.01.
*versuch; algae; crustacea; modellierung; interaktion; +daphnia pulicaria; +chlamydomonas geitleri;*
in einem cyclostaten, bestehend aus dem algenkulturgefaess und einer filtrationskammer fuer das zooplankton, wird eine kultur von daphnia pulicaria kontinuierlich zusammen mit

chlamydomonas geitleri kultiviert. die bemessung des systems und seiner durchsatzraten geschieht durch mathemat. modellierung, so dass nach rel. kurzer laufzeit der kulturen stabile verhaeltnisse auch unter beruecksichtigung synchroner kulturen erreicht sind. ein derart. kontinuierlich betriebenes raeuber-beute-system erlaubt genaue untersuchungen zur wechselwirkung zwischen phyto- und zooplankton. - w. v. tuempling.

**t811 - 0500 zur wasserbeschaffenheit des gottow-sees, eines neu entstandenen flachlandspeichers**
kalbe, lothar; schaefer, dietrich. - in: wasserwirtsch. - wassertechnik. - berlin 37(1987)8. - s. 185 - 187, 192 : 3 abb., 4 tab., 2 lit.. - b14=z 133
**60.45.30.03.01.; 60.75.20.10.**
*gewaesser; wasser; qualitaet; nutzung; pflanze; fisch; + myriophyllum spicatum; + esox lucius; + tinca tinca;*
der see (5 ha) ist rundum mit erlen eingegruendet. die unterwasservegetation veraenderte sich zwischen 1980 und 1983 mehrfach. seit 1983 dominiert myriophyllum spicatum. der see wird vom dav als angelgewaesser (hecht, schleie, weissfische) genutzt und spielt eine grosse rolle als badegewaesser. durchschnittlich 100 badegaeste/d koennten die wasserqualitaet beeintraechtigen. der see ist als eutropher klarwasserflachsee (gueteklasse 3b) eingestuft. der sauerstoffgehalt liegt ganzjaehrig nahe der saettigungsgrenze. der see ist phytoplanktonarm. massnahmen zur erhaltung der nutzung werden gegeben. - b. rennert / friedrichshagen.

**t811 - 0501 das schilfsterben am bodensee - untersee. beobachtungen, untersuchungen und gegenmassnahmen**
schroeder, roland. - in: arch. hydrobiol.. - stuttgart, suppl. 76(1987)1/2. - s. 53 - 99 : 18 abb., 3 tab., 30 lit., zus. in engl.. - b259
**60.45.30.03.01.; 60.75.20.05.**
*gewaesser; eutrophierung; pflanze; bestandsdichte; alge; + typha sp.; + cladophore sp.;*
die eutrophierung des bodensees hat sich auf seine schilfbestaende in mehrfacher hinsicht ausgewirkt: die bestandsdichte nahm auf das 3...4fache des urspruengl. zustandes zu. das grosse naehrstoffangebot fuehrte zu einer mechan. schwaechung des halmes. es bildete sich ein dichtes geflecht abgestorbener halme, so dass der wasseraustausch mit dem freien see behindert und stillwasserraeume im schilfguertel geschaffen wurden. es kam zu einer starken verschlammung der ufer und ausgepraegtem schilfschwund. die fadenalge cladophora trat in massen auf. durch biotests wurde gezeigt, dass beim anaeroben abbau von cladophora freiwerdende stoffe eine stark hemmende bis toedl. wirkung auf junge schilfpflanzen ausueben. sie blockieren die wasseraufnahme. - ch. bogen / friedrichshagen.

**t811 - 0502** biologicheskaja klassifikacii ozer litvy po dominirovaniju i kachestvennomu razvitiju zoobentosa (rus)
grigjalis, a. - in: acta hydrobiol. lituanica. - vil"njus 5(1985). - s. 21 - 29 : 3 tab., 22 lit.. - b14=za 5948
**biologische klassifizierung litauischer seen nach quantitaet und qualitaet der zoobenthosentwicklung**
**60.45.30.03.01.**
*gewaesser; klassifizierung; bodenfauna; quantitaet; oligochaeta; + litoral; + chironomidae;*
die litau. seen wurden nach 2 indizes klassifiziert. der 1. index zeigt das vorherrschen zoobenth. arten bzw. einen invertebratenkomplex an, waehrend sich der 2 index auf die art der litoralzone des sees bezieht. auf der grundlage des 1. indexes wurden die seen in 9 gruppen unterteilt: 1. chironomiden mit sergentia longiventris, 2. chironomiden mit chrironomus anthracinus, 3. chironomiden mit chironomus plumosus, 4. chironomiden mit proclasius, 5. chironomiden-oligochaeten, 6. oligochaeten, 7. chaoboriden, 8. chaoboriden-chironomiden, 9. chaoboriden-oligochaeten. die nach dem charakter der litoralzone klassifizierten seen, wurden in 3...5 untergruppen unterteilt. - ch. bogen / friedrichshagen.

**t811 - 0503** struktura i dinamika donnogo biocenoza v profundal"nojj zone oz. dusja (rus)

grigjalis, a. - in: acta hydrobiol. lituanica. - vil"njus 5(1985). - s. 7 - 14 : 4 abb., 1 tab., 5 lit.. - b14=za 5948
**struktur und dynamik der zoobenthosgesellschaft in der profundalzone des dusiasees**
60.45.30.03.01.
*gewaesser; bodenfauna; biomasse; dynamik; +chironomidae; +mysis oculata relicta; +potamothrix;*
die zoobenthosgemeinschaft besteht hauptsaechlich aus larven von chironomus anthracinus, procladius, potamothrix hammoniensis, pisidium genera, pallasea quadrispinosa, mysis oculata relicta und pontoporeia affinis. dichtedynamik und biomasse des zoobenthos werden durch den entwicklungsrhythmus der invertebraten ch. antracinus, mysis oculata relicta, potamothrix hammoniensis beeinflusst. es werden 4 phasen abnehmender und 3 phasen zunehmender biomasse des zooplanktons unterschieden. die phasen sind vom vorkommen der larven von ch. anthracinus abhaengig. - ch. bogen / friedrichshagen.

**t811 - 0504 stoerung des natuerlichen laengsgradienten eines bergbaches durch forellenteichanlagen**
darschnik, siegfried; schuhmacher, helmut. - in: arch. hydrobiol.. - stuttgart 110(1987)3. - s. 409 - 439 : 8 abb., 2 tab., 68 lit., zus. in engl.. - b259
60.45.30.03.02.
*fliessgewaesser; binnenfischerei; forelle; umwelt; wirkung; biozoenose; +saprobienindex;*
die aufstauungen mit teilweise intensiver fischhaltung modifizieren erheblich den charakter eines fliessgewaessers. die wassertemp. wird durch die teiche im sommer erhoeht und im winter abgesenkt. bsb5 und nitritgehalt steigen waehrend der zeit intensiver fuetterung deutlich an. der saprobienindex verschlechtert sich um eine halbe bis ganze stufe. die zusammensetzung des makrozoobenthos wird bes. stark veraendert. waehrend oberhalb der teiche vor allem blattzerkleinerer und algenabweider vorkommen, treten unterhalb bes. detritusfresser und filtrierer auf. das erscheinungsbild des an die teiche anschliessenden bachlaufs kommt dem von unterlaufabschnitten nahe. es kommt zu einer gegen die fliessrichtung gerichteten verlagerung im laengsgradienten des baches. - m.-l. albrecht / friedrichshagen.

**t811 - 0505** on structural control strategies in aquatic ecosystems (eng)
bakule, lubomir; straskraba, milan. - in: ecol. modelling. - amsterdam 39(1987)1/2. - s. 171 - 180 : 8 lit.. - b14/mun1
**ueber strukturelle kontrollstrategien in aquatischen oekosystemen**
60.45.30.03.04.
*oekologie; gewaesser; math methode; modellierung; algae; +herbivore; +oekosystem;*
mathemat. formulierungen zur steuerung des nichtlinearen systems primaerproduzenten - herbivore - raeuber auf der basis der strategien zur optimierung, der stackelbergschen strategien aus der spieltheorie und der theorien des netzwerkflusses werden beschrieben und die anwendungsmoeglichkeiten der detailliert dargestellten formulierungen diskutiert. - w. v tuempling.

**t811 - 0506** model-assisted evaluation of alternative hypotheses to explain the self-protection mechanism of lakes due to calcite precipitation (eng)
koschel, rainer; benndorf, juergen; proft, gottfried. - in: ecol. modelling. - amsterdam 39(1987)1/2. - s. 59 - 65 : 3 abb., 2 tab., 9 lit.. - b14/mun1
**modellgestuetzte einschaetzung alternativer hypothesen zur erklaerung des selbstschutz-mechanismus von seen durch die calcitfaellung**
60.45.30.03.04.; 60.45.30.03.01.
*gewaesser; eutrophierung; ausfaellung; kalzium; phosphat; modellierung; +calcit;*
die calcitfaellung kann durch mitfaellung des phosphates, die flockungswirkung, co2-abnahme und truebung gegen die eutrophierung wirken. durch modellsimulation in verschiedenen scenarios ergibt sich, dass die produktivitaets-senkende wirkung der calcitfaellung im wesentlichen auf der erhoehten sedimentationsgeschwindigkeit des phytoplanktons beruht, die mitfaellung des phosphates von nur sehr geringer bedeutung ist. ebenso untergeordnet ist die wirkung der truebung. - w. v. tuempling.

**t811 - 0507 simulatoren meteorologischer eingangsgroessen fuer mathematische modelle der wasserguetewirtschaft**
finke, w.; kluge, ch. - in: acta hydrochim. et hydrobiol.. - berlin 15(1987)6. - s. 577 - 586 : 2 abb., 1 tab., 15 lit.. - b14=za 5639
**60.45.30.03.04.**
*wasser; qualitaet; math modell; meteorologie; simulation;*
modelle der wasserbeschaffenheit arbeiten mit meteorol. daten in unterschiedl. zeitdiskreditierung. fuer derart. faelle werden die entwickelten simulatoren meteorol. eingangsgroessen kurz beschrieben und die stochast. prozesseigenschaften erlaeutert. zur simulation von jahres- und monatswerten bewaehren sich mehrdimensiona normiert-normalverteilte markov-prozesse, die fuer diskreditierungsintervalle zwischen einem monat und einem jahr instationaer sind. fuer intervall kleiner 10 d eignen sich markov-kettenmodelle sowie ereignis- und schwellenwertmodelle. - w. v. tuempling.

**t811 - 0508** diversity as a measure of water pollution and an aid for biological water analysis (ger)
verma, s. r.; sharma, a. k.; goel, d. p. - in: acta hydrochim. et hydrobiol.. - berlin 15(1987)6. - s. 559 - 576 : 12 tab., 40 lit.. - b14=za 5639
**mannigfaltigkeit als mass der gewaesserverunreinigung und mittel der biologischen wasseranalyse**
**60.45.30.03.04.**
*kontamination; gewaesser; biozoenose; art; korrelation; + bioindikation;*
in 5 gewaessern werden an 20 stationen plankton, periphyton und zoobenthos mehrfach untersucht. die belastung der gewaesser ist mit bsb5-werten von 2,2 bis 750 sehr unterschiedlich. sowohl die diversitaetsindices einzelner taxon. gruppen als auch der gesamtbiozoenose und der biotic index of pollution zeigen signifikante korrelation und regression zur belastung. aus den ergebnissen wird eine liste von indikatororganismen insbes. des phyto- und zooplanktons fuer 3 zonen der selbstreinigung und belastung angegeben. - w. v. tuempling.

**t811 - 0509** development of algae in waters and a possibility of spectrometric in situ monitoring (eng)
mittenzwey, k.-h.; rummel, w. - in: acta hydrochim. et hydrobiol.. - berlin 15(1987)6. - s. 543 - 552 : 4 abb., 37 lit.. - b14=za 5639
**die entwicklung von algen in gewaessern und eine moeglichkeit der spektrometrischen kontrolle in situ**
**60.45.30.03.04.**
*untersuchungsmethode; spektralanalyse; licht; chlorophyll; algae; korrelation; + sichttiefe;*
mittels eines selbst entwickelten zweikanal-spektrometers laesst sich an bord von schiffen die reflektanz des lichtes ueber der gewaesseroberflaeche messen. die quotienten der reflektanz bestimmter wellenlaengen zeigen eine signifikante korrelation zum gehalt des wassers an chlorophyll a und zum reziproken wert der sichttiefe im bereich zwischen 0,3 und 3 m. die korrelationen sind statistisch gesichert, die daten erlauben aber noch keine quantifizierte modellbildung zwischen reflektanz und transparenz oder chlorophyllgehalt. - w. v. tuempling.

**t811 - 0510 bioindikation durch makrophyten - indizieren makrophyten saprobie?**
schmidtje, ursula; kohmann, fritz. - in: arch. hydrobiol.. - stuttgart 109(1987)3. - s. 455 - 469 : 2 abb., 4 tab., 37 lit.. - b259
**60.45.30.03.04.; 60.45.30.02.**
*gewaesser; qualitaet; fliessgewaesser; pflanze; kontamination; + bioindikation; + saprobiensystem;*
die gewaesserguteterbestimmung wurde aufgrund eines saprobien - und eines makrophyteanindex verglichen und die eignung der makrophyten als saprobieindikatoren geprueft. am fliesswassersystem der moosach, (einem kleinen fluss mit abgestuften belastungsgradienten im oligo- bis beta-mesosaproben bereich, wurden an 12 probestellen im

sommer und herbst 1984 regelmaessig alle 2 wo chemismus, fauna und flora untersucht. aus den haeufigkeiten der arten und der saprobieindices der bayernliste wurden nach der methode von pantle und buck der saprobieindex und analog dazu ein makrophytischer index berechnet. die ergebnisse der beiden indices stimmen weitgehend ueberein. als trophieanzeiger koennen makrophyten das saprobiensystem ergaenzen. - ch. bogen / friedrichshagen.

**t811 - 0511** measurements of chlorophyll-a from phytoplankton using ethanol as extraction solvent (eng)
jespersen, anne-mette; christoffersen, kirsten. - in: arch. hydrobiol.. - stuttgart 109(1987)3. - s. 445 - 454 : 2 abb., 4 tab., 20 lit.. - b259
**messungen von chlorophyll-a aus dem phytoplankton unter ausnutzung von ethanol als loesungsmittel**
**60.45.30.03.04.**
*untersuchungsmethode; chlorophyll; algae; + aethanol;*
der gebrauch von ethanol als loesungsmittel zur bestimmung von chlorophyll-a wurde an einer vielzahl von phytoplanktonzuchten und natuerl. phytoplanktonpopulationen erprobt und bewertet. ethanol war gleich wirksam wie methanol. eine extraktionszeit von 6 h in kaltem aethanol war in den meisten faellen ausreichend fuer eine vollstaend. loesung, aber laengere extraktionszeiten oder eine erwaermung des loesungsmittels koennten sich erforderlich machen, wennn gruenalgen im plankton ueberwiegen. die extraktionswirksamkeit nahm um 10...25 % ab, wenn die aethanolkonz. mit wasser von 96 % auf 83,5 % verringert wurde. interferenzen von chlorophyll-a mit chlorophyll-b bei der spektrophotometr. bestimmung beliefen sich auf ca. 3...9 %. - ch. bogen / friedrichshagen.

**t811 - 0512** the fish culture industry in israel in 1985 (eng)
sarig, s. - in: bamidgeh. - nir-david 39(1987)1. - s. 3 - 12 : 2 abb., 8 tab., 1 lit.. - b259
**fischzucht in israel im jahr 1985**
**60.45.30.04.; 60.45.30.04.02.**
*karpfen; pflanzenfresser; produktionsniveau; vermarkten; + cyprinus; + carpio; + hypophthalmichthys molitrix;*
1985 gab es 60 farmen mit einer flaeche von 3034 ha. die ges. fischproduktion betrug 12 827 t (1349 t mehr als 1984). der durchschnittl. hektarertrag belief sich auf 4,14 t. 9 farmen erreichten 6,56 t, nur 10 hatten weniger als 3 t. der karpfen blieb mit 6 892 t (54,4 %) der wichtigste teichfisch. auf tilapia entfielen 4114 t (32,5 %), das sind 1021 t mehr als 1984. an silberkarpfen wurden 837 t, an mugil 793 t und an graskarpfen 31 t produziert. zusaetzlich kamen 513 t tilapia und 131 t mugil aus dem kinneret-see sowie 420 t mugil aus dem mittelmeer. weiterhin wurden 167 t regenbogenforellen und 4,5 t aal erzeugt. 12 % aller teichfische werden verarbeitet vermarktet. - m.-l. albrecht / friedrichshagen.

**t811 - 0513** pond rearing of fish fingerlings (eng)
lindqvist, ossi v.; roponen, terho. - in: inst. freshwater res. drottningholm, report. - lund (1986)63. - s. 112. - b259
**teichaufzucht von fischsetzlingen**
**60.45.30.04.**
*nutzfisch; aufzucht; + teich;*

**t811 - 0514** a general fishery model for a size-structured fish population (eng)
schnute, jon. - in: canad. j. fisheries and aquatic sci.. - ottawa 44(1987)5. - s. 924 - 940 : 1 abb., 5 tab., 15 lit., zus. in franz.. - b259
**ein allgemeines fischereimodell fuer einen groessen-strukturierten fischbestand**
**60.45.30.04.01.**
*nutzfisch; fischfang; population (tier); modell;*

**t811 - 0515** fish culture (eng)
toelg, istvan. - in: animal prod. hungary. - budapest : intercooperation ltd., 1987. - s. 24 - 25 : 5 abb.. - b14=1987 b 146

**fischzucht**
**60.45.30.04.02.; 60.45.30.01.**
*karpfen; pflanzenfresser; produktionsniveau; gewaesser; + cyprinus carpio;*
die ersten karpfenteiche wurden in ungarn auf anregung der akad. der wiss. zwischen 1880 und 1890 angelegt. die teichflaeche nahm nach 1945 von 3600 ha auf 22 000 ha 1985 zu. 73 % (16 000 ha) davon werden von staatsbetrieben bewirtschaftet. die ges. fischproduktion (satz- und speisefische) betrug 1985 36 927 t. darunter waren 16 121 t speisefische aus teichwirtschaften mit einer groesse von 1000...1500 g. hauptzuchtfisch ist der karpfen. pflanzenfressende cypriniden wurden 1963 in ungarn eingefuehrt. von ungar. seite wurden zahlreiche binnenfischereiprodukte in anderen laendern gefoerdert (nepal, aegypten, madagaskar, brasilien). - m.-l. albrecht / friedrichshagen.

**t811 - 0516** nekotorye zakonomernosti ehkskrecii ehkzometabolitov u karpa (rus)
dubrovin, v. n. - in: sb. nauch. tr., bolezni ryb i vodnaja toksikol.. - moskva, 1984. - s. 120 - 126 : 6 abb., 6 lit., zus. in engl.(vses. nauch.-issl. inst. prudovogo rybnogo khoz. ; 40). - b259
**einige gesetzmaessigkeiten der exkretion von exometaboliten des karpfens**
**60.45.30.04.02.**
*karpfen; exkretion; besatzdichte; temperatur; ammoniak; uv-strahlen;*
bei einsoemmr. karpfen wurden im temp.-bereich von 22...26 cel die abhaengigkeit der exkretion von exometaboliten abhaengigkeit von der stueckmasse, besatzdichte, temp. und fuetterung erforscht. es konnten deutl. beziehungen zwischen den vergleichsparametern, der ammoniakkonz. und den uv-strahlen absorbierenden stoffen gefunden werden. - h. kulow / friedrichshagen.

**t811 - 0517** wplyw diazepamu jako antystresora na przebieg zmian hematologicznych u karpia (cyprinus carpio l.) (pol)
klyszejko, bernard. - szcezecin : akad. rolnicza, 1986. - 92 s. : 15 abb., 17 tab., 231 lit., zus. in engl., russ.(rozprawy ; 109). - b14=sr 3595,109
**die wirkung von diazepam als antistressor auf bestimmte blutparameter von cyprinus carpio**
**60.45.30.04.02.**
*karpfen; futterzusatz; blutbild; zuwachs; + cyprinus carpio; + diazepam;*
die wirkung von diazepam (dd), ein derivat von benzodiazepin, auf ausgewaehlte symptome von polyetiol. stress bei karpfen (x- 450 g), die im kuehlwasser eines oder-kraftwerks unter industriemaess. bedingungen gehalten wurden, ist untersucht worden. ueber 105 d wurde di taeglich mit dem futter verabreicht (dosis 0,05 und 0,10 mg/kg lm). beide di-dosen hatten einen gleich guten effekt auf mit dem gasaustausch verbundene koeff. (erythrozytenzahl, hb-gehalt, ht-wert). po2 im blut nahm zu. pco2 nahm ab. di wirkte sich auch guenstig auf mit dem saeure-basen-gleichgewicht verbundene parameter aus (ph des blutes, hco3-gehalt, na- und k-ionen-gehalt). nach 105 d hatten die mit di gefuetterten fische signifikant weniger glucose und mehr fibrinogen im blut als die kontrollfische. der zuwachs lag bei den di-fischen um 26...30 % hoeher als bei den kontrollen. - m.-l. albrecht / friedrichshagen.

**t811 - 0518** changes in proximate and fatty acid compositions of carp fed low protein-high energy diets due to starvation during winter (eng)
takeuchi, toshio; watanabe, takeshi; satoh, shuichi. - in: bull. jap. soc. sci. fisheries. - tokyo 53(1987)8. - s. 1425 - 1429 : 4 tab., 7 lit., zus. in jap.. - b259
**veraenderungen der chemischen und fettsaeurenzusammensetzung von karpfen nach fuetterung mit futter von niedrigem protein- und hohem energiegehalt durch hunger waehrend des winters**
**60.45.30.04.02.**
*karpfen; hunger; carbonsaeure; protein; energie; + cyprinus carpio;*
karpfen (cyprinus carpio) von mehr als 1 kg stueckmasse wurden vor und nach der ueberwinterung in netzkaefigen untersucht. die zeitdifferenz betrug 128 d, die wassertemp. 2,2...11,5 cel. die fische nutzten im winter hauptsaechlich das eingeweidefett und das muskelprotein als energiequelle. in der fettsaeurenzusammensetzung ergaben sich vom herbst zum fruehjahr einige unterschiede. so nahmen 16 : 0, 20 : 1 und 22 : 1 zu, waehrend insbes. 18 :

3n-3 abnahm. zwischen maennchen und weibchen ergaben sich in dieser hinsicht keine wesentl. unterschiede. das futter mit niedrigem protein- und hohem energiegehalt ist auch fuer laichfische geeignet. - m.-l. albrecht / friedrichshagen.

**t811 - 0519** development of low protein-high energy diets for practical carp culture with special reference to reduction of total nitrogen excretion (eng)
watanabe, takeshi; takeuchi, toshio; satoh, shuichi. - in: bull. jap. soc. sci. fisheries. - tokyo 53(1987)8. - s. 1413 - 1423 : 5 abb., 10 tab., 23 lit., zus. in jap.. - b259
**entwicklung von futtermitteln mit niedrigem protein- und hohem energiegehalt fuer die praktische karpfenzucht unter besonderer beruecksichtigung der reduzierung der gesamten stickstoffexkretion**
**60.45.30.04.02.**
*karpfen; futterzusatz; protein; stickstoffumsatz; + cyprinus carpio;*
es wurden 2 versuche mit cyprinus carpio von 256 g und 5,8 g anfangsstueckmasse in netzkaefigen und aquarien durchgefuehrt. die ergebnisse zeigen, dass futtermittel mit einem rohproteingehalt von 32...37 % und einem gehalt an verdaul. energie von 14 200 kj/kg durch anreicherung mit kohlenhydraten oder fetten zu einem guten wachstum fuehren. das bedeutet, dass der rohproteingehalt des futters von 40 auf ca. 30 % ohne verschlechterung von wachstum fuehren und futterverwertung reduziert werden kann, wennein protein hoher qualitaet benutzt wird und der energiegehalt durch erhoehung des kohlenhydrat- und fettgehaltes angehoben wird. es kommt dann zu einer senkung der ges. n-exkretion um 30...48 %. - m.-l. albrecht / friedrichshagen.

**t811 - 0520** non hormonal growth promoters for tilapia and carp : 1. screening tests in cages (eng)
viola, s.; arieli, y. - in: bamidgeh. - nir-david 39(1987)2. - s. 31 - 38 : 5 tab., 7 lit.. - b259
**nicht-hormonale wachstumsfoerderer fuer tilapia und karpfen : 1. mitt. versuche in kaefigen**
**60.45.30.04.02.; 60.45.30.04.04.**
*karpfen; futterzusatz; mbp; + karpfen; + virginiamycin;*
ziel der untersuchung war, einige kommerzielle gefluegel- und rinder-wachstumsfoerderer auf ihre eventuelle wirkung zur verbesserung des wachstums und der futterverwertung von tilapia und karpfen zu testen. monensin (rumensin), zink-bacitracin, nitrovin (payzone) und avotan (avoparcin) in mengen von 30...50 ppm hatten wenig wirkung bei tilapia. bei karpfen fuehrten die meisten dieser stoffe zu verbessertem zuwachs und besserer futterverwertung. die guenstigsten ergebnisse wurden mit virginiamycin erreicht. - m.-l. albrecht / friedrichshagen.

**t811 - 0521** vlijanie preparata flibolja na zhiznestojjkost" i strukturu zooplanktona v mal"kovom prudu (rus)
rachjunas. l.- in: acta hydrobiol. lituanica. - vil"njus 5(1985). - s. 15 - 20 : 1 abb., 2 tab., 1 lit.. - b14=za 5948
**der einfluss der flibolvorbehandlung auf die vitalitaet und struktur des zooplanktons im brutaufzuchtteich**
**60.45.30.04.02.**
*karpfen; ernaehrung; daphnia; + cyprinus carpio; + flibol;*
die flibolvorbehandlung von teichen in konz. von 0,1 g/m3 hatte eine destruktive wirkung auf bosmina crassicornis und daphnia longispina. nicht beinflusst wurde die vitalitaet von copepoden und rotatorien. die groesse der zooplankter, die flibolresistent waren, blieb durch die behandlung unbeeinflusst. tote cladoceren hatten eine geringere groesse als die resistenten cyclops und diaptomus. 8 d nach dem absterebn der cladoceren herrschten mesocyclops leuckartii (mit 2 entwicklungsspitzen) und asplanchna priodonta (mit 1 entwicklungsspitze) in quantitaet und biomasse vor. - ch. bogen / friedrichshagen.

**t811 - 0522** a vailability to carp of manganese in white fish meal and of various manganese compounds (eng)
satoh, shuichi; takeuchi, toshio; watanabe, takeshi. - in: bull. jap. soc. sci. fisheries. - tokyo

53(1987)5. - s. 825 - 832 : 5 abb., 9 tab., 10 lit., zus. in jap.. - b259
**verfuegbarkeit von mangan aus weisem fischmehl und aus verschiedenen manganverbindungen fuer karpfen**
60.45.30.04.02.
*karpfen; futterzusatz; fischmehl; mangan; + cyprinus carpio;*
dei ergebnisse der versuche zeigten, dass mehr als 10 myg mn/g weissesfischmehl in form von mns04 oder mncl2 (jedoch nicht von mno2 oder mnco3) dem futter zugesetzt werden muessen, um normales wachstum von karpfen ohne das auftreten von zwergwuchs und gute futterverwertung zu erreichen. das weisse fischmehl enthaelt ca. 2...3 myg mn/g, so dass 12...13 myg dem bedarf des karpfens entsprechen. das im fischmehl enthaltene mn ist fuer karpfen gut verfuegbar. - m.-l. albrecht / friedrichshagen.

**t811 - 0523** effect of beta-starch on growth, feed efficiency, and chemical components of liver, muscle, and blood of carp and red sea bream (eng)
furuichi, masayuki; ito, genji; yone, yasuo. - in: bull. jap. soc. sci. fisheries. - tokyo 53(1987)8. - s. 1437 - 1442 : 11 tab., 3 lit., zus. in jap.. - b259
**einfluss von beta-staerke auf wachstum, futterverwertung und chemische zusammensetzung von leber, muskulatur und blut von cyprinus carpio und chysophrys major**
60.45.30.04.02.
*karpfen; futterzusatz; staerke; wachstum; leber; + cyprinus carpio;*
c. carpio von 24 g und ch. major von 25 g anfangsmasse erhielten 6 wo lang futtermittel, deren staerkeanteile (15...50 % maisstaerke) jeweils aus alpha-staerke (a) (teilhydrolysiert) oder beta-staerke (b) bestanden. die karpfen wuchsen bei 30, 40 und 50 % b besser als bei gleichen a-anteilen und hatten auch eine guenstigere futterverwertung und proteinnutzung. bei ch. major schnitt b nur bei 35 % anteil besser ab als a, nicht dagegen bei 15 und 25 %. die proteinverdaulichkeit war bei beiden staerkegruppen gleich, b wurde jedoch wesentlich schlechter verdaut als a. der leberglycogengehalt war bei beiden fischarten bei fuetterung mit b niedriger. - m.-l. albrecht / friedrichshagen.

**t811 - 0524** influence of different fats with varying additions of alpha-tocopheryl acetate on the fatty acid composition of carp (cyprinus carpio l.) (eng)
runge, gisela; steinhart, h.; schwarz, f.,j. - in: fett wiss. technol.. - leinfelden-echterdingen 89(1987)10. - s. 389 - 393 : 5 tab., 19 lit., zus. in dt.. - b14=z 257
**einfluss verschiedener fettarten bei unterschielichen alpha-tocopherylacetatzulagen der rationen auf die fettsaeurezusammensetzung von karpfen (cyprinus carpio)**
60.45.30.04.02.
*karpfen; futterzusatz; fett; carbonsaeure; + cyprinus carpio;*
die versuche wurden mit karpfen von 220 g anfangsmasse durchgefuehrt. die getesteten futtermittel enthielten 12 % fett (rindertalg, fischoel, maiskeimoel oder leinoel) und jeweils 80 mg oder 500 mg alpha-tocopherylacetat/kg futter. in der kontrollgruppe wurden anstelle von fett 12 % maisquellstaerke eingesetzt. die futterzusammensetzung beeinflusste die der fettsaeuren (fs) in muskulatur und haut der fische signifikant. fischoel bewirkte den hoechsten anteil an hochungesaett. langkett. fs, maiskeimoel ca. 35 % linolsaeure, leinoel ca. 32 % linolensaeure. rindertalg und maisquellstaerke, leinoel ca. 32 % linolensaeure. rindertalg und maisquellstaerke hatten hohe anteile an oelsaeure zur folge. der unterschiedl. gehalt an alpha-tocopherylacetat hatte rel. geringen einfluss auf die fs-zusammensetzung. - m.-l. albrecht / friedrichshagen.

**t811 - 0525** the thermal biology of atlantic salmon. influence of temperature on salmon culture with particular reference to constraints imposed by low temperature (eng)
saunders, richard l. - in: inst. freshwater res. drottningholm, report. - lund (1986)63. - s. 77 - 90 : 91 lit.. - b259
**die thermobiologie des atlantischen lachses: einfluss der temperatur auf die lachszucht mit teilweisem bezug auf zwaenge, die sich bei niedriger temperatur ergeben**
60.45.30.04.03.
*nutzfisch; biologie; temperatur; aufzucht; + salmo salar;*
der atlantische lachs (salmo salar) kommt in subarkt. gebieten des atlantiks vor und ist an

niedrige temp. gut angepasst. die untere letale temp. betraegt -0,7 cel. im meerwasser. die optim. temp. fuer futteraufnahme und wachstum betraegt im meer 4...12 cel. bei 0...1 cel waechst der juvenile lachs langsam und erleidet osmot. und ernaehrungsbedingte schaeden. temp. von 1 bis 2 cel im winter verzoegern die geschlechtsreife, ein in der lachszucht positiver effekt, da unreife fische groesser werden. massnahmen zur vermeidung der nachteile durch zu geringe temp. sind saisonbedingtes umsetzen von meer- in suesswasser, abgesenkte netzkaefige, nutzung von thermalausfluessen (-quellen) und genet. manipulationen zur erzeugung kaelteresistenter lachse. - b. rennert / friedrichshagen.

**t811 - 0526** salmon ranching experiments in the river imsa. effects of day and night release and of sea-water adaptation on recapture-rates of adults (eng)
hansen, lars p.; jonsson, bror. - in: inst. freshwater res. drottningholm, report. - lund (1986)63. - s. 47 - 51 : 3 tab., 14 lit.. - b259
**lachszuchtexperimente im fluss imsa: einfluesse des aussetzens bei tag und nacht und der adaption an meerwasser auf die wiederfangraten der adulten lachse**
60.45.30.04.03.
*nutzfisch; anpassung; fischfang; + salmo salar;*
anliegen der arbeit ist die klaerung des einflusses des aussetzens von smolts des atlant. lachses (s. salar) bei tag und bei nacht und nach adaptation an meer-(s = 32 %) oder brackwasser (s = 10 %) auf die wiederfangrate der adulten lachse. keine signifikanten unterschiede traten zwischen den tag- und nachtvarianten bzw. nach 2woech. anpassung an meerwasser auf. die wiederfangrate nahm nach 4-woech. anpassung an meerwasser signifikant ab. die tendenz verstaerkte sich nach 8-woech. anpassung. eine 4woech. anpassung an brackwasser fuehrte zu keinem signifikanten unterschied. der aufenthalt dieser smolts fuer weitere 4 wochen im meerwasser senkte die wiederfangrate wiederum signifikant. - b. rennert / friedrichshagen.

**t811 - 0527** some biological problems in ranching salmonids (eng)
thorpe, john e. - in: inst. freshwater res. drottningholm, report. - lund 63(1986). - s. 91 - 104 : 6 abb., 92 lit.. - b259
**einige biologische probleme bei der salmonidenzucht**
60.45.30.04.03.
*nutzfisch; biologie; aufzucht; migration; + salmonidae;*
es werden moeglichkeiten und voraussetzungen fuer die salmonidenzucht genannt. so kann die zucht bis zum smoltstadium so erfolgen, dass die fische physiologisch wie wilde bestaende aufwachsen. die aufgezogenen fische passen sich schnell der natuerl. umgebung an und entwickeln sich in ihr normal. die marine umgebung kann die salmoniden ebenfalls unterstuetzen, ohne beeintraechtigung der vorhandenen wilden bestaende in wachstum und ueberlebensrate. es werden probleme der rueckkehr geschlechtsreifer fische in die fluesse, in die sie ausgesetzt wurden, diskutiert. zur weiteren klaerung der biol. probleme sind detaillierte informationen notwendig. dazu werden 14 fragen aufgeworfen. - b. rennert / friedrichshagen.

**t811 - 0528** prospects and limitations for aquaculture in scandinavia (eng)
ackefords, hans. - in: inst. freshwater res. drottningholm, report. - lund (1986)63. - s. 5 - 16 : 10 abb., 4 tab., 16 lit.. - b259
**ausblicke und grenzen der aquakultur in skandinavien**
60.45.30.04.03.; 60.45.30.01.
*nutzfisch; aufzucht; produktionsniveau; planung;*
es werden die voraussetzungen fuer die aquakultur in skandinavien einschliesslich finnland untersucht. hierbei werden wichtige natuerl. faktoren, wie wasserqualitaet und -quantitaet, temp. und salzgehalt betrachtet. fuer die aquakultur geeignete arten (fische, krebse, mollusken) werden aufgezaehlt und wege der biol. und techn. optimierung diskutiert. der gegenwaert. produktionsumfang der aquakultur (bes. lachs und regenbogenforelle) in daenemark, norwegen, finnland und schweden wird diskutiert. - b. rennert / friedrichshagen.

**t811 - 0529** prospects of a one-year rearing cycle for artic char (eng)
eriksson, lars-ove. - in: inst. freshwater res. drottningholm, report. - lund (1986)63. - s. 107. -

b259
**aussichten auf einen einjaehrigen aufzuchtzyklus fuer salvelinus alpinus**
**60.45.30.04.03.**
*nutzfisch; aufzucht; kulturdauer; + salvelinus alpinus;*

**t811 - 0530** individual growth and maturation patterns of four net-pen reared arctic char populations (eng)
wiklund, bo-soeren; eriksson, lars-ove. - in: inst. freshwater res. drottningholm, report. - lund (1986)63. - s. 117. - b259
**individuelle wachstums- und reifungsmuster von vier in netzkaefigen aufgezogenen bestaenden von salvelinus alpinus**
**60.45.30.04.03.**
*nutzfisch; kaefighaltung; wachstum; geschlechtsreife; + salvelinus alpinus;*

**t811 - 0531** food search behaviour in artic char (salvelinus alpinus l.) induced by food extracts and amino acids (eng)
olsen, haakan. - in: inst. freshwater res. drottningholm, report. - lund (1986)63. - s. 113. - b259
**futtersuch-verhalten von salvelinus alpinus bei induktion durch futterextraktstoffe und aminosaeuren**
**60.45.30.04.03.**
*nutzfisch; fuetterungsversuch; extrakt; aminosaeure; + salvelinus alpinus;*

**t811 - 0532** developmental rates of salmon and char at low temperatures (eng)
wallace, jeff. - in: inst. freshwater res. drottningholm, report. - lund (1986)63. - 115. - b259
**entwicklungsgeschwindigkeit von salmo salar und salvelinus alpinus bei niedrigen temperaturen**
**60.45.30.04.03.**
*nutzfisch; wachstum; temperatur; + salmo salar; + salvelinus alpinus;*

**t811 - 0533** experiments with net-pen rearing and delayed release of atlantic salmon (salmo salar l.) at the coast of gotland, baltic main basin (eng)
eriksson, curt. - in: inst. freshwater res. drottningholm, report. - lund (1986)63. - s. 106. - b259
**versuche mit der aufzucht in netzkaefigen und verzoegerter freilassung von salmo salar an der kueste von gotland, ostsee**
**60.45.30.04.03.**
*nutzfisch; kaefighaltung; migration; salzwasser; + salmo salar;*

**t811 - 0534** salmon ranching and smolt production facilities in iceland, 1984 (eng)
broman, david b.; helgason, sigurdur. - in: inst. freshwater res. drottningholm, report. - lund (1986)63. - s. 109. - b259
**moeglichkeiten der lachszucht und smolt-produktion in island, 1984**
**60.45.30.04.03.; 60.45.30.01.**
*nutzfisch; aufzucht; planung; + salmo salar;*

**t811 - 0535** causes of variation in viability of reared atlantic salmon broodstocks and eggs (eng)
ulgenes, yngve; naevdal, gunnar. - in: inst. freshwater res. drottningholm, report. - lund (1986)63. - s. 115. - b259
**ursachen der veraenderung der lebensfaehigkeit von zuchtmaterial und eiern von salmo salar**
**60.45.30.04.03.; 60.45.30.06.**
*nutzfisch; tiergesundheit; zuchttier; ei; + salmo salar;*

**t811 - 0536** accelerated growth and production of zero aged atlantic salmon (salmo salar l.) smolts in iceland (eng)

groman, david b. - in: inst. freshwater res. drottningholm, report. - lund (1986)63. - s. 109. - b259
**beschleunigtes wachstum und produktion von salmo-salar-smolts (0+) in island**
60.45.30.04.03.
*nutzfisch; wachstum; produktion; + salmo salar;*

**t811 - 0537** circadian and circannual rhythms in salmonids. possibilities of modulation by external cues (eng)
eriksson, lars-ove. - in: inst. freshwater res. drottningholm, report. - lund (1986)63. - s. 107. - b259
**tages- und jahreszeitliche rhythmen bei salmoniden. moeglichkeiten der steuerung durch externe einfluesse**
60.45.30.04.03.
*nutzfisch; anpassung; beleuchtung; jahreszeit; + salmonide;*

**t811 - 0538** the use of heated water for salmon hatcheries in a cold environment - a case study in scotland (eng)
poxton, m. g. - in: inst. freshwater res. drottningholm, report. - lund (1986)63. - s. 114. - b259
**die verwendung von warmwasser fuer lachsbruthaeuser in einer kalten umgebung - eine fallstudie in schottland**
60.45.30.04.03.
*nutzfisch; aufzucht; temperatur; anlage; + salmo salar;*

**t811 - 0539** experiment with fish oils made from capelin in dry salmon feed for use at low seawater temperatures (eng)
gulbrandsen, k. e.; utne, f. - in: inst. freshwater res. drottningholm, report. - lund (1986)63. - s. 110. - b259
**versuch mit capelin-fischoelzusatz zu trockenfutter fuer lachse zur verwendung bei niedriger temperatur des meerwassers**
60.45.30.04.03.
*nutzfisch; futterzusatz; oel; temperatur; salzwasser; + salmo salar;*

**t811 - 0540** effects of temperature and photoperiod on bimodal and smoltification in juvenile atlantic salmon (eng)
kristinsson, julius b.; jonsson, bjarni. - in: inst. freshwater res. drottningholm, report. - lund (1986)63. - s. 111. - b259
**auswirkungen von temperatur und photoperiode auf das bimodale wachstum und die smoltifikation juveniler salmo salar**
60.45.30.04.03.
*nutzfisch; wachstum; beleuchtung; temperatur; + salmo salar;*

**t811 - 0541** growth and development of seawater adaptability by juvenil coho salmon (oncorhynchus kisutch walbaum) in relation to temperature and photoperiod phase (eng)
clarke, w. craig; shelbourn, john e. - in: inst. freshwater res. drottningholm, report. - lund (1986)63. - s. 105. - b259
**wachstum und entwicklung der adaptation an meerwasser bei juvenilen oncorhynchus kisutch im verhaeltnis zur temperatur und den phasen der photoperiode**
60.45.30.04.03.
*nutzfisch; wachstum; anpassung; beleuchtung; temperatur; + oncorhynchus kisutch;*

**t811 - 0542** the control of spawning in the rainbow trout (salmo gairdneri richardson) using photoperiod techniques (eng)
bromage, niall; duston, james. - in: inst. freshwater res. drottningholm, report. - lund (1986)63.

- s. 26 - 35 : 9 abb., 36 lit.. - b259

**die beeinflussung der vermehrung von regenbogenforellen (salmo gairdneri) durch veraenderungen der photoperiode**

**60.45.30.04.03.; 60.45.30.02.01.03.**

*forelle; fortpflanzung; beleuchtung; + salmo gairdneri;*

die abhaengigkeit von der photoperiode ergibt sich aus der dauer der photoperiode und nicht aus ihrem jahreszeitl. wechsel. es wird vermutet, dass wenigstens 2 steuermechanismen des lichtes fuer die beeinflussung des natuerl. reproduktionszyklus wirksam wird. langzeittage beeinflussen die fruehen stadien der ovarienentwicklung, kurzzeittage die spaeteren phasen. wahrscheinlich wird der reproduktionszyklus von einem endogenen jahresrythmus kontrollliert, der von der photoperiode beeinflusst wird. eine vorverlegung der laichzeit ist durch langzeittage in den fruehen stadien und kurzzeittage in den spaeten stadien der ovarbildung moeglich, eine verzoegerung umgekehrt durch kurzzeittage am anfang und langzeitttage am ende. - m.-l. albrecht / friedrichshagen.

**t811 - 0543** energy budgets for juvenile rainbow trout at various oxygen concentrations (eng)

pedersen, christian lentz. - in: aquaculture. - amsterdam 62(1987)3/4. - s. 289 - 298 : 2 tab., 29 lit.. - b259

**energievorrat fuer juvenile salmo gairdneri bei verschiedenen sauerstoffkonzentrationen**

**60.45.30.04.03.**

*forelle; aufzucht; sauerstoff; + salmo gairdneri;*

mit jungforellen (100 g) sind bei 15 cel und o2-konz. von 4, 5, 6, 7, 8,5, 10 und 12 mg/l wachstumsversuche durchgefuehrt worden. gefuettert wurde mit trockenfutter. o2 wirkte als begrenzender faktor im verhaeltnis zu futterverbrauch, zuwachs und futterverwertung. der krit. o2-gehalt fuer den futterverbrauch lag bei 6 mg o2/l fuer fische, die die hoechstration gefressen hatten. die versuche zeigten keine beziehung zwischen assimilation und o2-konz. oder zwischen nh3-ausscheidung und o2-konzentration. - m.-l. albrecht / friedrichshagen.

**t811 - 0544** utilization of invertebrate biomasses for rainbow trout (salmo gairdneri rich.) pigmentation: apparent digestibility of carotenoids (eng)

choubert, g.; noue, j. de la. - in: arch. hydrobiol.. - stuttgart 110(1987)3. - s. 461 - 468 : 4 tab., 34 lit.. - b259

**nutzung von invertebratenbiomassen zur pigmentierung von regenbogenforellen (salmo gairdneri). scheinbare verdaulichkeit der carotinoide**

**60.45.30.04.03.**

*forelle; futterzusatz; futtermittel (tier); karotin; + salmo gairdneri;*

den futtermitteln (63 % fischmehl) wurden jeweils 30 % chironomidenlarven, daphnien oder gammariden (gefriergetrocknet) zugesetzt. die versuchsfische hatten eine anfangsstueckmasse von 150 g (wassertemp. 19 cel). das gammaridenfutter hatte den hoechsten carotenoidgehalt, das daphnienfutter den hoechsten fettgehalt. am besten wurden das fett und die carotenoide der chironomiden verdaut (90,5 % bzw. 71,7 %). die groesste menge der gesamtcarotenoide wurde aus dem gammariden- und daphnienfutter retiniert. die untersuchten niederen tiere sind gruendsaetzlich als pigmentquellen fuer regenbogenforellen geeignet. - m.-l. albrecht / friedrichshagen.

**t811 - 0545** chemical constituents of trout seminal plasma after minimal and maximal cell damage treatments with possible applications to semen evaluation assays (eng)

schmehl, m. k.; graham, e. f.; erdahl, d. a. - in: aquaculture. - amsterdam 62(1987)3/4. - s. 311 - 318 : 3 tab., 27 lit.. - b259

**chemische bestandteile des seminalplasmas von forellen nach minimalen und maximalen zellschaedigenden behandlungen mit moeglichen verwendungen zur einschaetzung der spermaqualitaet**

**60.45.30.04.03.**

*forelle; spermaaufbereitung; untersuchungsmethode; + salmo gairdneri;*

sperma der bach- (bf) und regenbogenforelle (rf) wurde 2 speziellen behandlungen mit minim.

bzw. max. zellschaedigenden wirkungen unterzogen und anschliessend das seminalplasma auf den mineral-, enzym- (got und ldh) sowie totalen aminosaeuregehalt untersucht. zwischen beiden behandlungen ergaben sich signifikante unterschiede bei 5 (bf) bzw. 3 (rf) mineralen, beiden enzymen und der mehrzahl der getesteten aminosaeuren. dabei erwiesen sich die veraenderungen im got- und ldh-gehalt als am besten geeignet, um zellschaeden bei der spermabehandlung zu ueberwachen. - k. kohlmann / friedrichshagen.

**t811 - 0546** the role of sample depth in storing chilled rainbow trout (salmo gairdneri) semen under oxygen (eng)
stoss, j.; geries, l.; holtz, w. - in: aquaculture. - amsterdam 61(1987)3/4. - s. 275 - 279 : 1 tab., 8 lit.. - b259
**die bedeutung der probentiefe bei der lagerung gekuehlten spermas der regenbogenforelle (salmo gairdneri) unter sauerstoff**
**60.45.30.04.03.**
*forelle; spermaaufbereitung; lagern; +salmo gairdneri;*
die lagerung des forellenspermas erfolgte bei 0 cel. in roehren von 14,5 mm dmr nahm die spermamotilitaet bei abstaenden von mehr als 5 mm von der oberflaeche stark ab und betrug 0 % bei 17,5 mm (nach 3,5 d) bzw. 10 mm (nach 7 d). in engen glaszylindern (31 mm probentiefe) hoerte die spermabeweglichkeit schnell auf, in flachen glaszylindern (2,5 mm probentiefe) wurden dagegen brauchbare motilitaetsraten bis zu 26 d aufrechterhalten. die besten resultate (motilitaet von ueber 20 % bis 31. tag) wurden bei einer mittleren probentiefe von 6,5 mm erzielt. die verdunstung stellt kein problem dar, solange die atmosphaere feuchtigkeitsgesaettigt ist. das bewegen der proben ist auf ein minimum zu beschraenken. - k. kohlmann / friedrichshagen.

**t811 - 0547** availability to rainbow trout of zinc in white meal and of various zinc compounds (eng)
satoh, shuichi; takeuchi, toshio; watanabe, takeshi. - in: bull. jap. soc. sci. fisheries. - tokyo 53(1987)4. - s. 595 - 599 : 2 abb., 5 tab., 13 lit., zus. in jap.. - b259
**verfuegbarkeit von zink in weissem fischmehl und von verschiedenen zinkverbindungen fuer salmo gairdneri**
**60.45.30.04.03.**
*forelle; futterzusatz; zink; +salmo gairdneri;*
die versuche hatten das ziel, den geringsten zn-zusatz zu weissem fischmehl zu ermitteln, um normales wachstum von s. gairdneri zu gewaehrleisten. fische von 0,3 g stueckmasse sind 40 wo bei 5...20 cel mit dem testfutter ernaehrt worden. schlechtestes wachstum und zwergwuchs sowie augenlinsen-cataracte waren zu verzeichnen, wenn dem futter kein zn zugesetzt wurde. diese syntome wurden bei zusatz von mehr als 40 myg/g zn als znso4 oder znno3 vermieden. die ergebnisse zeigen, dass die verfuegbarkeit von zn in weissem fischmehl sehr gering ist. - m.-l. albrecht / friedrichshagen.

**t811 - 0548** effect of dietary tricalcium phosphate on availability of zinc to rainbow trout (eng)
satoh, shuichi; tabata, kohji; izume, kazuhiro. - in: bull. jap. soc. sci. fisheries. - tokyo 53(1987)7. - s. 1199 - 1205 : 1 abb., 11 tab., 12 lit., zus. in jap.. - b259
**die wirkung von diaetetischem tricalcium-phosphat auf die verfuegbarkeit von zink bei salmo gairdneri**
**60.45.30.04.03.**
*forelle; futterzusatz; zink; +salmo gairdneri;*
die fuetterungsversuche hatten das ziel festzustellen, wie hoch der geringste zn-gehalt in einem futter mit 7 % ca3(po4)2 (wie in weissem fischmehl) sein muss, um normales wachstum der forellen zu gewaehrleisten. bei einem zusatz von weniger als 40 myg zn/g futter waren zuwachs und futterverwertung bedeutend verschlechtert. 80 myg zn waren erforderlich, um das gleiche wachstum (ohne zwergwuchs und cataractbildung) wie bei einer ca3(po4)2-freien nahrung zu erzielen. je hoeher der ca3(po4)2-gehalt im futter war, desto schlechter war die verfuegbarkeit von zn. - m.-l. albrecht / friedrichshagen.

**t811 - 0549** absorption of intact proteins by the intestinal epithelium of trout, salmo gairdneri. a luminescence enzyme immunoassay and cytochemical study (eng)
georgopoulou, u.; dabrowski, k.; sire, m. f. - in: cell and tissue res.. - berlin (west) 251(1988)1. - s. 145 - 152 : 12 abb., 1 tab., 37 lit.. - b14=z 408
**resorption intakter proteine durch das darmepithel der regenbogenforelle, salmo gairdneri**
**60.45.30.04.03.; 60.45.30.06.02.**
*forelle; fuetterungsversuch; protein; immunreaktion; + salmo gairdneri;*
bei der regenbogenforelle passierte oral verabreichte peroxydase aus merrettich das darmephitel und gelangte in die zirkulation. das protein erschien zuerst 7...8 h nach der intubation im blut. es bestand innerhalb der grenzen des versuchs eine direkte korrelation zwischen der quantitaet der aufnahme an peroxydase und der quantitaet, die ins plasma ueberging. bis zu 6 % der aufgenommenen peroxydase gelangte ins blut. das protein passierte die darmzellen in hoehe des posterioren segments. diese proteinpassage koennte der erste notwendige schritt fuer eine lokale oder systematische immunreaktion sein. - m.-l. albrecht / friedrichshagen.

**t811 - 0550 rueckmeldungen von markierten regenbogenforellen in der westlichen ostsee**
neudecker, t. - in: inform. fischwirtsch.. - hamburg 34(1987)4. - s. 155 - 160 : 3 abb., 3 tab.. - b14=zb 3072
**60.45.30.04.03.; 60.45.30.03.03.**
*forelle; migration; salzwasser; fischfang; + salmo gairdneri;*
im dez. 1980 wurden 100 regenbogenforellen (salmo gairdneri) mit stueckmassen von 227...495 g in der flensburger foerde ausgesetzt, die hier vorher in netzkaefigen aufgezogen worden waren. bereits im gleichen mon. erfolgten 11 wiederfaenge, wobei anfangs die stueckmasse reduziert war. insges. erfolgten 27 rueckmeldungen (= 27 %), die letzte nach 26 monaten. der zuwachs betrug im zeitraum von 10...26 mon. 1654...3095 g. der zuletzt (nach 26 mon.) gefangene fisch wog 3500 g. die gesamtaussatzmasse betrug 36 kg, der rueckfang 24 kg (67 %). der zuletzt gefangene, groesste fisch hatte eine entfernung von 170 km (luftlinie) zurueckgelegt. ausserhalb der foerde wurden nur 4 fische gefangen, die alle in noerdl. richtung gewandert waren. - m.-l. albrecht / friedrichshagen.

**t811 - 0551** motoricity of atlantic salmon embryos (salmo salar l.) at different temperatures (eng)
klinkhardt, manfred b.; straganov, andrej a.; pavlov, dima a. - in: aquaculture. - amsterdam 64(1987)3. - s. 219 - 236 : 10 abb., 3 tab., 40 lit.. - b259
**motorik von embryonen des atlantischen lachses (salmo salar) bei unterschiedlichen temperaturen**
**60.45.30.04.03.; 60.45.30.02.01.03.**
*nutzfisch; brueten; temperatur; bewegung; + salmo salar;*
lachseier wurden in 2 serien bei 3 und 8 cel erbruetet. 4 motor. kriterien (herzrate, embryobewegung, bewegung der pectorales und des maul-kiemen-apparates) und der o2-verbrauch beider serien wurden bei temp. von 3, 6, 8, 10, 12, 14 und 16 cel untersucht. das herz reagierte mit aenderungen der herzrate auf temp.-schocks, wogegen bei der embryobewegung keine klare reaktion auf temp.-veraenderungen erfolgte. die bewegung der pectorales und des maul-kiemenapparates setzte erst kurz vor dem schlupf ein und war bei 8...10 cel am groessten. die pulsrate war bei den embryonen, die bei 8 cel erbruetet wurden hoeher, als bei der 3 cel-serie, ebenso verhielt sich der o2-verbrauch. - b.rennert / friedrichshagen.

**t811 - 0552** radioimmunoassay for salmon gonadotropin (eng)
kobayashi, makito; aida, katsumi; sakai, hidetsugu. - in: bull. jap. soc. sci. fisheries. - tokyo 53(1987)6. - s. 995 - 1003 : 9 abb., 30 lit., zus. in jap.. - b259
**radioimmunoassay fuer lachsgonadotropin**
**60.45.30.04.03.; 60.45.30.02.01.03.**
*nutzfisch; gonadotropin; untersuchungsmethode; + oncorhynchus tshawytscha;*

gereinigtes lachsgonadotropin (gth) aus hypophysen von oncorhynchus tshawytscha und antiserum gegen gereinigtes gth wurden verwendet, um ein radioimmunoassay zur quantifizierung von lachs-gth zu entwickeln. die minimale nachweisbare gth-konz. betrug 0,44 ng/ml. das system war auch geeignet zur messung des gth bei anderen salmonidenarten, wies aber nur eine begrenzte faehigkeit zur quantifizierung der gth bei nicht-salmoniden auf. - k. kohlmann / friedrichshagen.

**t811 - 0553** influence of acclimation temperature on interrenal and carbohydrate stress responses in juvenile chinook salmon (oncorhynchus tshawytscha (eng)
barton, bruce a.; schreck, carl b. - in: aquaculture. - amsterdam 62(1987)3/4. - s. 299 - 310 : 5 abb., 24 lit.. - b259
**einfluss der akklimations-temperatur auf die interrenale und kohlenhydrat-stressreaktion bei juvenilen oncorhynchus tshawytscha**
**60.45.30.04.03.; 60.45.30.06.04.**
*nutzfisch; stress; kohlenhydrat; untersuchungsmethode; + oncorhynchus tshawytscha;*
bei juvenilen lachsen (25 und 54 g), die an 7,5, 12,5 und 21,0 cel akklimatisiert waren und einem handhabungsstress (30 s in einem handkescher ueber dem wasser gehalten) ausgesetzt wurden, sind cortisol-anstiege festgestellt worden, die bei allen gruppen aehnlich waren (ca. 220 ng/ml plasma). der ruhewert (ca. 20 ng/ml) wurde am langsamsten bei den 7,5 cel-fischen erreicht. der glucose-anstieg in reaktion auf die handhabung war bei den 21 cel-fischen bedeutend groesser (nach 6 h auf ca. 110 ng-dl plasma) als bei den anderen gruppen (nach 3...6 h auf ca. 80 ng/dl). bei hoher bestandsdichte (200 g/l) stiegen der c- und g-wert am schnellsten bei den 21 cel-fischen. die spitzenwerte waren aber bei allen gruppen gleich. - m.-l. albrecht / friedrichshagen.

**t811 - 0554** quality evaluation as food of chum salmon captured spawning migration (eng)
hatano, mutsuo; takahashi, koretaro; zama, koichi. - in: bull. jap. soc. sci. fisheries. - tokyo 53(1987)3. - s. 479 - 486 : 8 abb., 2 tab., 6 lit., zus. in engl.. - b259
**qualitaetsermittlung von oncorhynchus keta als lebensmittel waehrend der laichwanderung**
**60.45.30.04.03.; 60.45.30.07.**
*nutzfisch; fleischqualitaet; migration; + oncorhynchus keta;*
um die qualitaet von o. keta, die waehrend der laichwanderung gefangen wurden, zu bestimmen, sind lm, laenge, alter, konditionsfaktor, gonadosomat. index, hepatosomat. index, zusammensetzung der muskulatur sowie hunter-labor-werte der fleischfarbe in beziehung zur organolept. auswertung von lachsgerichten festgestellt worden. alle ermittelten biol. charakteristika haben keine unmittelbare beziehung zum lachs als nahrungsmittel. hauptkomponente war, dass der hunter a-wert und b-wert des fleisches den zuverlaessigsten index ergaben, um die qualitaet von lachs als lebensmittel vorherzusagen. - m.-l. albrecht / friedrichshagen.

**t811 - 0555** variation in early growth and survival pink salmon (oncorhynchus gorbuscha) families with respect to temperature and transfer to salt water (eng)
beacham, terry d.; murray, clyde b. - in: aquaculture. - amsterdam 64(1987)4. - s. 257 - 265 : 1 abb., 4 tab., 11 lit.. - b259
**variation des fruehen wachstums und ueberlebens von familien des buckellachses (oncorhynchus gorbuscha) mit bezug auf die temperatur und das umsetzen in salzwasser**
**60.45.30.04.03.**
*nutzfisch; aufzucht; salzwasser; temperatur; + oncorhynchus gorbuscha;*
5 paare paternaler halbgeschwisterfamilien des buckellachses wurden 1, 7 bzw. 28 d, nachdem der dottersack der brut voellig mit chromatophoren bedeckt war, von suess- in 2,8%igem salzwasser umgesetzt und 51 d bei 13 cel gehalten. in einem weiteren versuch wurde von 3 populationen brut im gleichen stadium wie im 1. exp. 49 d land entweder in suess- oder salzwasser bei 9,5 cel aufgezogen. das juv. wachstum und die ueberlebensraten (uelr) waren besser, wenn die brut vor dem umsetzen in salzwasser einige zeigten in suesswasser gehalten worden war. brut, die bei 13 cel aufgezogen wurde, wuchs bis 5 mal schneller als die bei 9,5 cel.

ausserdem gab es beweise fuer genet. unterschiede im juv. wachstum und uelr zwischen den halbgeschwisterfamilien. - k. kohlmann / friedrichshagen.

**t811 - 0556** survival of coho salmon (oncorhynchus kisutch) cultured in fresh water and in estuarine net pens (eng)
martin, roy m.; wertheimer, alex c. - in: aquaculture. - amsterdam 61(1987)3/4. - s. 181 - 191 : 4 abb., 1 tab., 25 lit.. - b259
**ueberleben von oncorhynchus kisutch bei aufzucht im suesswasser und in netzkaefigen im aestuar**
60.45.30.04.03.
*nutzfisch; kaefighaltung; migration; fischfang; + oncorhynchus kisutch;*
wachstum sowie ueberleben waehrend der aufzucht und spaeter im meer von 2 bestaenden juveniler lachse, die in suesswasser (s)-fliesskanaelen oder in netzkaefigen, welche sich in einem stark geschichteten aestuar befanden, aufwuchsen, sind verglichen worden. bei ueberwinterung in netzkaefigen ueberlebten ueber 90 %, das ist kaum weniger als bei s-kultivierung. der zeitpunkt der freilassung hatte weit groesseren enfluss auf die spaetere rueckkehr der adulten als die art der aufzucht. die rueckkehrraten der fische, welche im spaeter fruehjahr freigelassen wurden, waren wesentlich hoeher als die der im zeit. fruehjahr oder herbst freigelassenen. die rueckkehrraten der netzkaefig-fische waren aehnlich oder groesser als die der im s aufgezogenen fische. m.-l. albrecht

**t811 - 0557** squid as feed for salmonids (eng)
aasgaard, torbjoern. - in: aquaculture. - amsterdam 61(1987)3/4. - s. 259 - 273 : 1 abb., 8 tab., 36 lit.. - b259
**tintenfisch als futter fuer salmoniden**
60.45.30.04.03.
*forelle; futtermittel (tier); wachstum; + salmo gairdneri; + salmo salar;*
die tintenfischbestaende der ozeane stellen einen grossen energievorrat dar. nur 500000 t werden jaehrlich gefangen, das sind 0,5 % des moegl. fanges. toradores sagittatus, gefrostet gelagert, wurde in feuchtfuttermitteln fuer salmo gairdneri und s. salar getestet. in den versuchsfuttermitteln sind die tintenfischteile mantel, gesamtkoerper und tentakel, koepfe und daerme getrennt verwendet worden. auf fischfutterbasis waren in allen faellen 46 % tintenfisch enthalten. sie waren isoenergetisch und hatten das gleiche protein : fett-verhaeltnis. die fische wuchsen schneller und besassen hoeheren fettgehalt als die mit kontrollfutter (argentina silus) ernaehrten salmoniden. - m.-l. albrecht / friedrichshagen.

**t811 - 0558** the development of aquaculture in northern norway. ten years of ezperience (eng)
wallace, jeff. - in: inst. freshwater res. drottningholm, report. - lund (1986)63. - s. 116. - b259
**die entwicklung der aquakultur in nord-norwegen. zehn jahre des experimentierens**
60.45.30.04.04.
*nutzfisch; aufzucht; aufbau; versuch; + aquakultur;*

**t811 - 0559** potential species in sub-arctic aquaculture (eng)
wallace, jeff. - in: inst. freshwater res. drottningholm, report. - lund (1986)63. - s. 116. - b259
**potentielle arten fuer die subarktische aquakultur**
60.45.30.04.04.
*fisch; art; + aquakultur; + subarktisch;*

**t811 - 0560** the protein sparing effect of carbohydrates in the diet of eels (anguilla anguilla) (eng)
degani, gad; viola, shlomo. - in: aquaculture. - amsterdam 64(1987)4. - s. 283 - 291 : 2 abb., 4 tab., 19 lit.. - b259
**der proteinspareffekt von kohlenhydraten im futter von aalen (anguilla anguilla)**
60.45.30.04.04.

*aal; fuetterungsversuch; protein; kohlenhydrat; + anguilla anguilla;*
vff. fuetterten aale von 5...6 g anfangsmasse bei 23...25 cel mit futtermitteln, die bei etwa gleichem energiegehalt und fettgehalt (11...13 %) im protein- und kohlenhydratgehalt variierten, indem fisch- und gefluegelabfallmehl in unterschiedl. mass durch weizenmehl ersetzt wurden. die wachstumsrate war bei fuetterung mit 40 % protein und 38 % weizenmehl besser als bei fuetterung mit 50 % protein und 20 % weizenmehl oder 30 % protein und 56 % weizenmehl. hoher kohlenhydratgehalt im futter bewirkte hoehere fettgehalte in den aalen als niedriger kohlenhydratgehalt. der futteraufwand war bei 40 % protein guenstiger als bei 50 oder 30 %. die proteinnutzung war dagegen bei 30 % protein besser als bei 40 oder 50 % protein im futter. - m.-l. albrecht / friedrichshagen.

**t811 - 0561** the effects of water hardness on the hatching and viability of silver carp (hypophthalmichthys molitrix) eggs (eng)
gonzal, angelito c.; aralar, emiliano v.; pavico, josefina ma. f. - in: aquaculture. - amsterdam 64(1987)2. - s. 111 - 118 : 1 abb., 1 tab., 19 lit.. - b259
**die einfluesse der wasserhaerte auf den schlupf und die vitalitaet von eiern des silberkarpfens (hypophthalmichthys molitrix)**
60.45.30.04.04.
*pflanzenfresser; brueten; + hypophthalmichthys molitrix; + wasserhaerte;*
eier wurden 19 h bei 26,5 cel und haerten von 100, 200, 300, 400, 500 und 600 mg/l calciumcarbonat erbruetet. die wasserabsorption bei 100...200 mg/l fuehrte zu einem vorzeit. platzen der eier, bei 600 mg/l trat die geringste wasserabsorption auf. die chloridkonz. bei und 6 h nach der befruchtung beeinflusst das schlupfergebnis signifikant. ammoniumstickstoff, magnesiumhaerte und chloridgehalt beeinflussen die larvenviabilitaet signifikant. eine wasserhaerte von 300...500 mg/l calciumcarbonat wird fuer eine erfolgreiche erbruetung der silberkarpfeneier empfohlen. - b. rennert / friedrichshagen.

**t811 - 0562** ispol"zovanie anestetika propoksat (p-7464) dlja raboty s rastitel"nojadnymi rybami (rus)
kostylev, v. a.; limanskijj, v. v. - in: sb. nauch. tr., bolezni ryb i vodnaja toksikol.. - moskva, 1984. - s. 149 - 153 : 1 tab., 5 lit., zus. in engl.(vses. nauch.-issl. inst. prudovogo rybnogo khoz. ; 40). - b259
**verwendung des anaesthetikums propoxat (p-7464) beim arbeiten mit pflanzenfressenden fischen**
60.45.30.04.04.
*pflanzenfresser; anaesthetikum; methode;*
bei wassertemp. von 24 cel wurden 2 bis 10soemmr. silber-, marmor-, armurkarpfen und schwarzkarpfen mit dem neuen anaesthetikum propoxat getestet. bei einer konz. von 6 mg/l wurde die narkose bei kleinen fischen nach ca. 20 s erreicht, bei grossen nach 30...50 s. gute erholungsfaehigkeit im fischwasser wurde festgestellt. - h. kulow / friedrichshagen.

**t811 - 0563** biomeliorativnyjj ehffekt pri vyrashhivanii belogo amura (rus)
zableckis, ju. - in: acta hydrobiol. lituanica. - vil"njus 5(1985). - s. 86 - 93 : 3 tab., 24 lit.. - b14=za 5948
**bioameliorative einfluesse des graskarpfens in teichen**
60.45.30.04.04.; 60.40.25.15.05.
*pflanzenfresser; besatzdichte; biol methode; + ctenopharyngodon idella;*
die artenzusammensetzung hoeherer pflanzen, die zunahme der vegetationsperiode in teichen und bioameliorat. einfluesse einzelner altersgruppen des graskarpfens wurden untersucht. eine effektive nutzung der makrophyten konnte festgestellt werden, hauptsaechlich in teichen, in denen 3jaehr. karpfen aufgezogen wurden. die menge der konsumierten makrophyten erlaubte es, erste vorschlaege fuer die besatzdichte von graskarpfen pro hektar unter den bedingungen litauens zu machen. - ch. bogen / friedrichshagen.

**t811 - 0564** pitanie i rost dvukhletkov rastitel"nojadnykh ryb v prudakh litvy (rus)
zableckis, ju. - in: acta hydrobiol. lituanica. - vil"njus 5(1985). - s. 98 - 106 : 2 abb., 4 tab., 23

lit.. - b14=za 5948
**ernaehrung und aufzucht zweijaehriger phytophager fische in litauischen teichen**
60.45.30.04.04.
*pflanzenfresser; aufzucht; ernaehrung;*
die untersuchungen wurden 1975 in teichen mit natuerl. temp-regime durchgefuehrt. der artikel liefert angaben zum nahrungsspektrum 2jaehr. graskarpfen, silberkarpfen, marmorkarpfen und karpfen ebenso wie zu den ernaehrungsbeziehungen und dem wachstumstempo. die nahrungskonkurrenz zwischen den genannten fischarten ist insignifikant. karpfen wachsen in polykultur mit phytophagen fischen schneller und nehmen weniger konzentriertes futter auf. die fischereiindizes 2jaehr. graskarpfen sind besser, wenn die aufzuchtteiche mit groesseren jaehrlingen besetzt werden. - ch. bogen / friedrichshagen.

**t811 - 0565** pitanie segoletkov rastitel"nojadnykh ryb i karpa i ikh pishhevye vzaimootnoshenija v prudakh litovskojj ssr (rus)
zableckis, ju. - in: acta hydrobiol. lituanica. - vil"njus 5(1985). - s. 58 - 73 : 4 abb., 7 tab., 25 lit.. - b14=za 5948
**ernaehrung und nahrungsbeziehungen zwischen fingerlingen von pflanzenfressenden fischen und karpfen in litauischen teichen**
60.45.30.04.04.
*pflanzenfresser; aufzucht; ernaehrung;*
die larven von graskarpfen, silberkarpfen und marmorkarpfen ernaehren sich hauptsaechlich von kleinem zooplankton. zusaetzlich war in den verdauungstrakten von graskarpfen und karpfen phytophiles benthos enthalten. die graskarpfen begannen mit der vegetar. ernaehrung in einem alter von 31...48 d. die silberkarpfen frassen ab einem alter von 21...47 d phytoplankton. zooplankton war die vorherrschende nahrung der marmorkarpfen. bei mangel an zooplankton frassen sie jedoch auch phytoplankton und detritus. nahrungskonkurrenz zwischen den genannten fischarten war insignifikant. die silberkarpfen haben keine rivalen bei der ernaehrung. - ch. bogen / friedrichshagen.

**t811 - 0566** pitanie i produktivnost" dvukhletkov gibrida pestrogo i belogo tolstolobikov i bol"sherotogo buffalo v vyrostnykh prudakh (rus)
rachjunas, l. - in: acta hydrobiol. lituanica. - vil"njus 5(1985). - s. 74. - 79 : 2 tab.. - b14=za 5948
**ernaehrung und aufzuchtergebnisse zweijaehriger aristichthys nobilis und hybriden von hypophthalmichthys molitrix und ictiobus cyprinellus in geduengten teichen**
60.45.30.04.04.
*pflanzenfresser; aufzucht; duengung;*
zweijaehr. marmorkarpfen, silberkarpfen und i cyprinellus wurden in polykultur in warmwasserteichen aufgezogen. es ist ratsam, regelmaessig mit org. und mineral. subst. zu duengen. der warmwasserzulauf sollte sorgfaeltig ueberwacht werden, da er nur geringe naehstoffmengen mit sich fuehrt. ein zu starker warmwasserzufluss droht, die biogenen substanzen aus dem teich zu spuelen. ueberdies wurde festgestellt, dass mit einer kontrollierten regulierung des zulaufs die fischproduktion gesteigert werden kann. - ch. bogen / friedrichshagen.

**t811 - 0567** enhanced growth of cage cultured channel catfish through polyculture with blue tilapia (eng)
williams, ken; gebhart, glin e.; maughan, o. eugene. - in: aquaculture. - amsterdam 62(1987)3/4. - s. 207 -14 : 2 tab., 12 lit.. - b259
**verbessertes wachstum von ictalurus punctatus bei kaefighaltung durch polykultur mit oreochromis aureus**
60.45.30.04.04.
*nutzfisch; kaefighaltung; wachstum; + ictalurus punctatus; + oreochromis aureus;*
i. punctatus und o. aurea wurden in 1 m3 grossen kaefigen 136 d gehalten. die besatzdichte war: 1. 400 ictalurus-(i), 2. 390 ictalurus plus 10 oreochromis (o), 3. 350 i + 50 0. die durchschnittl. stueckmasse und der anteil abfischbarer i pro kaefig war fuer kaefige mit 50 o hoeher als fuer kaefige mit 10 oder 0 o. in einem weiteren versuch waren 6 kaefige mit 400 i und 6 kaefige mit

400 i plus 50 0 besetzt. die durchschnittl. stueckmasse der i (260,7 g) in den kaefigen mit o war signifikant hoeher als die der i (216,2 g), in denen sich keine o befanden. die o frassen sehr gut in allen fuetterungsperioden. dies bedingte bei i eine bessere futteraufnahme, die zu erhoehten zuwachsraten fuehrte. - m.-l. albrecht / friedrichshagen.

**t811 - 0568** effect of feeding high levels of androgens on the sex ratio of oreochromis aureus (eng)
mcgeachin, robert b.; robinson, edwin h.; neil, william h. - in: aquaculture. - amsterdam 61(1987)3/4 - s. 317 - 321 : 1 tab., 14 lit.. - b259
**der effekt der verfuetterung hoher androgendosen auf das geschlechtsverhaeltnis von oreochromis aureus**
60.45.30.04.04.; 60.45.30.02.01.03.
*nutzfisch; geschlechtsbeeinflussung; androgen; + oreochromis aureus;*
die verfuetterung von ethynyltestosteron (et) an brut von oreochromis aureus in dosen von 60, 90, 120 und 240 mg/kg futter, 22 d lang bei wassertemp. von 27...32 cel, fuehrte zu 100 % maennl. fischen. die verfuetterung von methyltestosteron (mt) in dosen von 60, 90 und 120 mg/kg futter hatte 96...99 % maennchen zur folge. die ueberlebensraten zwischen versuchs- und kontrollfischen waren in beiden exper. nicht signifikant verschieden. eine versehentl. ueberdosierung der beiden androgene bis zu 300 % der empfohlenen dosis (60 mg et/kg bzw. 30 mg mt/kg), wie sie unter praxisbedingungen denkbar waere, haette demzufolge keine nennenswerten negativen auswirkungen auf die erzeugung maennl. monosex-bestaende. - k. kohlmann / friedrichshagen.

**t811 - 0569** dietary calcium and phoshorus requirements of oreochromis aureus reared in calcium-free water (eng)
robinson, edwin h.; labomascus, david; brown, paul b. - in: aquaculture. - amsterdam 64(1987)4. - s. 267 - 276 : 6 tab., 24 lit.. - b259
**bedarf an calcium undphosphorim futter fuer orechromis aureus in calcium-freiem wasser**
60.45.30.04.04.; 60.45.05.10.07.
*nutzfisch; futtermittel; calcium; phosphor; wachstum; futterverwertung; + oreochromis aureus;*
in 2 versuchen wurden fische von 0,8 g und 1,5 g anfangsmasse bei 29...33 cel verwendet. im ca-test wurde stufenweise caso4 zugesetzt (p-gehalt 0,5 %), im p-test wurde mononatriumphosphat zugesetz (ca-gehalt 0,8 %). der basalgehalt der futtermittel betrug 0,17 % ca bzw. 0,2 % p. zuwachs und futterverwertung waren bei 0,70 % ca im futter am besten. nach dem zuwachs und der futterverwertung reichten 0,30 % p im futter aus, nach der mineralstoffzusammensetzung waren jedoch 0,50 % p erforderlich. p-gehalte ueber 0,60 % hatten wachstumsdepression zur folge. - m.-l. albrecht / friedrichshagen.

**t811 - 0570** influence of feeding rate and diet form on growth and survival of nile tilapia (oreochromis niloticus) fry (eng)
santiago, corazon b.; mercedes, b.; reyes, ofelia s. - in: aquaculture. - amsterdam 64(1987)4. - s. 277 - 282 : 3 tab., 12 lit.. - b259
**einfluss der fuetterungsrate und futterform auf wachstum und ueberleben von oreochromis-niloticus-brut**
60.45.30.04.04.; 60.45.05.10.07.
*nutzfisch; futtermittel; ration; pellet; ueberlebensrate; + oreochromis niloticus;*
die tilapia-brut (12 mg, 11 mm) wurde in einer dichte von 5 fische/l wasser in aquarien bei 19...21 cel gehalten. pro tag erhielten sie trockenfutter in pelletform (35 % rohprotein) in unterschiedl. menge ( in % der ges.-frischmasse). bei fuetterungsraten von 15, 30, 45 und 60 % lag der durchschn. zuwachs nach 5 wo. bei 63, 198, 232 bzw. 228 mg. die entspr. ueberlebensraten betrugen 53, 85, 87 bzw. 84 %. - in 2 versuchen ist wachstum und ueberleben der brut bei fuetterung mit pellets oder unpelletiertem futter gleicher zusammensetzung geprueft worden. wachstum und futteraufwand unterschieden sich nicht, bei pellet-futter war der anteil der ueberlebenden jedoch erhoeht. - m.-l. albrecht / friedrichshagen.

**t811 - 0571** the effect of high salt diet on the direct transfer of oreochromis

mossambicus, o. spilurus and o. aureus/o. niloticus hybrids to sea water (eng)
al-amoudi, m. a. - in: aquaculture. - amsterdam 64(1987)4. - s. 333 - 338 : 1 abb., 1 tab., 10 lit. - b259
**der einfluss einer nahrung mit hohem salzgehalt auf die direkte umsetzung von oreochromis mosambicus, o. spilurus und o. aureus x o. niloticus-hybriden in meerwasser**
60.45.30.04.04.; 60.45.05.10.07.
*nutzfisch; futtermittel; natriumchlorid; ueberlebensrate; anpassung; salzwasser; + oreochromis sp; + salzgehalt;*
die fische wurden bis zu einer groesse von 25 g aufgezogen und erhielten 4 wo lang ein futter, das 36,5 % rohprotein und 10 % nacl enthielt (wassertemp. 26...28 cel). die ueberlebensraten wurden nach unmittelbarer umsetzung in meerwasser von 25, 29 und 31 0/00 bestimmt. die salzfuetterung verbesserte die ueberlebensraten von 0. mossambicus auf 84 %, von o. spilurus auf 62 % und von o. aureus x o. niloticus-hybriden auf 50 %. die kontrollen (ohne salz) hatten stets 100 % mortalitaet. die hoechsten ueberlebensraten ergaben sich fuer 0. mossambicus und hybriden nach 2woech. salzfuetterung. die osmot. konz. im plasma erhoehte sich bei den salz-gefuetterten fischen im gegensatz zur kontrolle nur langsam - m.-l. albrecht / friedrichshagen.

**t811 - 0572** the african catfish, clarias gariepinus, a model for the study of reproductive endocrinology in teleosts (eng)
oordt, p. g. w. j. van; goos, h. j. th. - in: aquaculture. - amsterdam 63(1987)1/4. - s. 15 - 26 : 49 lit.. - b259
**clarias gariepinus, ein modell fuer das studium der fortpflanzungsendocrinologie bei teleosteern**
60.45.30.04.04.; 60.45.05.05.03.
*nutzfisch; fortpflanzung; endokrinologie; hypophyse; gonadotropin; steroid; + clarias gariepinus;*
in seinem natuerl. lebensraum in afrika besitzt c. gariepinus einen diskontinuierl. reproduktionszyklus. dieser zyklus folgt veraenderungen in der gonadotrop. aktivitaet der hypophyse. die gonadotropin(g)-freisetzung findet unter doppelter kontrolle des hypothalamus statt, d.h. einem g-releasing-hormon (grh) und einem g-release-inhibitor-faktor, bei dem es sich um dopamin handelt. die geschlehtshormone der gonaden beeinflussen die g-freisetzung durch eine negative rueckkopplung. die sterioidbildung ist in den testes, samenblaeschen und ovarien untersucht worden. sie korreliert mit dem jaehrl. fortpflanzungszyklus. die aus dem samenblaeschen stammenden glucuronide wirken als maennl. pheromone (p). die ovulation wird wahrscheinlich durch weibl. p synchronisiert. - m.-l. albrecht / friedrichshagen.

**t811 - 0573** seasonal changes in steroid metabolism in the male reproductive organ-system of the african catfish, clarias gariepinus (eng)
resink, j. w.; schoonen, w. g. e. j.; hurk, r. van den. - in: aquaculture. - amsterdam 63(1987)1/4. - s. 59 - 76 : 5 abb., 3 tab., 41 lit.. - b259
**jahreszeitliche veraenderungen im steroid-stoffwechsel des maennlichen fortpflanzungsorgan-systems von clarias gariepinus**
60.45.30.04.04.; 60.45.05.05.03.
*nutzfisch; geschlechtsreife; steroid; fortpflanzung; + clarias gariepinus;*
die steroid(s)- und steroid-glucuronid(s-g)-synthese geschlechtsreifer maennl. c. gariepinus sind in vitro durch inkubation von testes mit (3h)- prenelonolon und der samenblaeschen mit (3h)-androstenedion (a) gewonnen worden. in den testes nahmen die faehigkeit, progestine, androgene und s-g zu bilden, in den perioden der spermatogenese und des laichens stark zu. in den gleichen perioden sind die samenblaeschen in der lage, 11-0xygen. androgen aus (3h)-a zu bilden und besitzen erhoehte kapazitaet zur testosteron-bildung. die funktion der wichtigsten s und s-g wird besprochen, unter bes. beruecksichtigung der wasserloesl. verbindungen, die moeglicherweise als geschlechts-pheromone dienen. - m.-l. albrecht / friedrichshagen.

**t811 - 0574** steroidogenesis in the testes and seminal vesicles of spawning and non-spawning african catfish, clarias gariepinus (eng)

schoonen, w. g. e. j.; grannenman, j. c. m.; lambert, j. g. d. - in: aquaculture. - amsterdam 63(1987)1/4. - s. 77 - 88 : 2 abb., 1 tab., 45 lit.. - b259
**steroidgenese in den testes und samenblaeschen laichender und nichtlaichender clarias gariepinus**
60.45.30.04.04.; 60.45.05.05.03.
*nutzfisch; biosynthese; steroid; hoden; plasma; gonadotropin; +clarias gariepinus; +samenblaeschen; +laichfisch;*
die in vitro-biosynthese von steroiden ist sowohl in testes als auch in samenblaeschen nichtlaichender c. gariepinus aus teichen und laichender geschlechtsreifer exemplare untersucht worden. beide wurden waehrend der fortpflanzungsperiode gefangen. in den testes der nichtlaicher war die umwandlung von (3h)-prenenolon auf 11-oxygen. androgene und 5beta-pregnan-3alpha, 17alpha, 20alpha-triol gerichtet, waehrend in den testes der laicher die produktion von progesteron und 17alpha-hydroxyprogesteron vorherrschte. die samenblaeschen produzierten vor allem pregnenolon-ester androstenedion und testosteron bei nichtlaichern und 5beta-reduzierte steroide bei laichern. das laichen war von einem erhoehten plasma-gonadotropin-spiegel begleitet. - m.-l. albrecht / friedrichshagen.

**t811 - 0575** the fertilizing capacity of cryopreserved sharptooth catfish (clarias gariepinus) sperm (eng)
steyn, g. j.; vuren, j. h. j. van. - in: aquaculture. - amsterdam 63(1987)1/4. - s. 187 - 193 : 2 abb., 1 tab., 5 lit.. - b259
**die befruchtungsfaehigkeit von kaeltekonserviertem clarias-gariepinus-sperma**
60.45.30.04.04.; 60.45.05.05.03.02.03.
*nutzfisch; tiefgefriersperma; befruchtung (tier); vergleich; sperma; schlupf (tier); +clarias gariepinus;*
die eier eines weibchens wurden mit kaeltekonserviertem und frischem sperma besamt. das kaeltekonservierte sperma war 14 d bzw. 16 mon. in fluess. n gelagert worden. das besamungsverhaeltnis war 0,3 ml sperma/20 ml (+- 7600) eier. bei den schlupfversuchen erwiesen sich kaeltekonservierte und frische milch als gleich effektiv. sowohl mit frischer als auch mit 14 d konservierter milch schluepfen max. 51 % der eier. bei befruchtung mit 16 mon. konservierten sperma kamen 41 % der eier zum schlupf. - m.-l. albrecht / friedrichshagen.

**t811 - 0576** annual correlative changes in gonads and pituitary gonadotropes of feral african catfish, clarias gariepinus (eng)
oordt, p. g. w. j. van; peute, j.; hurk, r. van den. - in: aquaculture. - amsterdam 63(1987)1/4. - s. 27 - 41 : 8 abb., 2 tab., 32 lit.. - b259
**jahreszeitliche korrelative veraenderungen in den gonaden und hypophysen-gonadotropinen von geschlechtsreifen clarias gariepinus**
60.45.30.04.04.; 60.45.05.05.03.01.01.02.
*nutzfisch; reproduktion (tier); hypophyse; gonadotropin; ovulation; + clarias gariepinus;*
der reproduktions-zyklus der maennl. und weibl. c. gariepinus kann eingeteilt werden in der fortpflanzungsperiode (mai/aug.), eine ruheperiode (sept./febr.) und eine periode der gametogenese (maerz/apr.). der hypophysen(h)-gonadotropin (gth)-gehalt und die ultrastruktur des g entsprechen weitgehend den zykl. veraenderungen der gonaden. hauptcharakteristik des h-gth-zyklus ist ein vorlaich-gth-anstieg und eine nachlaich-regression der g. unter teichwirtsch. bedingungen speichert die h grosse mengen gth und zeigt eine begrenzte kontinuierl. sekretion des hormons, die jedoch nicht fuer spontanes laichen ausreicht. die ovulation kann unter diesen bedingungen induziert werden, so dass gesunde larven zu jeder zeit im jahr gewonnen werden koennen. - m.-l. albrecht / friedrichshagen.

**t811 - 0577** the seminal vesicle as source of sex attracting substances in the african catfish, clarias gariepinus (eng)
resink, j. w.; hurk, r. van den; groeninx, r. f. o. - in: aquaculture. - amsterdam 63(1987)1/4. - s. 115 - 127 : 9 abb., 46 lit.. - b259
**das samenblaeschen als quelle sex-attraktiver substanzen bei clarias gariepinus**
60.45.30.04.04.; 60.45.05.05.03.01.

*nutzfisch; pheromon; sexuallockstoff; verhalten; + clarias gariepinus; + samenblaeschen;*
mit c. gariepinus-weibchen (w), die sich in einem u-foerm. zwei-wahl-labyrinth befanden, sind attraktionstests durchgefuehrt worden. 1 w wurde in ein ende des aquariums hinter einer perforierten zwischenwand gesetzt. ein nichtovuliertes w, das zwischen wasser mit einem maennchen (m) und wasser mit einem w waehlen konnte, zeigte keine bevorzugung. nach hormonell induzierter ovulation hielten sich die w laenger an der seite der m auf. bei konfrontation mit einem m, dem das samenblaeschen (sb) entfernt worden war, und einem intakten m, verbrachten ovul. w mehr zeit in der naehe von diesen. entfernung der tests und anschliessende vergroesserung des sb zogen ovul. w bes. an. die ergebnisse zeigen, dass das maennl. pheromon aus den sb stammt. - m.-l. albrecht / friedrichshagen.

**t811 - 0578** the effect of pimozide/lhrha and 17 alpha-hydroxyprogesterone on plasma steroid levels and ovulation in the african catfish, clarias gariepinus (eng)
richter, c. j. j.; eding, e. h.; goos, h. j. th. - in: aquaculture. - amsterdam 63(1987)1/4. - s. 157 - 168 : 2 abb., 51 lit.. - b259
**die wirkung von pimozid/lrha und 17alpha-hydroxyprogesteron auf den plasma-steroidgehalt und die ovulation von clarias gariepinus**
**60.45.30.04.04.; 60.45.05.05.03.01.**
*nutzfisch; hormon; progesteron; oestrogen; plasma; reife; ovulation; + clarias gariepinus; + pimozid;*
die wirkung eines praevulator. gonadotropen hormon-stoesses (gth), induziert durch pimozid/lrha-behandlung und von 17 alpha-hydroxyprogesteron (17 hp) auf die oozytenreifung und ovulation sowie auf den plasmagehalt von hp, 17 alpha-hydroxy-20beta-di-hp, testosteron (t) und estradiol ist untersucht worden. gth und 17hp verursachten anfaenglich einen anstieg des plasma-t-gehalts, gefolgt von einer zunahme von 17alpha-hydroxy-20beta-di-hp. der estradiol-gehalt wurde in keinem fall beeinflusst. bei allen mit pimozid/lrha oder 17hp behandelten fischen traten oozytenreifung und ovulation ein. - m.-l. albrecht / friedrichshagen.

**t811 - 0579** the regulation of gonadotropin release by neurohormones and gonadal steroids in the african catfish, clarias gariepinus (eng)
deleeuw, r.; goos, h. j. th.; oordt, p. g. w. j. van. - in: aquaculture. - amsterdam 63(1987)1/4. - s. 43 - 58 : 7 abb., 59 lit.. - b259
**die regulation der gonadotropin-freisetzung durch neurohormone und gonaden-steroide bei clarias gariepinus**
**60.45.30.04.04.; 60.45.05.05.03.01.**
*nutzfisch; gonadotropin; hypophyse; steroid; androgen; hemmstoff; + clarias gariepinus; + hormonfreisetzung; + dopamin;*
es wird angenommen, dass die sekretion von gonadotropin-hormon (gth) aus der hypophyse der teleosteer durch neuropeptide und neuroamine cerebraler herkunft und durch steroidhormone aus den gonaden reguliert wird. es wird gezeigt, dass lrh die gth-freisetzung stimuliert und dass die gonadotropin-release-inhibiting-aktivitaet von dopamin durch die lrh-induzierte gth-freisetzung eingeschraenkt wird. unter beruecksichtigung der hemmwirkung von steroidhormonen auf die gth-freisetzung wurde eine hypothese postuliert, die die hemmwirkung von dopaminen und gonaden-steroiden miteinander verbindet. nach dieser hypothese sollten nur aromatisierbare androgene mit der gth-freisetzung gekoppelt sein. - m.-l. albrecht / friedrichshagen.

**t811 - 0580** the significance of photoperiodiodicity, water temperature and an inherent endogenous rhythm for the production of viable eggs by the african catfish, clarias gariepinus, kept in subtropical ponds in israel and under israeli and dutch hatchery conditions (eng)
richter, c. j. j.; viveen, w. j. a. r.; eding, e. h. - in: aquaculture. - amsterdam 63(1987)1/4. - s. 169 - 185 : 2 abb., 2 tab., 43 lit.. - b259
**die bedeutung von photoperiodizitaet, wassertemperatur und einem angeborenen endogenen rhythmus fuer die erzeugung lebensfaehiger eier durch clarias gariepinus bei haltung in**

**subtropischen teichen in israel und unter israelischen und hollaendischen aufzuchtbedingungen**
**60.45.30.04.04.; 60.45.05.05.03.01.01.03.**
*nutzfisch; ei; entwicklungsstadium; wasser; temperatur; photoperiode; +clarias gariepinus; +endogener rhythmus;*
es wurde ein vergleich zwischen der fruchtbarkeit von c. gariepinus-weibchen, die aus ihren natuerl. lebensraum in n-israel in nhegelegene fischteiche bzw. in eine geschlossene aufzuchtanlage in israel und in den niederlanden umgesetzt worden waren, durchgefuehrt. die zykl. veraenderungen der ovarienentwicklung werden mehr durch einen endogenen rhythmus als die natuerl. lichtintensitaet bestimmt. fuer die fortpflanzung von c. gariepinus waehrend des ganzen jahres, unabhaengig von der jahreszeit, ist es erforderlich, die zuchtfische in zuchtbecken bei 25 cel bei geeigneter fuetterung und in gegenwart von maennchen zu halten. die lichtbedingungen koennen den lokalen gegebenheiten entsprechen. - m.-l. albrecht / friedrichshagen.

**t811 - 0581** an enzyme-histochemical study concerning the localization of steroid clucuronide production in the reproductive organs of african catfish, clarias gariepinus (eng)
hurk, r. van den; resink, j. w.; voorthuis, p. k. - in: aquaculture. - amsterdam 63(1987)1/4. - s. 89 - 96 : 6 abb., 22 lit.. - b259
**eine enzym-histochemische studie ueber die lokalisierung der steroid-glucuronid-produktion in den reproduktionsorganen von clarias gariepinus**
**60.45.30.04.04.; 60.45.05.05.03.01.**
*nutzfisch; hormon; biochemie; steroid; ovarium; +clarias gariepinus; +samenblaeschen; +glucuronide;*
in den ovarien von c. gariepinus treten in den granulosa der postovulator. follikel uridin-diphosphogencose-dehydrogenase (udpgd) und 3beta-hydroxysteroid-dehydrogenase (3beta-hsd) auf. in den testes sind beide hormone in den interstitial-zellen (iz) vorhanden. die gleichzeit. gegenwart von udpgd und 3beta-hsd weist auf die bildung von steroid-glucuroniden an diesen stellen hin. die iz zwischen den tubuli des samenblaeschens besitzen auch 3beta-hsd-aktivitaet, sowohl bei gefangengehaltenen als auch bei freilebenden fischen. wahrscheinlich findet die glucuronidation der steroide in den iz des samenblaeschens statt. - m.-l. albrecht / friedrichshagen.

**t811 - 0582** temperature preferences and optimum temperature for growth of african sharptooth catfish (clarias gariepinus) larvae and postlarvae (eng)
britz, p. j.; hecht, t. - in: aquaculture. - amsterdam 63(1987)1/4. - s. 205 - 214 : 5 abb., 1 tab., 23 lit.. - b259
**vorzugstemperaturen und optimale temperaturen fuer das wachstum von clarias-grapiepinus-larven und -postlarven**
**60.45.30.04.04.**
*nutzfisch; larve; wachstum; temperatur; +clarias gariepinus;*
das wachstum der larven ist bei temp. von 22...33 cel untersucht worden. in einer horizontalen temp.-kammer wurde die vorzugstemp. der juvenilen bestimmt. hohe wachstumsraten waren bei temp. zwischen 25 und 33 cel zu verzeichnen. am guenstigsten waren 30 cel. die groessenunterschiede der bei 22 cel aufgezogenen fische waren signifikant staerker als bei hoeheren temp. 30 cel scheinen fuer die meisten physiol. prozesse optimal zu sein. - m.-l. albrecht / friedrichshagen.

**t811 - 0583** notes on the growth of israeli sharptooth catfish (clarias gariepinus) during the primary nursing phase (eng)
hecht, t.; appelbaum, s. - in: aquaculture. - amsterdam 63(1987)1/4. - s. 195 - 204 : 4 abb., 3 tab., 30 lit.. - b259
**anmerkungen zum wachstum von clarias gariepinus aus israel waehrend der ersten aufzuchtphase**

60.45.30.04.04.
*nutzfisch; aufzucht; wachstum; futtermittel; + clarias gariepinus;*
das wachstum von larven und juvenilen ist bei besatzdichten waehrend der ersten 5 d der aufzucht untersucht worden. die fische wurden vom 4. lebenstag an mit trocken- und lebendfutter (artemia) im verhaeltnis 1 : 1 ernaehrt. vom 11. tag an erhielten sie ausschliesslich trockenfutter. die zuwachsraten in laenge und masse waren sehr gut. die max. durchschnittslaenge und die stueckmasse am versuchsende lagen bei 87,6 mm bzw. 5,3 g. das wachstum war weitgehend dichteabhaengig. das vorgen. ergebnis wurde bei 150 fischen/30 l erzielt. wurden 600 fische/30 l gehalten, so erreichten die fische in 50 d nur 67 mm laenge und 3 g masse. - m.-l. albrecht / friedrichshagen.

**t811 - 0584** differences in growth rate and feed utilization between male and female african catfish, clarias gariepinus (burchell 1822) (eng)
henken, a. m.; boon, j. b.; cattel, b. c. - in: aquaculture. - amsterdam 63(1987)1/4. - s. 221 - 232 : 5 tab., 9 lit.. - b259
**unterschiede im wachstum und in der futterverwertung zwischen maennlichen und weiblichen clarias gariepinus**
60.45.30.04.04.; 60.45.05.05.05.
*nutzfisch; futtermittel; pellet; futterverwertung; wachstum; + clarias gariepinus; + maennlich; + weiblich;*
in 2 versuchsreihen sind maennl. (m), weibl. (w) und gemischt-geschlechtl. gruppen (70...200 g und 200...400 g stueckmasse) gehalten (25 cel) und mit forellentrockenfutter in 3 fuetterungsniveaus gefuettert worden. reine m-gruppen wuchsen besser als reine w-gruppen (vor allem bei 200...400 g). die gemischten gruppen waren ebenfalls gutwuechsig. der gonadosomat. index dieser fische war hoeher als der der einzelgruppen. nach dem ausschlachten brachten die m-fische die groesste ausbeute. es werden ueberlegungen angestellt, ob eingeschlechtl. m-aufzucht die gewuenschten vorteile bringen wird. - m.-l. albrecht / friedrichshagen.

**t811 - 0585** a dynamic simulation model for growth of the african catfish, clarias gariepinus (burchell 1822) : 4. the effect of feed formulation on growth and feed utilization (eng)
machiels, m. a. m. - in: aquaculture. - amsterdam 64(1987)4. - s. 305 - 323 : 6 abb., 7 tab., 19 lit.. - b259
**ein dynamisches simulationsmodell fuer das wachstum des afrikanischen welses clarias gariepinus : 4. mitt. einfluss der futterzusammensetzung auf wachstum und futterverwertung**
60.45.30.04.04.; 60.45.05.10.02.09.
*nutzfisch; futtergemisch; protein; fischmehl; wachstum; fettgehalt; + clarias gariepinus;*
vf vergleicht die ergebnisse der simulation mit exper. gewonnenen daten. getestet wurden unterschiedl. proteinquellen im futter. ein fischmehlfutter wurde in verschiedener menge im respirationsversuch eingesetzt. i. vgl. zu fischmehl wurden unterschiedl. anteile von blutmehl, casein, erdnuss, baumwollsamen, raps und sojabohnen geprueft. bis auf wenige abweichungen stimmten die ergebnisse des modells gut mit denen der exper. ueberein. hoehere futtermengen fuehrten zu hoeheren fettgehalten im fisch. mit zunehmenden austausch von fischmehl durch andere proteintraeger nahm der zuwachs der fische ab. die aminosaeurenzusammensetzung des proteins ist ein brauchbarer gradmesser fuer den futteraufwand. - m.-l. albrecht / friedrichshagen.

**t811 - 0586** assays on the digestive enzymes of sharptooth catfish, clarias gariepinus (pisces: clariidae) (eng)
uys, w.; hecht, t. - in: aquaculture. - amsterdam 63(1987)1/4. - s. 301 - 313 : 7 abb., 1 tab., 55 lit.. - b259
**untersuchungen ueber die verdauungssysteme von clarias gariepinus**
60.45.30.04.04.; 60.45.05.10.02.01.
*nutzfisch; pellet; verdauung; lysozym; proteinase; trypsin; temperatur; + clarias gariepinus;*
fuer die versuche wurden 1jaehr. tiere verwendet. sie wurden bei 23 cel im rundbecken

gehalten und mit forellenpellets ernaehrt (4 % der lm/d). es wurde ein hoher gehalt an gastr. proteinase und lysozym festgestellt. die pankreas-enzyme amylase, trypsin und chymotrypsin sind ebenfalls sehr aktiv. i. vgl. mit anderen fischarten besitzt c. gariepinus eine rel. hohe aktivitaet der verdauungsenzyme. der fisch ist sehr anpassungsfaehig und fuer die aquakultur gut geeignet. - m.-l. albrecht / friedrichshagen.

**t811 - 0587** clarias culture in thailand (eng)
abeerat, sopa. - in: aquaculture. - amsterdam 63(1987)1/4. - s. 355 - 362 : 6 abb., 5 lit.. - b259
**clarias-aufzucht in thailand**
60.45.30.04.04.; 60.45.05.05.05.
*nutzfisch; aufzucht; biol; wachstum; pathologie; + clarias batrachus; + abfischungsmethode;*
es wird ein ueberblick zur biologie von c. batrachus gegeben: laichen, brutaufzucht, wachstum und abfischungsmethoden. auch krankheitsprobleme bei der aufzucht in thailand werden kurz besprochen. - m.-l. albrecht / friedrichshagen.

**t811 - 0588** quantitative feed requirements of african catfish (clarias gariepinus burchell) larvae fed with decapsulated cysts of artemia : 1. the effect of temperature and feeding level (eng)
verreth, johna; bieman, hans den. - in: aquaculture. - amsterdam 63(1987)1/4. - s. 251 - 267 : 3 abb., 6 tab., 20 lit.. - b259
**quantitativer futterbedarf von clarias gariepinus-larven bei fuetterung mit entkapselten artemia-zysten : 1. mitt. die wirkung der temperatur und der futtermenge**
60.45.30.04.04.; 60.45.05.10.
*nutzfisch; larve; wachstum; ueberlebensrate; temperatur; futteraufwand; + clarias gariepinus; + artemiazysten;*
in einer serie von 4 versuchen sind die auswirkungen der temp. (25...32,5 cel) und der futtermenge auf die wachstumsleistung und ueberlebensrate von erstmals gefuetterten larven festgestellt worden. die menge der getrockneten entkapselten artemia-zysten und die zeit, um die larven bis zu einer stueckmasse von 50 mg bei verschiedenen temp.-kombinationen und futtermengen aufzuziehen, wurde bestimmt. als optimale temp. fuer die kommerzielle aufzucht werden 28 cel angegeben. die futtermenge sollte zwischen 0,30 und 0,40 mg betragen. aufzuchtzeit erstreckt sich dann ueber 7...9 d . - m.-l. albrecht / friedrichshagen.

**t811 - 0589** the economics of retarding milkfish growth for fingerling production in brackishwater ponds (eng)
baliao, dan d.; franco, nilo m.; agbayani, renato f. - in: aquaculture. - amsterdam 62(1987)3/4. - s. 195 - 205 : 7 abb., 8 lit.. - b259
**die oekonomie der aufzucht von zurueckgehaltenen milchfischfingerlingen (chanos chanos) in brackwasserteichen**
60.45.30.04.04.
*nutzfisch; aufzucht; oekonomie; wachstum; besatzdichte; + chanos chanos;*
die produktion von im wachstum zurueckgehaltenen fingerlingen der art chanos chanos wird seit einiger zeit philippin. fischzuechtern praktiziert, um eine kontinuierl. versorgung des marktes zu gewaehrleisten. ausserdem hat sich die meinung verbreitet, dass diese zurueckgehaltenen fingerlinge in der darauffolgenden stufe der speisefischproduktion schneller wachsen als die normal aufgezogenen fische. die produktion von zurueckgehaltenen fingerlingn bei einer besatzdichte von 20 fischen/m2 und einer aufzuchtdauer von 6...9 mon. ist unter philipp. bedingungen effektiv. ein weiteres hinauszoegern des wachstums wird unoekonomisch. - ch. bogen / friedrichshagen.

**t811 - 0590** high heterozygosity at gpi-1 in gynogenetic diploids and triploids of ayu plecoglossus altivelis (eng)
taniguchi, nobuhiko; kijima, akihiro; fukai, junji. - in: bull. jap. soc. sci. fisheries. - tokyo 53(1987)5. - s. 717 - 720 : 1 abb., 3 tab., 11 lit., zus. in jap.. - b259
**hohe heterozygotie am gpi-1 locus bei gynogenetischen diploiden und triploiden des ayu**

**plecoglossus altivelis**
**60.45.30.04.04.; 60.45.05.05.04.**
*nutzfisch; heterozygotie; diploidie; tierzucht; + plecoglossus altivelis; + gpi-1-locus; + triploidie;*
der gpi-1-locus wurde elektrophoretisch an diploiden kontroll-, gynogenetisch diploiden und triploiden populationen des ayu untersucht. die heterozygoten triploiden waren leicht unterscheidbar von den heterozygoten diploiden kontrollen. die rekombinationsrate zwischen dem gpi-1 locus und dem zentromer wurde auf 100 % geschaetzt. die heterozygotie an diesem locus war sehr hoch: 0,49 bei der diploiden kontrolle, 0,517 bei den gynogenet. diploiden und 0,80 bei den triploiden. die folgen fuer die zuechtung werden diskutiert. - k. kohlmann / friedrichshagen.

**t811 - 0591** pigmentation of cultured sweet smelt fed diets supplemented with a blue-green alga spirulina maxima (eng)
mori, tetsu; muranaka, takashi; miki, wataru. - in: bull. jap. soc. sci. fisheries. - tokyo 53(1987)3. - s. 433 - 438 : 2 abb., 4 tab., 10 lit., zus. in jap.. - b259
**pigmetierung von kultivierten plecoglossus altivelis durch verfuetterung von mit der blaugruenen alge spirulina maxima supplementiertem futter**
**60.45.30.04.04.; 60.45.05.10.**
*nutzfisch; algae; pigment; karotin; + plecoglossus altivelis; + sprirulina maxima;*
die pigmentierung kultivierter p. altivelis ist durch verwendung von futtermitteln, denen ein kommerzieles spirulina-maxima-praeparat zugesetzt wurde, erreicht worden. das wesentl. carotenoid ist zeaxanthin. 3...6 % sp. maxima-zusatz und 10 wo. fuetterung verbessern die faerbung der testfische erfolgreich. auch der zusatz von 4...8 mg lutein a/100 g futter war effektiv. die carotenoide werden nicht nur im integument (i), sondern auch im subcutanen gewebe (sg) akkumuliert. bei den versuchsfischen betrug der gehalt im i 4,2...5,7 mg/100 g, in sg 19,5...44 mg/100 g, bei den kontrollfischen 2,9 mg/100 g bzw. 12,8 mg/100g. - m.-l. albrecht / friedrichshagen.

**t811 - 0592** feeding attraction activities in the combinations of amino acids and other compounds for abalone, oriental weatherfish and yellowtail (eng)
harada, katsuhiko; eguchi, atsushi; kurosaki, yasushi. - in: bull. jap. soc. sci. fisheries. - tokyo 53(1987)8. - s. 1483 - 1489 : 9 tab., 34 lit., zus. in jap.. - b259
**futterlockstoffaktivitaeten in den kombinationen von aminosaeuren und anderen komponenten fuer haliotis discus, misgurnus anguillicaudatus und seriola quinqueradiata**
**60.45.30.04.04.; 60.45.05.10.**
*fisch; futtermittel; lockmittel; aminosaeure; lezithin; histidin; kombination; + haliotis discus; + misgurnus anguillicaudatus;*
die kombination von aminosaeuren war in ihrer attraktivitaet stets wirksamer als einzelne aminosaeuren. bei s. quinqueradiata waren his + glu sowie his + arg + glu bes. anlockend. die attraktivitaet vergroessert sich mit der zunahme der zahl der aminosaeuren in der kombination. bei den lipiden wirkte lecithin bes. anziehend. sehr attraktiv fuer s. quinqueradiata waren auch kombinationen von lecithin + his. sowie lecithin + his + cytosin. die wirkung verschiedener subst. war allein oder in kombination bei den getesteten organismen unterschiedlich. in vielen faellen wirkten kombinationen bes. guenstig. - m.-l. albrecht / friedrichshagen.

**t811 - 0593** growth and body composition of juvenile colossoma macropomum cuvier 1818 (characoidei) feeding on artificial diets (eng)
eckmann, reiner. - in: aquaculture. - amsterdam 64(1987)4. - s. 293 - 303 : 2 abb., 6 tab., 18 lit.. - b259
**wachstum und koerperzusammensetzung juveniler colossoma macropomum (characoidei) bei ernaehrung mit kuenstlichem futter**
**60.45.30.04.04.; 60.45.05.10.**
*fisch; wachstum; lebendmasse; futtermittel; fischmehl; blutmehl; protein; + colossoma macropomum;*
juvenile c. macropomum (2...13 cm) sind 56 d pellet-futtermitteln, die fischmehl und blutmehl als tier. proteinquellen in unterschiedl. menge enthielten, gefuettert worden. blutmehl kann

einem futter zusammen mit fischmehl zugesetzt werden. als alleinige proteinquelle war es jedoch ungeeignet. wachstumsraten von 1,1...2,5 % trockenmasse/d wurden proportional zum proteingehalt (25...37 %) festgestellt, waehrend der gehalt der fischkoerper an ts (35...26 %) umgekehrt proportional zur wachstumsrate war. die koerperzusammensetzung auf ts-basis zeigte den hoechsten proteingehalt (53 %) und niedrigsten fettgehalt (26 %) bei den am besten wachsenden fischen. - m.-l. albrecht / friedrichshagen.

**t811 - 0594** effect of salmon gonadotropin and a gonadotropin releasing hormone analogue on ovarian hydration and ovulation in captive sablefish (anoplopoma fimbria) (eng)
solar, igor i.; baker, ian j.; donaldson, edward m. - in: aquaculture. - amsterdam 62(1987)3/4. - s. 319 - 325 : 1 abb., 2 tab., 7 lit.. - b259
**effekt von lachsgonadotropin und einem analogon des gonadotropen releasinghormons auf die ovarienhydrierung und ovulation in gefangenschaft gehaltener anoplopoma fimbria**
60.45.30.04.04.; 60.45.05.05.03.01.
*fisch; gonadotropin; ovulation; +anoplopoma fimbria; + lachs; +gonadenhydrierung;*
anoplopoma fimbria ovuliert normalerweise nicht unter gefangenschaftsbedingungen. durch injektionen von teilweise gereinigtem lachsgonadotropin (sg-g100) oder einem analogon des gonadotropen releasinghormons (grh) konnten bei adulten rogenern waehrend der natuerl. laichzeit eine gonadenhydrierung und ovulation induziert werden. dabei fuehrten 1 mg sg-g100/kg lm zur ovulation nach 1 wo., 0,2 mg grh/kg lm zur ovulation nach 2 wochen. in der kontrollgruppe ovulierte dagegen kein rogener. die milchner gaben sperma unabhaengig von der hormonbehandlung ab. - k. kohlmann / friedrichshagen.

**t811 - 0595** cryopreservation of spermatozoa of the barramundi, lates calcarifer (teleostei: centropomidae) (eng)
kui-po leung, luke. - in: aquaculture. - amsterdam 64(1987)3. - s. 243 - 247 : 2 abb., 8 lit.. - b259
**gefrierkonservierung von spermatozoen von lates calcarifer (teleostei: centropomidae)**
60.45.30.04.04.; 60.45.05.05.03.02.04.
*nutzfisch; sperma; gefrieren; methanol; + lates calcarifer; +glyzerol; +dimethylsulphoxid;*
3 gefrierschutzmittel, dimethylsulphoxid (dmso), glycerol und methanol, wurden auf ihre eignung zur gefrierkonservierung von lates calcarifer - sperma getestet. das volumenverhaeltnis von sperma zu verduenner betrug 1 : 4 und die anfaengl. gefrierrate 31 k/min. die besten resultate wurden mit dmso in einer konz. von 5 % mit entweder 15 % milchpulver oder 20 % huehnereidotter erzielt (motilitaet wiederaufgetauten spermas: 70...100 % fuer dauer von 7 min). glycerol ergab akzeptable resultate in einer konz. von 20 % mit 15 % milchpulver. methanol erwies sich als ungeeignet. - k. kohlmann / friedrichshagen.

**t811 - 0596** experimental rearing of some marine fishes in brackishwater system in egypt (eng)
hamza, a. k.; zaki, m. i. - in: bamidgeh. - nir-david 39(1987)2. - s. 39 - 48 : 1 abb., 3 tab., 22 lit.. - b259
**experimentelle aufzucht einiger mariner fischarten im brackwasser von aegypten**
60.45.30.04.04.
*seefisch; aufzucht; zuwachs; monokultur; +brackwasser; +polykultur; + liza ramada;*
die fischaufzuchtmengen im aegypt. brackwasser sind zu erhoehen. in die untersuchungen dieser arbeit wurden folg. fischarten einbezogen: liza ramada, m. cephalus, m. capito, sparus aurata und solea solea. es wurden versuche in mono- und polukultur durchgefuehrt. s. solea hatte die hoechsten zuwachsraten, wenn er mit m. capito zusammen aufgezogen wurde. wurde s. solea dagegen in polykultur mit m. cephalus oder s. aurata gehalten, waren die zuwachsraten geringer. m. cephalus kann erfolgreicher zusammen mit m. capito aufgezogen werden. die aufzucht mariner fischarten im brackwasser, entweder in teichen oder in netzkaefigen, scheint erfolgversprechend zu sein, bedarf aber weiterer untersuchungen. - ch. bogen / friedrichshagen.

**t811 - 0597** potential for aquatic oligochaetes as live food in commercial aquaculture (eng)
lietz, douglas m. - in: hydrobiologia. - the hague 155(1987). - s. 309 - 310 : 8 lit.. - b14=za 4330
**das potential von aquatischen oligochaeten als lebendfutter in der kommerziellen aquakultur**
**60.45.30.04.04.; 60.45.05.10.**
*nutzfisch; forelle; futtermittel; oligochaeta; wachstum; ueberlebensrate; +salmo gairdneri; +salmo salar; +acipenseridae;*
aquat. oligochaeten koennen fuer die kommerzielle aquakultur als lebendfutter-quelle grosse bedeutung erlangen. t. tubifex, limnodrilus-arten, branchiura sowerbyi und lumbriculus variegatus sind bereits in massenkultur mit produktionsraten von 15 kg/m2 und einer bestandsverdoppelungszeit von 11...42 d produziert worden. gutes wachstum und hohe ueberlebensraten von forellen, lachsen und stoeren sind in verbindung mit dieser lebendfutter-quelle erzielt worden. durch die schmackhaftigkeit wird der appetit der fische verbessert. - m.-l. albrecht / friedrichshagen.

**t811 - 0598 fischzucht und futtermittelproduktion in italien. studienreise 26./27.8.1986**
vetterli, peter. - in: fischerei. - meggen 94(1986)12. - s. 9 - 11 : 10 abb.. - b259
**60.45.30.04.04.**
*binnenfischerei; forelle; aal; aufzucht; temperatur; +salmo gairdneri; +anguilla anguilla; +stoer;*
die ital. fischproduktion belaeuft sich auf ca. 34000 t/a. im no des landes befinden sich die groessten mastbetriebe. in calvisano wurde eine fischzuchtanlage fuer aale und stoere, die mit aufgewaermtem wasser (10000 l/min) arbeitet, besichtigt. glasaale und stoerbrut werden auf 4000 m2 flaeche vorgestreckt. 24 ha wasserflaeche stehen zur aalaufzucht (300 t/a) bis zur speisefischgroesse (100...500 g) zur verfuegung. die gesamtmenge wird exportiert. die stoere (150...200 t/a) werden bei 18...20 cel gehalten. in torre pallavicina befindet sich eine forellen-produktionsanlage mit 20 ha teichflaeche und einer jahresproduktion von 1500 t speiseforellen. die fische werden in 5 m breiten, 2 m tiefen und 150...250 m langen kanaelen gehalten. - m.-l. albrecht friedrichshagen.

**t811 - 0599** chov dravych ryb. kvalitativni analyza literatury z obdobi 1976-1986 (sze)
berka, r. - in: bul. vurh. - vodnany 23(1987)3. - s. 24 - 27. - b14=za 4831
**zucht von raubfischarten : qualitative analyse der literatur von 1976/84**
**60.45.30.04.04.**
*fisch; tierzucht; uebersicht; +raubfisch;*

**t811 - 0600** steroidogenesis in pre- and postspawned ovaries of feral african catfish, clarias gariepinus (eng)
schoonen, w. g. e. j.; bennekum, a. m. van; lambert, j. g. d. - in: aquaculture. - amsterdam 63(1987)1/4. - s. 129 - 142 : 2 abb., 1 tab., 47 lit.. - b259
**steroidgenese in den ovarien vor und nach dem laichen bei clarias gariepinus**
**60.45.30.04.04.; 60.45.05.05.03.**
*nutzfisch; ovarium; steroid; +clarias gariepinus; +laichen;*

**t811 - 0601** quantitative enzyme histochemistry of steroid and glucuronide synthesis in testes and seminal vesicle, and its correlation to plasma gonadotropin level in clarias gariepinus (eng)
resink, j. w.; hurk, r. van den; voorthuis, p. k. - in: aquaculture. - amsterdam 63(1987)1/4. - s. 97 - 114 : 7 abb., 1 tab., 49 lit.. - b259
**quantitative enzym-histochemie der steroid- und glucuronid-synthese in testes und samenblaeschen und ihre korrelation zum plasma-gonadotropin-gehalt bei clarias gariepinus**
**60.45.30.04.04.; 60.45.05.05.03.01.**
*nutzfisch; steroid; biochemie; hoden; plasma; gonadotropin; +clarias gariepinus; +glucuronid; +samenblaeschen;*

**t811 - 0602** methionine- and cystine-supplimented diets for juvenile sea bass (dicentrarchus labrax) (eng)
hidalgo, f.; alliot, e.; thebault, h. - in: aquaculture. - amsterdam 64(1987)3. - s. 209 - 217 : 2 abb., 4 tab., 13 lit.. - b259
**methionin- und cystin-supplementierte futtermittel fuer juvenile dicentrarchus labrax**
60.45.30.04.05.; 60.45.05.10.
*nutzfisch; futtermittel (tier); methionin; wachstum; + dicentrarchus labrax; + cystin;*
in frueheren versuchen erwies sich ein gehalt von 2,3 % met + cys im trockenfutter als optimal fuer den seebarsch. futter mit geringeren gehalten liess sich durch zusaetze von kristallinem met + cys supplementieren. die beste wachstumsrate wurde mit einer ergaenzung von met + cys im verhaeltnis 20 : 80 erzielt. mit der met-ergaenzung im futter erhoehte sich der gehalt an freiem met im serum. im falle von cys-ergaenzung im futter erhoehte sich das freie cys im serum nicht. das beste wachstum ergab sich mit einem futter, das 0,91 % met + 1,29 % cys enthielt, wobei das met : cys-verhaeltnis auf der molaren s-basis 36 : 64 betrug. - m.-l. albrecht / friedrichshagen.

**t811 - 0603** fish cage culture - in which coastal environment? (eng)
haakanson, lars. - in: inst. freshwater res. drottningholm, report. - lund (1986)63. - s. 52 - 57 : 3 abb., 2 tab., 12 lit.. - b259
**kaefigfischzucht - in welchen kuestengebieten?**
60.45.30.04.05.
*nutzfisch; aufzucht; kaefighaltung; umwelteinfluss; erosion; akkumulation; transport;*
2 spezif. umweltfaktoren entscheiden ueber eignung oder nichteignung von kuestengebieten fuer die fischzucht in kaefigen, der wasseraustausch und die dynam. verhaeltnisse am gewaessergrund (erosion, transport, akkumulation). beide faktoren sollten bei der wahl eines standortes fuer eine kaefiganlage bekannt sein. es werden methoden und formeln zur bestimmung der verweilzeit des wassers und der dynamik am gewaessergrund aufgefuehrt. sie gelten fuer den produktionszeitraum mai...okt. in kleinen (1...100 km2) kuestengebieten ohne gezeiteneinfluss. - b. rennert / friedrichshagen.

**t811 - 0604** the baltic salmon: ecological and economic evaluation of a natural resource (eng)
folke, carl. - in: inst. freshwater res. drottningholm, report. - lund (1986)63. - s. 36 - 46 : 6 abb., 2 tab., 40 lit.. - b259
**der ostseelachs: oekologische und oekonomische einschaetzung einer naturressource**
60.45.30.04.05.
*nutzfisch; nutzensabrechnung; kostenrechnung; umwelteinfluss; zuchtprogramm; + ostseelachs; + bewirtschaftung;*
oekologen und oekonomen versuchen 2 moeglichkeiten der einschaetzung zu diskutieren, die energet. analyse und die kosten/nutzen-analyse. beide sind beschrieben und am beispiel der ausbeutung des ostseelachses durch die kuesten-, sportfischerei und fischzucht erlaeutert. konventionelle oekon. kalkulationen, energie- und kosten/nutzen-analysen und traditionelle umwelteinschaetzungen wurden auf unterschiedl. zucht- und fischreistrategien angewendet und gestatten hinweise fuer eine gesunde bewirtschaftung des ostseelachses. - b. rennert / friedrichshagen.

**t811 - 0605** evaluation of practical diets in the culture of the rabbitfish, siganus guttatus (bloch) (pisces. siganidae) using liver ultrastructural methods (eng)
avila, enrique m. - in: zool. anz.. - jena 217(1986)3/4. - s. 178 - 191 : 4 abb., 1 tab., 24 lit.. - b259
**bestimmung geeigneter futtermittel fuer die aufzucht von siganus guttatus (siganidae) mit hilfe von ultrastruktur-methoden der leber**
60.45.30.04.05.; 60.45.05.10.
*fisch; aufzucht; futtermittel; leber; struktur; + siganus guttatus; + chaltomorpha;*
durch hunger hervorgerufene veraenderungen der hepatozyten wurden rueckgaengig gemacht,

wenn s. guttatus mit geeignetem futter ernaehrt wurde. die leberzellen erreichten ihre strukturelle normalform am schnellsten wieder, wenn sie mit chaltomorpha gefuettert wurden, waehrend die sonst. getesteten futtermittel schlechtere ergebnisse erbrachten oder sich sogar schaedlich auswirkten. eine 14taeg. hungerperiode fuehrte zur mobilisierung der energiereserven (totaler verlust von glykogen und fett). durch kurzzeit. fasten wurde das morphol. bild der organellen leicht veraendert, waehrend langzeit. fasten schwere stoerungen verursachte (deformierung der nuclei, schwellung der mitochondrien) - m.-l. albrecht / friedrichshagen.

**t811 - 0606** effect of feeding with microcapsules on the content of essential fatty acids in live foods for the larvae of marine fishes (eng)
walford, j.; lam, t. j. - in: aquaculture. - amsterdam 61(1987)3/4. - s. 219 - 229 : 2 abb., 3 tab., 19 lit.. - b259
**die wirkung der verfuetterung von mikrokapseln auf den gehalt an essentiellen fettsaeuren in lebendfutter fuer meeresfisch-larven**
**60.45.30.04.05.; 60.45.05.10.**
*seefisch; futtermittel; carbonsaeure; hefe; + rotatorien; + artemia; + mikrokapsel;*
um rotatorien und artemia-nauplien, die als nahrung fuer meeresfisch-larven bestimmt sind, nach der aufzucht mit baeckerhefe, hochungesaett. fettsaeuren (hufs) zuzufuehren, werden sie haeufig mit einzell. algen gefuettert. deren kultur ist jedoch sehr aufwendig. daher entwickelte man mikrokapseln (5...10 mym dmr) mit proteinmembran, die hufs enthielten (22 % ges.-fett, davon 19,7 % n3-hufs). die rotatorien wurden 20 d mit hefe kultiviert und anschliessend 8, 24 und 48 h mit den mikrokapseln gefuettert. die nauplien erhielten 20 h hefe und anschliessend ebenfalls die mikrokapseln. die besten ergebnisse zeigten sich bei 8stuend. verfuetterung. der gehalt an n3-hufs in den rotatorien war dem gehalt in den lipiden der mikrokapseln proportional. - m.-l. albrecht / friedrichshagen.

**t811 - 0607 moeglichkeiten und grenzen der phosphor- und stickstoffelimination in unbeluefteten abwasserteichen**
uhlmann, d. - in: acta hydrochim. et hydrobiol.. - berlin 15(1987)6. - s. 623 - 636 : 10 abb., 1 tab., 23 lit.. - b14=za 5639
**60.45.30.05.; 60.45.30.03.01.**
*versuch; abwasser; phosphor; stickstoff; math modell; eliminieren; abfluss; + abwasserteich;*
in simikontinuierl. labormodellen unbeluefteter abwasserteiche wird die p- und n-elimination in abhaengigkeit von org. und naehrstoffbelastung, aufenthaltszeit, lichtangebot und temp. untersucht. die ablaufkonz. erweisen sich als exponentiell abhaengig von der zulaufkonz. sowie vom strahlungsangebot und der temp., wofuer math. modelle angegeben werden. die modellergebnisse stimmen gut mit messdaten aus teichanlagen verschiedener klimate ueberein. fuer die situation in der ddr kann mit eliminationsraten von 40...60 % gerechnet werden. - w. v. tuempling.

**t811 - 0608** effects of load reductions on the water quality of a large shallow lake (eng)
kutas, tibor; herodek, sandor. - in: ecol. modelling. - amsterdam 39(1987)1/2. - s. 85 - 99 : 1 abb., 10 tab., 14 lit.. - b14/mun1
**die wirkungen einer belastungsreduzierung auf die wasserbeschaffenheit eines grossen flachsees**
**60.45.30.05.; 60.45.30.03.01.**
*gewaesser; eutrophierung; modell; abwasser; sanierung; phosphor; kontamination;*
vorgestellt wird das eutrophierungsmodell des balaton, ein determinist. modell, mit dem jedes der 4 seebecken einzeln modelliert werden kann. die verbindung zum gesamtmodell erfolgt durch den hydrol. durchfluss. das modell umfasst 10 variable des phytoplanktons, bakterioplanktons, abiot. sestons sowie der naehrstoffe, die im einzelnen beschrieben werden. die gesamtbelastung betraegt 417,2 kg/d =0,22 g/m3/d p. dargestellt werden die scenario-ergebnisse einer entlastung um 25, 50 und 75 % der p-zufuhr durch ein rueckhaltebecken am hauptzufluss und durch massnahmen der abwasserreinigung. die p-rueckhaltung im rueckhaltebecken muss danach einen wirkungsgrad von mindestens 75 %, die der abwasserbehandlung von 80 % erreichen. - w. v. tuempling.

**t811 - 0609** environmental impact of cage fish farming (eng)
enell, magnus. - in: inst. freshwater res. drottningholm, report. - lund (1986)63. - s. 106. - 259
**umweltbeeinflussung bei aufzucht von fischen in kaefigen**
60.45.30.05.
*binnenfischerei; fisch; aufzucht; umwelt; wirkung; + kaefiganlage;*

**t811 - 0610 kormoran und fischerei: erste untersuchungsergebnisse**
staub, erich. - in: fischerei. - meggen (1987)4. - s. 14 - 16 : 3 abb.. - b259
60.45.30.05.
*fisch; populationsdichte; aves; ernaehrung; + phalacrocorax carbo;*
in den wintern 1985/86 und 1986/87 wurde der einfluss des kormorans auf den fischbestand von fischereil. und ornithol. experten untersucht. in der schweiz ueberwinterten bis zu 5000 kormorane. die eur. population wird auf ueber 50000 st. geschaetzt. hauptsaechlich werden schwarmfische erbeutet. die groessten laengen von beutefischen liegen bei 40...45 cm. limitierend fuer den frass wirkt eine rueckenhoehe der fische von ueber 9,5 cm. als problemgewaesser werden fliessgewaesser angesehen, da die fische hier kaum ausweichen koennen. lokale vergraemungsmassnahmen erscheinen notwendig. mit einer weiteren zunahme der bestaende ist zu rechnen. - b. rennert /friedrichshagen.

**t811 - 0611** the utmost fish diseases present or feared in european fishfarming (eng)
ghittino, p. - in: riv. ital. piscicolt. e ittiopatol.. - treviso 22(1987)1. - s. 12, 15 - 18 : 2 lit.. - b259
**die gefaehrlichsten, in europaeischen fischzuchtanstalten vorhandenen oder gefuerchteten fischkrankheiten**
60.45.30.06.02.; 60.50.20.05.; 60.50.20.10.
*forelle; karpfen; bakt krankheit; viruskrankheit; pankreasnekrosevirus forelle; aeromonas; vibrio; + salmo gairdneri; + cyprinus carpio; + vhs;*
bei den wichtigsten und fuer die fischzucht europas gefaehrlichsten fischkrankheiten handelt es sich um virosen und bakteriosen. die virale haemorrhag. septikaemie (vhs), verursacht durch egtved rhabdovirus, ist die verbreitetste krankheit (k) von kaltwasserfischen (bis 15 cel) und bedingt 20...30 % der salmo-gairdneri-verluste. die fruehjahrsviraemie (svc) des karpfens, verursacht durch rhabdovirus carpio, ist die haeufigste k bei warmwasserfischen. die infektioese pankreasnekrose (ipn) ist praktisch ubiquitaer in der welt. am haeufigsten werden s. gairdneri-setzlinge bei intensivhaltung befallen. unter den bakteriellen k sind zu nennen: furunkulosis (aeromonas salmonicida), vibriosis (vibrio anguillarum), yersiniosis (yersinia ruckeri). - m.-l. albrecht / friedrichshagen.

**t811 - 0612** persistence of the kidney-disease bacterium, renibacterium salmoninarum, in coho salmon, oncorhynchus kisutch (walbaum), eggs treated during and after water-hardening with povidone-iodine (eng)
evelyn, t. p. t.; prosperi-porta, l.; ketcheson, j. e. - in: j. fish diseases. - oxford 9(1986)5. - s. 461 - 464 : 10 tab., 10 lit.. - b259
**die resistenz des kd-bakteriums, renibacterium salmoninarum bei oncorhynchus kisutsch bei eibehandlung mit povidon-iodin vor und nach wasserhaertung**
60.45.30.06.02.; 60.50.20.05.
*nutzfisch; bacteriophyta; resistenz; ei; behandlung; + oncorhynchus kisutch; + renibacterium salmoninarum; + povidon-iodin;*
in-vitro-versuche und in-vivo-tests mit dem jodophor povidon-iodin in der konz. von 250 mg/l ueber 15, 60 und 120 min vor und nach der eihaertung ergaben bei temp. von 10...12 cel und einem ph-wert von 7,0 eine gute ueberlebensfaehigkeit der eier. waehrend alle anderen keime durch die behandlung abgetoetet wurden, war r. salmoninarum resistent. - h. kulow / friedrichshagen.

**t811 - 0613** maternal immunity in newborn fry of the ovoviparous guppy (eng)
takahashi, yukinori; kawahara, eijiro. - in: bull. jap. soc. sci. fisheries. - tokyo 53(1987)5. - s.

721 - 725 : 2 abb., 3 tab., 24 lit., zus. in engl.. - b259
**maternale immunitaet bei neugeborenen jungen des ovoviparen guppies**
**60.45.30.06.02.; 60.50.20.05.**
*fisch; antikoerper; immunitaet; aeromonas; + poecilia reticulata;*
um die immunbeziehungen zwischen mutter und den neugeborenen jungen aufzuklaeren, wurden guppymuetter durch i.p.-injektionen mit formalingetoeteten aeromonas hydrophila immunisiert. agglutinierende antikoerper in der koerperfluessigkeit erschienen zwischen 7...84 d nach der immunisierung bei den muettern und zwischen 14...75 d nach der immunisierung der muetter bei den neugeborenen jungen. die antikoerpertiter erhoehten sich bei den muettern auf 1 : 32 bis 1 : 64 ca. 4 wo nach der immunisierung und bei den neugeborenen auf 1 : 16 bis 1 : 32 ca. 5 wo nach der immunisierung der muetter. die ergebnisse deuten an, dass die antikoerper von der mutter auf den foetus uebertragen werden. - k. kohlmann / friedrichshagen.

**t811 - 0614** mass mortality in siganus canaliculatus due to streptococcal infection (eng)
foo, j. t. w.; ho, b.; lam, t. j. - in: aquaculture. - amsterdam 49(1985) 3/4. - s. 185 - 195 : 1 abb., 4 tab., 20 lit.. - b259= I 1534
**massensterben bei signanus canaliculatus durch streptococcen-infektion**
**60.45.30.06.02.; 60.50.20.05.24.; 60.50.20.05.**
*fisch; sterblichkeit; streptococcus faecalis; resistenz; antibiotikum; + siganus canaliculatus; + nalidixinsaeure; + polymyxin;*
aus erkrankten siganüs canaliculatus-setzlingen wurden die erreger streptococcus faecalis und streptocöccus faecium bei massensterben in kaefigen isoliert. die erreger waren gegen penicillin, streptomycin, tetrazyklin, chloramphenikol, neomycin, kanamycin, gentamycin und nitrofurantoin empfindlich, aber gegen nalidixinsaeure, polymyxin und metronidacol resistent. - h. kulow / friedrichshagen.

**t811 - 0615** monoclonal antibody-based enzyme-linked immunosorbent assays for the rapid diagnosis of clinical cases of enteric redmouth and furunculosis in fish farms (eng)
austin, b.; bishop, i.; gray, c. - in: j. fish diseases. - oxford 9(1986)5. - s. 469 - 474 : 15 lit.. - b259
**monoklonale antikoerper fuer die immunenzymatische lichtmikroskopie (elisa) zur klinischen schnelldiagnose der rotmaul-enterobakteriose und der furunkulose in fischfarmen**
**60.45.30.06.02.; 60.50.20.05.**
*binnenfischerei; bakt krankheit; diagnose; elisa-test; yersinia; aeromonas;*
nach gewinnung von monoklonalen antikoerpern wurde die sensibilitaet des elisa-tests gegenueber 36 bakterienarten untersucht. dabei ergab sich eine empfindlichkeit bereits bei einer kontamination mit 10 exp2 zellen/ml. insbes. war eine rasche differential-diagnose zwischen yersinia ruckeri und aeromonas salmonicida moeglich. - h. kulow / friedrichshagen.

**t811 - 0616** use of monoclonal antibodies in the indirect fluorescent antibody technique (ifa) for the diagnosis of edwardsiella ictaluri (eng)
ainsworth, a. j.; capley, g.; waterstreet, p. - in: j. fish diseases. - oxford 9(1986)5. - s. 439 - 444 : 1 abb., 1 tab., 13 lit., zus. in engl.. - b259
**verwendung von monoklonalen antikoerpern bei der indirekten fluoreszenz-antikoerper-technik (ifa) zur diagnose von edwardsiella ictaluri**
**60.45.30.06.02.; 60.50.20.05.**
*nutzfisch; bakt krankheit; diagnose; antikoerper; + ictalurus punctatus;*
nach kuenstl. infektion von 45 marmorwels-setzlingen mit edwardsiella ictaluri wurde die sensibilitaet der indirekten fluoreszenz-antikoerpertechnik bei verwendung von monoklonalen antikoerpern getestet. dabei ergab sich eine treffsicherheit von 90,3 %, so dass die methode zur schnellroutinediagnose empfohlen wird. - h. kulow / friedrichshagen.

**t811 - 0617** the in vitro culture and tegumental dynamics of the pleroceroid of ligula intestinalis (cestoda - pseudophyllidea) (eng)

hoole, d.; arme, c. - in: internat. j. parasitol.. - oxford 15(1985)6. - s. 609 - 615 : 8 abb., 33 lit.. - b14=za 5733
**die in-vitro-kultur und tegumentale dynamik des plerocercoids von ligula intestinalis (cestoda-pseudophyllidea)**
60.45.30.06.03.; 60.50.25.
*fisch; parasitierung; cestodes; in vitro; + ligula intestinalis;*
erfolgreiche in-vitro-kulturen mit plerocercoiden von l. intestinales bis zu 24 h wurden in ringer-loesung, eagles-medium, medium 199 und leibowitz-medium durchgefuehrt. anomale ultrastrukturelle bildungen wurden dabei im distalen und basalen tegument der plerocercoide beobachtet. - h. kulow / friedrichshagen.

**t811 - 0618** chronic branchitis (hamburger gill disease) of channel catfish in california and its possible myxosporean etiology (eng)
kent, m. l.; duhamel, g. e.; foott, j. s. - in: calif. fish and game. - sacramento 73(1987)2. - s. 99 - 105 : 4 abb., 30 lit.. - b259
**chronische branchitis (hamburger kiemenkrankheit) bei ictalurus punctatus in californien und ihre moegliche myxosporidien-aetiologie**
60.45.30.06.03.; 60.50.25.
*nutzfisch; parasitose; schaedigung; sterblichkeit; + ictaluruas punctatus; + kiemenkrankheit branchitis;*
in californien und in den suedoestl. usa trat bei zuchtbestaenden des marmorwelses eine chron. branchitis auf, die auch als "hamburger kiemenkrankheit" oder "proliferative kiemenkrankheit" bezeichnet wurde. die erkrankten welse hatten speisefischgroesse (0,5...1,0 kg), in einem fall waren auch jungfisch von 100 g betroffen. die mortalitaet war chronisch und blieb meist unter 20 %. mit den kiemenschaedigungen, die bei den epizootien in californien beobachtet wurden, ist ein myxozoon verbunden, das als trophozoit von henneguya exilis angesehen werden koennte. unterschiede zur typ. erscheinung des henneguya-befalls sind das auftreten weniger sporen und eine unterschiedl. reaktion der kiemen (diffuse granulomatoese entzuendung und epitheliale hyperplasie). - m.-l. albrecht / friedrichshagen.

**t811 - 0619** porrocaecum spinigerum sp. n. (nematoda, heterocheilidae) from the stomach of a conger eel fish, uroconger lepturus (richardson) (eng)
rajya, lakshmi, i.; hanumantha, rao k.; shyamasundari, k. - in: acta parasitol. pol.. - warszawa 31(1987)13. - s. 111 - 115 : 1 abb., 15 lit., zus. in poln.. - b14=za 5898
**porrocaecum spinigerum sp.n. (nematoda, heterocheilidae) aus dem magen von uroconger lepturus**
60.45.30.06.03.; 60.50.25.
*nutzfisch; parasitierung; helminthe; magen; + uroconger lepturus; + porrocaecum spinigerum;*

**t811 - 0620** prevalence of acanthocephalans in fishes of south shetlands (antarctic) : 3. metacanthocephalus johnstoni zdzitowiecki, 1983, m. dalmori zdzitowiecki, 1983 and notes on other species, general conclusions (pol)
zdzitowiecki, krzysztof. - in: acta parasitol. pol.. - warszawa 31(1986)15. - s. 125 - 141 : 6 abb., 4 tab., zahlr. lit., zus. in poln.. - b14=za 5898
**verbreitung von acanthocephalen in fischen der south shetland (antarktis) : 3. mitt. metacanthocephalus johnstoni, m. dalmori und bemerkungen ueber arten, allgemeine schlussfolgerungen**
60.45.30.06.03.; 60.50.25.
*fisch; parasitierung; helminthe; biol; + acanthocephalus; + verbreitung;*

**t811 - 0621** acanthocephala from lake fishes in wisconsin: morphometric growth of pomphorhynchus bulbocolli (pomphorhynchidae) (pol)
amin, omar m. - in: j. parasitol.. - lawrence, kans. 73(1987)4. - s. 806 - 810 : 10 abb., 11 lit.. - b14=za 5654
**acanthocephalen aus seen-fischen in wisconsin: morphometrisches wachstum von**

**pomphorhynchus bulbocolli (pomphorhynchidae)**
**60.45.30.06.03.; 60.50.25.**
*fisch; parasitierung; helminthe; biol; wachstum; +pomphorynchus bulbocolli;*

**t811 - 0622** botriocefalosi umana sul lago d"Iseo: descrizione di 8 casi emersi in periodo breve ed in area limitata (ita)
chiodera, a.; ciammarughi, r.; scalzini, a. - in: riv. ital. piscicolt. e ittiopatol.. - treviso 22(1987)1. - s. 34 - 37 : 2 abb., 2 tab., 7 lit.. - b259
**humanbothriocephalosis am iseosee: eine beschreibung von 8 faellen, die waehrend eines kurzen zeitraumes in einem begrenzten gebiet auftraten**
**60.45.30.06.03.; 60.50.25.**
*fisch; parasitierung; cestodes; +bothriocephalosis;*
die erkrankungen traten waehrend des fruehjahrs und sommers 1985 auf. 7 von ihnen stehen im zusammenhang mit dem genuss rohen fischfilets in einem restaurant. der 8. patient hatte gegrillten fisch zu hause gegessen. es wird auf die diskrepanz zwischen dem hohen befall der fische im see und dem beschraenkten auftreten der parasitose beim menschen hingewiesen und eine moegl. ursache dafuer gesucht. weitere und tiefergehende epidemiol. untersuchungen sind notwendig. - b. rennert / friedrichshagen.

**t811 - 0623** casi di proteocefalosi in trote iridee d"allevamento (ita)
ghittino, c. - in: riv. ital. piscicolt. e ittiopatol.. - treviso 22(1987)1. - s. 21 - 22, 25 : 3 abb., 4 lit., zus. in engl.. - b259
**einige faelle von proteocephalosis bei salmo gairdneri aus aufzuchtanlagen**
**60.45.30.06.03.; 60.50.25.**
*forelle; parasitierung; helmithe; wachstum; sterblichkeit; therapie; +salmo gairderi; +proteocephalosis;*
es werden faelle von proteocephalosis, hervorgerufen durch proteocephalus reglectus, mitgeteilt. der befall wurde bei s. gairdneri nachgewiesen, die in kleinen kiesgruben-seen gehalten wurden. direkte, durch die bandwuermer hervorgerufene schaedigungen der fische konnten nicht nachgewiesen werden. moeglicherweise fuehrt die proteocephalosis zur wachstumsverzoegerung und zu todesfaellen. vf. schlaegt therapeut. kontrollmassnahmen vor, durch die die adulten parasiten von den forellen ausgeschieden werden koennten oder die zur vernichtung der in copepoden lebenden plerocercoide fuehren koennten. - m.-l. albrecht / friedrichshagen.

**t811 - 0624** acanthocephala from lake fishes in wisconsin. ecology and host relationships of pomphorhynchus bulbocolli (pomphorhynchidae) (eng)
amin, omar m. - in: j. parasitol.. - lawrence, kans. 73(1987)2. - s. 278 - 289 : 6 tab., 47 lit.. - b14=za =5654
**acanthocephala aus seefischen in wisconsin: oekologie und wirtsverwandtschaften von pomphorhynchus bulbocolli (pomphorhynchidae)**
**60.45.30.06.03.; 60.50.25.**
*fisch; parasitierung; helminthe; wirt-parasit-verhaeltnis; -pomphorhynchus bulbocolli; +lepomis cyanellus;*
p. bulbocoli kam in dem offenen tichigansee weit haeufiger vor, als in dem geschlossenen silbersee. es wird von 17 arten berichtet, die haupt-, zusaetzl. und gelegentl. wirte sind (neu hierbei ist myxostoma carinatum) und von 13 arten, die paratenische wirte sind (neu hierbei sind amis calva, ictalurus punctatus, lepomis cyanellus und pomoxis nigromaculatus). die infektionsmuster werden durch die fischart, frassverhalten, temp., vorkommen von zwischenwirten, art des gewaessers, fischbewegungen und veraenderungen der wirtszusammensetzung beeinflusst. ein jahreszeitl. zyklus der praevalenz, intensitaet und reifung war evident. weibl. fische wurden haeufiger befallen als maennliche. - ch. bogen / friedrichshagen.

**t811 - 0625** experimental verification of the effect of the form (scaly or scaleless) of carp host (c. carpio l.) on the growth rate of micropopulations of gyrodactylus

katharineri malmberg, 1964 (monogenea) (eng)
gelnar, m. - in: folia parasitol.. - praha 34(1987)4. - s. 305 - 309 : 2 abb., 4 tab., 3 lit., zus. in russ.. - b14=zb 3846
**experimentelle bestaetigung der auswirkung der gestalt (schuppig oder schuppenlos) von cyprinus carpio als wirt auf das wachstum von mikropopulationen von gyrodactylus (monogenea)**
**60.45.30.06.03.; 60.50.25.**
*karpfen; parasitierung; helminthe; wachstum; temperatur; wirt-parasit-verhaeltnis; +cyprinus carpio; +gyrodactylus katharinensi;*
fuer die versuche wurden karpfen von 7,5...9,5 cm laenge verwendet. die parasiten (g. katharinensi) wurden unter laborbedingungen gehalten. es konnte gezeigt werden, dass die wachstumsrate der gyrodactylus-mikropopulationen, die auf c. carpio parasitieren, sowohl durch die wassertemp. als auch durch die form der karpfen (mit oder ohne schuppen) beeinflusst wird. bei niedriger temp. (12 cel) vermehrten sich die parasiten auf beiden wirtsformen in nahezu gleicher intensitaet. in waermerem wasser (18 cel) vermehrt sie sich nur auf den schuppenkarpfen intensiv (pro fisch 2...4 parasiten), waehrend die schuppenlosen karpfen einige tage nach der infektion parasitenfrei waren. - m.-l. albrecht / friedrichshagen.

**t811 - 0626** positivo controlle della lerneosi a localizzazione orale in anguillicoltura (ita)
ghittino, c. - in: riv. ital piscicolt. e ittiopatol.. - treviso 22(1987)1. - s. 26, 29 : 1 abb., 1 tab., 4 lit., zus. in engl.. - b259
**positive kontrolle der buccalen lernaeose in der aalproduktion**
**60.45.30.06.03.; 60.50.25.**
*aal; parasitierung; crustacea; wachstum; fuetterung; behandlung; +anguilla anguilla; +lernaea cyprinacea;*
es wird eine buccale parasitose durch lernaea cyprinacea bei in italien produzierten eur. aalen beschrieben. der fuer aale klass. befallsort hatte keine mortalitaet zur folge, behinderte jedoch fuetterung und wachstum. die erkrankung konnte voellig geheilt werden durch phosphorsaeureester in konz. von 0,25...0,30 ppm, die 1mal/wo. fuer insges. 3...6 behandlungen verabreicht wurden. eine karenzzeit von 1 mon. nach abschluss der behandlung erschien ausreichend fuer den abbau der medikamentenrueckstaende im aal. - k. kohlmann / friedrichshagen.

**t811 - 0627** myxobolus koi kudo, 1919 : a new record for britain (eng)
crawshaw, m. t.; sweeting, r. a. - in: j. fish diseases. - oxford 9(1986)5. - s. 465 - 467 : 5 lit.. - b259
**myxobolus koi kudo : ein neuer fund in britannien**
**60.45.30.06.03.; 60.50.25.**
*karpfen; parasitierung; protozoa; beschreibung; +cyprinus carpio; +myxobolus koi;*
bei einem 10,2 cm langen und 23 g schweren aus japan importierten karpfen wurde myxobolus koi nachgewiesen. die untersuchungsergebnisse der zahlreichen kiemenzysten (laenge 0,17 mm, breite 0,08 mm), der sporen und der polkapseln ermoeglichten eine sichere differenzierung gegenueber den anderen 13 myxobolus-arten beim karpfen. - h. kulow / friedrichshagen.

**t811 - 0628** relationships between water temperature, fish size, infekctive dose and ichthyophonus infection of rainbow trout (eng)
okamoto, nobuaki; nakase, kiyokazu; sano, tokuo. - in: bull. jap. soc. sci. fisheries. - tokyo 53(1987)4. - s. 581 - 584 : 3 abb., 4 lit., zus. in engl.. - b259
**beziehungen zwischen wassertemperatur, fischgroesse, infektionsdosis und ichthyophonus-befall von salmo gairdneri**
**60.45.30.06.03.; 60.50.20.15.**
*forelle; mykose (tier); infektion; temperatur; aufwandmenge; ueberlebensrate; +salmo gairdneri; +ichthyophonus;*
um informationen ueber einige faktoren, welche den ichtyhyophonus-befall von s. gairdneri betreffen, zu erhalten, wurden grosse mehrkern. zysten von i. hoferii, die in mem-10 kultiviert worden waren, oral verabreicht. die infektion wurde weitgehend durch die wassertemp.

bestimmt. die fische (0,9 g) starben nach 35 d bei 20 und 15 cel zu 100 %, bei 10 cel zu 10 %. bei 4 cel traten keine todesfaelle und keine infektionen auf. bei 10 cel waren alle ueberlebenden infiziert. fische von 2 g stueckmasse wurden einmal mit ca. 3000, 300, 30 und 3 zysten/fisch aus befallenen zerkleinerten organen gefuettert und 70 d bei 15 cel gehalten. die sterblichkeit lag bei 100, 44, 4 bzw. 0 %. alle ueberlebenden, die 30 zysten/fisch gefressen hatten, waren infiziert. - m.-l. albrecht / friedrichshagen.

**t811 - 0629 die haeufigsten parasitosen bei aquarienfischen**
herkner, h. - in: prakt. tierarzt. - hannover 68(1987)7. - s. 40 - 41 : 5 lit., zus. in engl.. - b14=zb 210
**60.45.30.06.03.; 60.50.25.**
*fisch; parasitierung; medikament; + dactylogyrus sp; + gyrodactilus sp;*
vf. geht kurz auf folg. krankheitserreger und die durch sie verursachten krankheitserscheinungen ein: ichthyophthirius multifiliis, oodinium pillularis, pleistophora hyphessobryconis, hexamita spec., gyrodactilus spec., dactylogyrus spec., capillaria, argulus spec., lernaea spec.. bei fischen im meerwasseraquarium kommen vor: cryptocarion irritans, oodinium ocellatum. es werden einige medikamente genannt. zahlenangaben zur dosierung werden jedoch nicht gemacht. - m.-l. albrecht / friedrichshagen.

**t811 - 0630** a systematic survey of the endoparasites of cultured fish in haryana (india) (eng)
singhal, r. n.; swaran, jeet; davies, ronald n. - in: zool. anz.. - jena 218(1987)1/2. - s. 137 - 144 : 12 abb., 27 lit.. - b259
**eine systematische uebersicht der endoparasiten von fischen aus fischzuchtanstalten in haryana (indien)**
**60.45.30.06.03.; 60.50.25.**
*binnenfischerei; parasitierung; protozoa; helminthe; karpfen; + cyprinus carpio; + catla catla;*
endoparasiten aus der coelomhoehle und dem verdauungskanal von essbaren zuchtfischen aus haryana werden beschrieben. es handelt sich vor allem um 7 protozoen und einen helminthen. sie gehoeren zu den gattungen opalina, nyctotherus, myxobolus, dicauda, eimeria, entamoeba und isoparorchis. sie stammen von catla catla, labeo rohita, cirrhina mrigala, ophicephalus punctatus, cyprinus carpio und hypophthalmichthys molitrix. neben der beschreibung werden auch anmerkungen ueber die art der infektion, verbreitung und pathogenitaet der endoparasiten gemacht. - m.-l. albrecht / friedrichshagen.

**t811 - 0631** aumenta la frequenza della scoliosi nelle anguille d"allevamento (anguilla anguilla) in italia? (ita)
bignami, s.; corradini, l.; ghittino,p. - in: riv. ital piscicolt. e ittiopatol.. - treviso 22(1987)1. - s. 30, 32 - 33 2 abb., 9 lit.. - b259
**nimmt die haeufigkeit der scoliosis bei in italien gezogenen aalen (anguilla aguilla) zu?**
**60.45.30.06.04.; 60.50.30.**
*aal; wirbelsaeule; anomalie; + anguilla anguilla; + scoliosis;*
es wird ueber faelle der lateralen deformation bei intensiv gehaltenen aalen berichtet. die missbildungen scheinen nicht von einer muskelpleistophorosis wie gewoehnlich bei a. japanica herzuruehren, sondern von einer scoliosis der wirbelsaeule. die ursachen (vergiftung, krankheit, ernaehrung) werden diskutiert. die haeufigkeit scheint zuzunehmen. - b. rennert / friedrichshagen.

**t811 - 0632** appearance of cytotoxic leucocyte in peripheral blood of carp immunized with allogeneic leucocyte (eng)
hashimoto, wataru; ikeda, yayoi. - in: bull. jap. soc. sci. fisheries. - tokyo 53(1987)5. - s. 885 : 1 tab., 5 lit., zus. in jap.. - b259
**auftreten zytotoxischer leucozyten im peripherischen blut von karpfen, die mit allogenischen leucozyten immunisiert wurden**
**60.45.30.06.04.; 60.50.30.20.**
*karpfen; blut; leukozyt; toxizitaet; zytologie; + cyprinus carpio;*

aus dem blut eines karpfens wurden die leucozyten isoliert, einer speziellen behandlung unterzogen und anschliessend dem spender selbst und 2 anderen karpfen i.p. injiziert. 8 d nach der injektion wurden von allen 3 karpfen erneut die leucozyten isoliert. beim spender zeigten sie eine nur geringe zytotoxizitaet (4,7...7,3 %), bei den beiden anderen karpfen war ihre toxizitaet dagegen hoch (36,1...54,5 % bzw. 26,3...40,7 %). - k. kohlmann / friedrichshagen.

**t811 - 0633 entfernung von fischschaedlichen gasuebersaettigungen durch vakuumentgasung**
wienberg, h. - in: inform. fischwirtsch.. - hamburg 34(1987)3. - s. 119 - 122 : 2 abb., 1 tab. - arb.st:hamburg, inst. kuesten- u. binnenfischerei. - b14=zb 3072
**60.45.30.06.04.**
*fisch; aufzucht; wasser; gas; + gasuebersaettigung; + vakuumentgasung;*
ziel bei der fischaufzucht ist es, den geloesten gasgehalt im wasser dem saettigungswert zu naehern. mit der vakuumentgasung (ve) (verrieselung des wassers bei unterdruck) lassen sich beliebige gasgehalte auch im untersaettigungsbereich einstellen. ein nachteil ist, dass auch der o2-gehalt in die untersaettigung gefuehrt wird. bei der entgasung mit einer ve-anlage kann durch eine entspr. regelung der entgasungsgrad auf die intensitaet der anschliessenden o2-begasung abgestimmt werden. ve ist wesentlich teurer (hohe investitions- bzw. energiekosten) als fuellkoerper- und kaskadenbelueftung. eine kombination von ve und anschliessender belueftung (z.b. mit fuellkoerpersaeule) kann fuer den zeitl. einsatz bei der jungfischaufzucht bes. empfindl. arten durchaus oekon. sinnvoll sein. - m.-l. albrecht / friedrichshagen.

**t811 - 0634** effect of ulva meal supplementation od disease resistance of red sea bream (eng)
satoh, koh-ichi; nakagawa, heisuke; kasahara, shogoro. - in: bull. jap. soc. sci. feisheries. - tokyo 53(1987)7. - s. 1115 - 1120 : 3 abb., 4 tab., 24 lit., zus. in jap.. - b259
**die wirkung der supplementierung von ulva-mehl auf die krankheitsresistenz von pagrus major**
**60.45.30.06.04.; 60.50.30.**
*nutzfisch; pathologie; resistenz; pasteurella; blut; + pagrus major; + ulva-mehl;*
dem futter wurden 5 % ulva-pestusa-mehl zugesetzt. durch die verfuetterung wurde die phagocytose der granulozyten gegen pasteurella piscicida erhoeht. bei fischen, die durch abgetoetete p. piscicida immunisiert worden waren, stieg durch die fuetterung mit ulva-mehl die lymphozytenzahl im blut an. die granulozyten-zahl und der agglutinations-titer wurden jedoch nicht beeinflusst. darueber hinaus wurde durch die supplementierung die spontane haemolyt. aktivitaet und bakterizide aktivitaet gegen escherichia coli und p. piscicida erhoeht. durch ulva-mehl-zusatz zum futter kann die krankheitsresistenz ohne beeintraechtigung des wachstums verbessert werden. - m.-l. albrecht / friedrichshagen.

**t811 - 0635** effect of dietary histidine or histamine on growth and development of stomach erosion in rainbow trout (eng)
watanabe, takeshi; takeuchi, toshio; satoh, shuichi. - in: bull. jap. soc. sci. fisheries. - tokyo 53(1987)7. - s. 1207 - 1214 : 3 abb., 8 tab., 20 lit., zus. in jap.. - b259
**die wirkung von diaetetischem histidin oder histamin auf das wachstum und die entwicklung von magengeschwueren bei salmo gairdneri**
**60.45.30.06.04.; 60.50.30.**
*forelle; magen; geschwuer; histidin; histamin; + salmo gairdneri;*
die forellen (5...80 g) sind mit futter, das einen unterschiedl. histidin- und histamingehalt hatte, oder mit futter, das hitzebehandelt worden war, gefuettert worden. magenveraenderungen (abnahme der dicke der magenwaende) traten im verhaeltnis zur hoehe des histamin-gehalts des futters (100...9000 mg/100g futter) nach hitzebehandlung auf. histologisch waren pycanosis und necrosis der magendruesen-zellen nachweisbar. die fische verfaerbten sich dunkel. histamin-fuetterung ohne zusatz von alpha-tocopherol bedingte verlangsamtes wachstum und hoehere geschwueranfaelligkeit als futter mit alpha-tocopherol. - m.-l. albrecht / friedrichshagen.

**t811 - 0636** seasonal changes in dissolved-gas supersaturation in the sacramento river

and possible effectson striped bass (eng)
colt, john. - in: trans. amer. fisheries soc.. - lawrence, kans. 113(1984)5. - s. 655 - 665 : 4 abb., 4 tab., 48 lit.. - b259
**saisonale aenderungen der uebersaettigung geloesten gases im sacramento-fluss und moegliche effekte beim streifenbarsch**
**60.45.30.06.04.; 60.50.30.**
*nutzfisch; druck; temperatur; gas; schaedigung; + roccus saxatilis;*
mit hilfe des "weiss-saturometers" wurden 1981 und 1982 gasuebersaettigungen bei temp.- und druckveraenderungen festgestellt, die unter oder ueber dem usa-grenzwert von 110 % oder 76 mm hg lagen. bei larven von streifenbarschen konnten mit 30...35 mm hg-druck subletale schaeden, mit 36...101 mm hg-druck letale effekte erreicht werden. - h. kulow.

**t811 - 0637 nichtparasitaere erkrankungen bei aquarienfischen**
herkner, h. - in: prakt. tierarzt. - hannover 68(1987)7. - s. 34, 39 : zus. in engl.. - b14=zb 210
**60.45.30.06.04.; 60.50.30.**
*fisch; tierhaltung; umwelteinfluss; ph-wert; salzwasser; futtermittel;*
vf. geht in allg. form auf die fragen einer ausgewogenen ernaehrung sowie der vermeidung von schaedigungen der fische durch nh3, no2 und schwermetalle ein. zahlenangaben werden nicht gemacht. auf spezielle probleme der fischhaltung im meerwasseraquarium wird hingewiesen. hier ist vor allem auf den richtigen salzgehalt und den ph-wert zu achten. allg. merkmale einer gesundheitsschaedigung durch unguenst. umweltfaktoren sind erhoehte schleimabsonderung, haut-, flossen und kiemenentzuendungen. - m.-l. albrecht / friedrichshagen.

**t811 - 0638** vyteznost u nekterych hospodarsky mene vyznamnych kaprovitych ryb (prehled) (sze)
berka, r. - in: bul. vurh. - vodnany 23(1987)3. - s. 27 - 29 : 11 lit.. - b14=za 4831
**ausschlacht-ergebnisse einiger wirtschaftlich weniger bedeutender cypriniden (uebersicht)**
**60.45.30.07.**
*nutzfisch; schlachtausbeute; + cyprinide;*

**t811 - 0639** selektivnoe dejjstvie ehlektricheskogo polja na ryb pri ehlektrotralovom love (rus)
maksimov, ju.; mal"kjavichjus, s.; judin, v. - in: acta hydrobiol. lituanica. - vil"njus 6(1987). - s. 69 - 74 : 3 abb., 1 tab., 1 lit., zus. in engl.. - b14=za 5948
**die selektive wirkung elektrischer felder auf fische im elektroschleppnetz**
**60.45.30.08.**
*fischfang; elektrisches feld; + elektroschleppnetz;*
nachdem versuche im kurischen haff mit suesswasserfischen ergeben hatten, dass elektrifizierte schleppnetze einen geringeren beifang an jungfischen hatten als die gleichen geraete ohne strom, wurden die exper. im nordmeer und in der ostsee mit impulsstrom fortgesetzt. elektr. impulsfelder bewirkten in allen versuchen neben einer allg. fangsteigerung eine erhoehung des anteils von grossen fischen im fang i. vgl. zum herkoemml. trawl. gleichzeitig wurde eine selektivitaet nach arten festgestellt. durch veraenderung von feldstaerke, frequenz und impulsdauer lassen sich nach ansicht der vff. noch bedeutende verbesserungen erreichen. - reiner knoesche.

**t811 - 0640** an automated method for counting and sizing fish eggs (eng)
witthames, p. r.; walker, m. greer. - in: j. fish biol.. - london 30(1987)3. - s. 225 - 235 : 5 abb., 4 tab., 14 lit.. - b259
**eine automatisierte methode zum zaehlen und zur groessenbestimmung von fischeiern**
**60.45.30.08.**
*fisch; ei; bauanleitung; + zaehleinrichtung; + groessenbestimmung;*
mit hilfe der automatisierten methode koennen fischeier mit dmr. von 200...2500 mym bestimmt werden. die im wasser schwebenden eier werden in einer kontrollierten menge durch einen elektron. sensor gepumpt, der spannungsimpulse abgibt, die in der amplitude proportionalder

eigroesse sind. der sensor ist mit einem hiac-kriterium pc-320 teilchenanalysator verbunden, der wiederum mit einem tracor northern impulsanalysator in verbindung steht. diese geraete teilen die spannungsimpulse in 398 kanaele. ein act1 sirius-mikrocomputer wird verwendet, um die daten zu speichern, sie in eigroesse umzurechnen und anschliessend ein histogramm der eigroessenverteilung in 20 mym-groessenintervallen zu erzeugen. die zaehlgenauigkeit betraegt 99,5 +- 0,5 %. - ch. bogen / friedrichshagen.

**t811 - 0641** floating vertical raweway to culture salmon (oncorhynchus spp.) (eng)
martin, roy m.; heard, william r. - in: aquaculture. - amsterdam 61(1987)3/4. - s. 295 - 302 : 4 abb., 1 tab., 10 lit.. - b259
**schwimmende vertikale zur lachsaufzucht (oncorhynchus spp.)**
60.45.30.08.
*nutzfisch; aufzucht; baukonstruktion; + oncorhynchus; + behaelter;*
zur lachsaufzucht ist ein vertikaler schwimmender achteckiger behaelter (ca. 3,00 m tief, 5,5 m dmr) entwickelt worden. er wurde 12 a getestet. die waende bestehen aus dauerhaften, undurchlaess. material. 70...80 cm ueber der wasserlinie ist ein starrer schwimmkragen angebracht. das wasser tritt von der oberflaeche in die behaelter ein und verlaesst sie durch einen bodenablass. so ist eine staend. durchstroemung moeglich. pro m3 koennen 20 kg fisch gehalten werden. am guenstigsten ist es, in den behaelter ein netz einzuhaengen. dadurch wird die abfischung erleichtert. mehrere behaelter koennen zu batterien zusammengefasst werden. die lebensdauer einer einheit wird mit 8...10 a angegeben. - m.-l. albrecht / friedrichshagen.

## 60.45.35. pelztierproduktion

**t811 - 0642** biprodukter fraan fjaederfae som paelsdjursfoder (swe)
alden, eva. - in: vaara paelsdjur. - stockholm 58(1987)10. - s. 320 - 322 : 2 tab., 2 lit. - arb.st:inst. foer husdjurens utfodring och vaard, sveriges lantbrusksuniv., uppsala. - b14=za 4329
**gefluegelschlachtprodukte als pelztierfutter**
60.45.35.05.02.; 60.45.05.10.07.03.02.
*nerz; futtermittel; schlachtabfall; gefluegelfleischproduktion;*
gefluegelschlachtabfaelle werden leicht ranzig, wodurch die einlagerungszeit in gefrierraeumen begrenzt wird. im eiweiss von eiern vorhandenes avidin kann durch inaktivierung von biotin mangelerscheinungen hervorrufen, so dass ein zusatz von 0,1 mg biotin je 10 % schlachtabfallanteil von legehuehnern im futter empfohlen wird. der ascheanteil im nerzfutter soll 7...12 % auf ts-basis betragen, somit ist die einsatzmoeglichkeit von huehnerbeinen begrenzt. - h. zimmermann.

**t811 - 0643** sammenhengen mellon afred og reproduksjonsresultater hos rev (nor)
braastad, b. o. - in: norsk pelsdybl.. - oslo 62(1988)3. - s. 19 - 20, 24 : 1 tab., 1 lit.. - b14=za 4438
**zusammenhang zwischen verhalten und reproduktionsergebnissen beim fuchs**
60.45.35.05.04.; 60.45.35.10.04.; 60.45.05.05.07.
*fuchs; biol eigenschaft; verhalten; reproduktion (tier);*
das welpenergebnis wird beim silberfuchs auf etwa die haelfte durch auftreten von faehen ohne nachzucht und faehen mit toten welpen herabgesetzt, die welpensterblichkeit ist mit 30 % zu veranschlagen. verhaltensstoerungen sind als ursache des auffressens der welpen anzusehen. notwendig ist eine verbesserung der wurfkaesten und beruecksichtigung von ergebnissen der verhaltensforschung. bei nach einem furchttest ausgewaehlten faehen, ergaben sich fuer defensiv eingestellte tiere schlechtere zuchtergebnisse. - h. zimmermann.

**t811 - 0644 besonderheiten des enzymmusters des verdauungskanals bei fleischfressenden pelztieren**
berestov, v. a.; oleinik, v. m. - in: bruehl. - leipzig 29(1988)2. - s. 5 - 6 : 1 abb., 1 tab., 5 lit. - arb.st:inst. fuer biol., karelische zweigstelle der adw der udssr. - b14=zb 3339

60.45.35.10.; 60.10.15.10.15.05.07.; 60.10.15.10.15.35.07.
*nerz; fuchs; verdauungssystem; futterverwertung; enzymaktivitaet; verdauung;*
von nerzen werden kohlenhydrate (kh) schlechter verwertet als von blaufuechsen, die eine hoehere amylaseaktivitaet aufweisen. die amylolyt. aktivitaet steigt zwar mit zunehmendem alter, doch ist das verdauungssystem fleischfressender pelztiere fuer die digestion eines proteinreichen futters genetisch determiniert und nicht imstande, sich einem hohen kh-gehalt im futter anzupassen. nerze haben die faehigkeit zu einer erhoehten hydrolyse von fetten, durch die der energiebedarf des organismus gedeckt werden kann. bei blaufuechsen ist der einsatz kh-haltiger komponenten guenstiger als bei nerzen. - h. zimmermann.

**t811 - 0645** o srokakh gona norok (rus)
shajjkhov, r. t. - in: krolikovodstvo i zverovodstvo. - moskva (1988)1. - s. 8 - 9 : 1 tab.. - b14=zb 1655
**termine der nerzranz**
60.45.35.10.02.
*nerz; fruchtbarkeit; anpaarung; zeit; analyse;*
die analyse des ranzverlaufes bei nerzen in den betrieben des usbekpotrebsojuz ergab, dass bei der verpaarung im maerz, wie es in anderen regionen ueblich ist, die reproduktion gestoert ist (hoher prozentsatz nichttraecht. faehen, verringerte fruchtbarkeit). in usbekistan beginnt die verpaarung in der zeit vom 23. bis 25. febr., extreme: 10. febr., 5. maerz, wiederholt wird sie in der 1. maerzdekade. 1984/86 wurden versuche zur vorverlegung der ranz auf fruehere termine durchgefuehrt, die empfehlung waren, unter den bedingungen der mittelasiat. republiken adulte faehen ab dem 20., junge ab dem 25. febr. zu verpaaren. dadurch kann ohne zusaetzl. arbeitszeitaufwand die anzahl aufgezogener jungtiere erhoeht werden. - w. haubold.

**t811 - 0646 zur nutzung von selktionsindices in der zuechtung von nerzen**
pingel, h. - in: bruehl. - leipzig 29(1988)2. - s. 12 - 13 : 1 lit. - arb.st:lehrstuhl gefluegel- und pelztierzucht der karl-marx-univ. leipzig. - b14=zb 3339
60.45.35.10.02.
*nerz; selektion; selektionsindex; leistung; tierbeurteilung; fell;*
der wirtsch. nutzen des zuchtnerzes haengt von den leistungsmerkmalen groesse, farbe und struktur des felles sowie der zuchtleistung ab. vorteilhaft ist eine indexselektion. an beispielen wird eine indexberechnung erlaeutert, die auf dem standard fuer die lebendtierbewertung von nerzen mit der hoechstpunktzahl von 21 bewertungspunkten basiert. - h. zimmermann.

**t811 - 0647** effekt av sosial status paa morsegenskaper hos soolvrev (nor)
bakken, m. - in: norsk pelsdyrbl.. - oslo 62(1988)3. - s. 17 - 19 : 4 abb.. - b14=za 4438
**auswirkung des sozialstatus auf die muttereigenschaften beim silberfuchs**
60.45.35.10.04.; 60.45.05.05.07.
*fuchs; biol eigenschaft; verhalten; reproduktion (tier);*
in der silberfuchszucht werden z. z. des absetzensdurchschnittlich 2,5 welpen erreicht, obwohl der wurfdurchschnitt etwa doppelt so hoch ist. die reproduktionseigenschaften der fuchsfaehen sind im zusammenhang mit dem sozialstatus zu sehen. beziehungen bestehen zwischen dem sozialstatus und dem verhalten in furchtsituationen. bei defensiv eingestellten faehen scheint der anteil an faehen ohne nachzucht hoeher zu sein als bei offensiven. - h. zimmermann.

## 60.45.36. kaninchenproduktion

**t811 - 0648** optimum structure for genetic improvement of angora rabbits (eng)
yadav, sutaj bhan singh; dempfle, leo. - in: livestock prod. sci.. - amsterdam 18(1988)1. - s. 69 - 84 : 3 abb., 2 tab., 5 lit., zus. in franz., dt. - nach zus.. - b14=za 5640
**optimierung eines zuchtprogrammes fuer angorakaninchen**
60.45.36.05.03.; 60.45.36.05.05.
*kaninchen; rasse; zuchtprogramm;*
die weitergabe des genet. fortschrittes vom nukleus ueber die vermehrerstufen zu den produzenten ist dargestellt und die optimalen anteile der zuchttiere einer stufe zur produktion

der tiere einer nachfolg. stufe wurden ermittelt. zu beginn der zuchtarbeit aendert sich der optimale anteil der zu den vermehrern gehenden zuchttiere von zeitabschnitt zu zeitabschnitt, bis das system ein gleichgewichtszustand erreicht. danach ist der genet. fortschritt in allen stufen identisch. bei einem gegebenen umfang der produktionsstufe ist die uebertragung des genet. fortschrittes abhaengig von der groesse des nukleus. je groesser der nukleus, umso schneller wird der genet. fortschritt uebertragen.

**t811 - 0649** alimentation : quelques caracteristiques specifiques de l"alimentation des lapins (fre)
maertens, l.; groote, g. de. - in: rev. agric.. - bruxelles 40(1987)5. - s. 1185 - 1203 : 7 abb., 6 tab., 56 lit., zus. in engl., franz.. - b14=z 942
**ernaehrung : einige spezifische charakteristika der ernaehrung von kaninchen**
60.45.36.05.07.; 60.10.15.10.15.05.07.; 60.45.05.10.07.06.05.
*kaninchen; verdauung; wachstum; laktation; pellet; energiebedarf;*
anhand einer lit.-uebersicht werden die besonderheiten des verdauungssystems (mikrobielle verdauung, caecotrophie, selektive funktion des colon proximal) besprochen. aus dem wachstums- und laktationsverlauf sowie der milchzusammensetzung von haesinnen werden bedarfswerte fuer verschiedene leistungsrichtungen abgeleitet. die beziehungen zwischen futteraufnahme und verd. energie der kaninchenrationen werden bes. hervorgehoben. fuer die prakt. fuetterung werden ernaehrungsschemata dargestellt. die pelletierung (pellet-dmr. 5 mm) kompletter rationen fuer wachsende kaninchen und haesinnen unter beruecksichtigung eines feingutanteiles unter 3 % wird empfohlen. - j. stein.

**t811 - 0650** alimentation : estimation de la teneur en energie des aliments pour lapins (fre)
maertens, l.; moermans, r.; groote, g. de. - in: rev. agric.. - bruxelles 40(1987)5. - s. 1205 - 1216 : 1 abb., 3 tab., 29 lit., zus. in engl., franz.. - b14=z 942
**ernaehrung : ermittlung des energiegehaltes der kaninchennahrung**
60.45.36.05.07.; 60.10.15.10.15.05.07.; 60.45.05.10.03.01.
*kaninchen; fuetterung; ration; energiebedarf; naehrwert; verdaulichkeit;*
nach der darst. von moeglichkeiten der berechnung der verd. energie (ve) einer ration aus den verdaul. naehrstoffen derselben mittels multipler linearer regressionsgleichungen wird eine ve-gehaltsermittlung fuer rationen mit bekannter rezeptur anhand einer tab. empfohlen, die die verdaulichkeit und den ve-gehalt von 40 futtermitteln enthaelt. die genauigkeit dieser methode haengt von der qualitaetseinschaetzung der rohstoffe und von moegl. wechselbeziehungen der futtermittel ab. als praktisch bedeutend gilt folg. regressionsgleichung, basierend auf naehrstoffgehaltsermittlungen in g/kg: ve (kj/kg)= -18017,10 rp+12,01 rfe+5,59 nfe. - j. stein.

## 60.45.37. pferdeproduktion

**t811 - 0651** use, production and breeding of draught horses : a case-study (eng)
sasimowski, e. - in: world animal rev.. - rome (1987)63. - s. 31 - 39 : 13 abb., 3 tab. - arb.st:inst. animal breed. and prod. technol. agri. acad., ul. akademicka, lublin, poland. - b14=zb 3875
**nutzung, produktion und zucht von zugpferden**
60.45.37.01.; 60.45.37.10.08.
*pferd; vergleich; rasse; klima; anpassung; +zugpferd;*
vf. stellt die vorteile des pferdes gegenueber dem einsatz des rindes und des traktors bei zugarbeiten gegenueber. dabei werden bes. die geringeren arbeitskosten, keine umweltverschmutzung durch abgase, keine beschaedigung der bodenstruktur gegenueber dem traktor aufgefuehrt. physiol. und psych. maengel sowie schlechte zaehne sollten als negative, ein guter koerperbau, wie tiefe brust, kurze beine und eine ausreichende bemuskelung, sollten als positive auswahlkriterien dienen. der beste typ fuer zugpferde ist das halbblut aus kaltblutkreuzung bei einer lm von 550...650 kg und einer widerristhoehe von 149...158 cm. vor- und nachteile einzelner rassen und kreuzungen fuer den zug und ihre anpassung an das klima werden beschrieben. - u. ahrens.

**t811 - 0652** narashhivat" proizvodstvo (rus)
kurmanbaev, a. - in: sel"skoe khoz. kazakhstanaa. - alma-ata (1987)12. - s. 8 : 1 abb. - arb.st:opytnaja stancija gur"jevskaja. - b14=zb 389
**das anwachsen der produktion von pferdefleisch**
60.45.37.10.; 60.45.37.10.05.; 60.45.37.10.08.
*pferd; tierhaltung; weide; schaf; kreuzung; rasse;*
die oekon. effektivitaet der pferdefleischproduktion und die entwicklung der herdenhaltung der pferde unter den bedingungen der wuesten und halbwuesten wird bestimmt durch die niedrigeren aufwaende fuer die haltung der tiere i. vgl. zu anderen tierarten. zweckmaessig ist die haltung von 100...120 pferden je 1000 schafe. dabei erhoeht sich die effektivitaet der weidenutzung um 15...20 % i. vgl. zur alleinigen schafhaltung. gute ergebnisse bringt die gebrauchs- und verdraengungskreuzung bodenstaend. pferde mit den rassen jabe- und kuschumpferd fuer die verbesserung der zucht- und leistungseigenschaften bei erhaltung der anpassungsfaehigkeit an die ganzjaehr. weidehaltung. - k. witt.

**t811 - 0653 beitraege zur vererbung der abzeichen bei pferden : 4. mitt. arbeitshypothese zur deutung der zusammenhaenge zwischen farb- und abzeichenvererbung**
brandsch, heinz; gerber, jutta. - in: arch. tierzucht. - berlin 31(1988)4. - s. 385 - 390 : 1 tab., zus. in russ., engl. - nach zus.. - b14=za 2286
60.45.37.10.03.
*pferd; vererbung; fell; farbe; genetik; +abzeichen; +locus;*
auch 100 jahre nach g. mendels entdeckungen ist der vererbungsmodus der abzeichen ungeklaert. vff. vergleichen die auffassungen der dt. hippologen walther und munckel mit eigenen beobachtungen bei vollblutpferden und schlagen einen tetrafaktoriellen erbgang als erklaerung vor. 2 loci werden fuer die abzeichen (kopf/fuss) selbst verantwortlich gemacht, deren phaenotyp. auspraegung aber durch die beiden farbloci (nach walther b/b und c/c) beeinflusst wird. neben dem ergebnis werden auch die statist. beobachtungen tabellarisch vorgestellt, um den nachweis zu fuehren, gegenteil. auffassungen herauszufordern und die noch ausstehende einordnung in die angelsaechs. lehrmeinungen zu ermoeglichen.

**t811 - 0654** voprosy persperktivnogo razvitija konevodstva (rus)
parfenov, v. - in: konevodstvo i konnyjj sport. - moskva (1988)1. - s. 8 - 10 - arb.st:lehrst. pferdezucht tscha. - b14=z 597
**fragen der perspektivischen entwicklung der pferdezucht**
60.45.37.10.05.
*perspektivplanung; zuechtung; pferd; konzentration; spezialbetrieb;*
ausgangspunkt fuer den artikel ist eine notwend. breitere basis der pferdehaltung im rahmen des agrarindustriekomplexes. grundlage dafuer kann abernur eine umfangreichere nutzung der arbeitsleistung der pferde sein. die qualitaet und der zuechter. einfluss der zuchthengste ist gegenwaertig nicht ausreichend. die bedeutung der rennbahnen fuer die breite pferdezucht ist zu einseitig. eine hoehere konz. von pferden in einzelnen betrieben kann zucht und organisation der pferdehaltung unterstuetzen. dazu sollte das vertragssystem ausgebaut werden. pruefergebnisse der arbeitsleistung von pferden sollten nicht nur fuer die zuechtung, sondern auch fuer die preisbildung genutzt werden. damit erhalten bonituren eine hoehere wertschaetzung. - h. hoge.

**t811 - 0655** o sovershenstvovanii polukrovnykh porod (rus)
dorofeed, v.; dorofeeva, n. - in: konevodstvo i konnyjj sport. - moskva (1988)1. - s. 12 - 14 : 1 tab.. - b14=z 597
**ueber die vervollkommnung halbbluetiger rassen**
60.45.37.10.05.
*zuechtung; pferd; rasse; +halbblut;*
die dargelegten materialien und analysen zur abstammung hervorragender sportpferde zeigen, wie gross die rolle reiner rassen bei der vervollkommnung der sportl. qualitaeten halbblut-reitrassen ist. typisch ist, dass ein positiver effekt bei der nutzung bestimmter

zuchthengste nicht nur in der brd, sondern auch in anderen eur. laendern und den usa erreicht worden ist. pferdezuchtbetriebe dieser laender erkannten die fuer den sport aeusserst perspektivreichen linien und nutzten sie auf breiter basis. dieser faktor sollte auch von den sowjet. zuechtern bei der zucht von trakehnern, hannoveranern und holsteinern sowie ukrain. rassengruppen beruecksichtigt werden. - h. hoge.

**t811 - 0656** napravlennoe kormlenie zherebcov-proizvoditelejj (rus)
ugadchikov, s.; fomina, e.; moslovov, n. - in: konevodstvo i konnyjj sport. - moskva (1988)1. - s. 10 - 11 : 2 tab. - arb.st:wnii pferdezucht. - b14=z 597
**gerichtete fuetterung von zuchthengsten**
**60.45.37.10.07.; 60.45.05.05.03.01.02.02.; 60.45.37.10.04.**
*hengst; sperma; qualitaet; fruchtbarkeit; rezeptur; mischfutter;*
im hinblick auf eine gutespermaqualitaet und befruchtungsleistung wurde die rezeptur fuer ein spezielles mischfutter fuer zuchthengste erarbeitet, das qualitativ hochwert. protein mit den entspr. essentiellen und nicht essentiellen aminosaeuren beinhaltet und ein vit.-mineralstoffgemisch einschliesst. die materialien einer 2jaehr. produktionsaprobation der rezeptur erlauben es, sie auf grund des besseren fruchtbarkeitsergebnisse bei den stuten fuer die breite einfuehrung in die fuetterungspraxis zu empfehlen. diese verfuetterung an die zuchthengste sollte 1 mon. vor dem decken beginnen und ueber die ges. deckperiode fortgefuehrt werden. - h. hoge.

**t811 - 0657** nutritional management of horses competing in 160 km races (eng)
ralston, sarah l. - in: cornell veterinarian. - ithaca, n. y. 78(1988)1. - s. 53 - 61 : 2 tab., 15 lit. - arb.st:fort collins, colorado state univ., coll. veter. med. and biomed. sci., dep. clin. sci.. - b14=z 227
**ernaehrungsregime von pferden im rennwettbewerb ueber 160 km distanz**
**60.45.37.10.07.; 60.45.37.10.06.**
*pferd; fuetterung; leistung; trockensubstanz; energie;*
es wurde einblick genommen in das ernaehrungsregime und die trainingsplaene von 54 pferden, die in zwei 160-km-ausdauerrennen konkurrierten. verglichen wurden die rationen und das training zwischen den pferden, die erfolgreich das rennen ab schlossen, und denen, die aus stoffwechselgruenden ausschieden. pferde, die das rennen abschlossen, waren 11,5 +- 4 jahre alt, wogen 429 +- 4,5 kg und wurden im training 61 +- 32 km eine woche geritten. ihre heuaufnahme in ts betrug ca. 3 % der lm minus kg ts von getreidefutter. taeglich wurden 12,3 +- 2,3 kg futter gefuettert, bestehend aus 2,3 kg heu und 2,3 +- 1,4 kg getreide. die ration enthielt 60 +- 5 % verdaul. gesamtnaehrstoffe, 12 +- 2 % rohprotein, 27 +- 4 % rohfaser, 0,72 +- 0,4 % ca und 0,29 +- 0,06 % p. - k. pilz.

**t811 - 0658** substituicao da espiga de milho desintegrada com pahla e sabugo pela mandioca integral seca na alimentacao de equinos (spa)
manzano, airton; novaes, nelson jose; esteves, sergio novita. - in: rev. soc. brasileira zootechn.. - vicosa 16(1987)3. - s. 275 - 283 : 7 tab., 31 lit., zus. in engl.. - b14=za 5779
**der ersatz von getreidemehl durch sonnengetrocknetes maniokmehl in der pferdefuetterung**
**60.45.37.10.07.; 60.45.05.10.07.01.05.; 60.10.15.10.15.05.04.**
*fohlen; aufzuchtfuttermittel; getreide; austauschstoff; maniok; wachstum;*
es sollte untersucht werden, ob ein teilweiser oder voller ersatz von getreidemehl durch sonnengetrocknetes maniokmehl (wurzeln oberird. teile) in der fuetterung von araberfohlen moeglich ist. 21 fohlen wurden mit unterschiedl. rationsanteilen gefuettert, die taegl. lm-zunahmen, durchschnittl. tagesaufnahmen, die verdaulichkeit, der energiegehalt u. a. wurden ermittelt. es wird geschlussfolgert, dass getreidemehl in konzentrat-rationen fuer die pferdeaufzucht durch maniokmehl ersetzt werden kann. - r. friedrich.

## 60.45.38. bienenwirtschaft

**t811 - 0659** laboratorne testovanie zhromazdovania zasob a vysiva v larvalnom studiu

vcely (apis mellifera) (sze)
kepena, ladislav. - in: pol"nohospodarstvo. - bratislava 33(1987)5. - s. 476 - 480 : 1 tab., 12 lit., zus. in russ., engl. - nach slow. zus., engl. zus.. - b14=za 320
**laboruntersuchungen zur vorratswirtschaft und ernaehrung bei bienen im larvenstadium (apis mellifera)**
**60.45.38.05.01.; 60.45.38.05.09.**
*biene; larve; ernaehrung; reserven; tierversuch; hunger;*
vf. untersuchte unter laborbedingungen die faehigkeit der bienen zur vorratswirtschaft. gruppen von bienen, die am 5. tag des larvenstadiums 8 h gehungert hatten, speicherten im laborversuch 1/5 der in der kontrollgruppe mit ungestoerter ernaehrung gespeicherten nahrungsmenge.

**t811 - 0660** insemination instrumentale des reines d"abeilles (fre)
guth, jos. - in: abeille france et apicult.. - paris (1987)12. - s. 573 - 579. - b2096
**technische besamung der bienenkoeniginnen**
**60.45.38.05.04.**
*kuenstliche besamung; zuchtmaterial; genetik; selektion; kosten; weiterbildung;*
die kb ermoeglicht die erhaltung und verbesserung der rasse bzw. linie. gutes genet. material haengt von der aufzucht und der kontinuierlichen paarung im rahmen des selektionsprogrammes ab. techn. investionen fuer die kb sind nur fuer zuchtmaterial guter qualitaet gerechtfertigt. die kb kann jeder imker bei einem guten praktiker oder auf einem lehrgang erlernen. - a. frank.

**t811 - 0661 die spermiendichte als kriterium fuer die beurteilung von drohnenmaterial**
schley, p.; doerr, e.; gauly, m. - in: biene. - giessen 1248(1987)11. s. 540 - 542. - b14=za 5968
**60.45.38.05.04.; 60.45.05.05.03.01.02.02.**
*drohn; sperma; konzentration; aktivitaet; morphologie; masse; ejakulat;*
bei der kb von nutztieren wird nur sperma bester qualitaet eingesetzt. guete merkmale sind u.a. spermienkonz., -beweglichkeit und -morphologie. eine pruefung von drohnensperma ergab, dass hinsichtlich der anzahl der spermien je myl ejakulat grosse unterschiede bestehen. die auszaehlung erfolgte in einer blutzaehlkammer nach fuchs-rosenthal. die spermienanzahl schwankte zwischen 0,91 und 6,21 mill. spermien (mittel 2,74 mill.). sie ist bedeutend niedriger als bisher in der lit. angegeben. da meist nur 30 % der spermamenge in die spermatheka einwandert, wirkt sich eine geringe spermienanzahl negativ auf die legeleistung der weisel aus. der qualitaet der drohnen sollte daher mehr aufmerksamkeit gewidmet werden. - l. gerlt-seifert.

**t811 - 0662** kachestvo pchelinojj sem"i (rus)
koptev, v. s. - in: pchelovodstvo. - moskva (1988)1. - s. 10 - 12 : 1 tab.. - b14=z 512
**die qualitaet des bienenvolkes**
**60.45.38.05.10.; 60.45.38.05.04.**
*bienenvolk; leistung; bestaeubung; honig; weisel; qualitaet;*
mit steigender individuenzahl des volkes nimmt die bestaeubungs- und honigleistung zu. das verstaerken schwacher voelker oder ihre vereinigung fuehrt jedoch nicht zu ihrer qualitativen verbesserung, senkt vielmehr die leistung der geschroepften voelker. die qualitaet des volkes wird durch wenige merkmale bestimmt, wie legeleistung der weisel, anzahl und arbeitsleistung der arbeiterinnen, schwarm- und stechverhalten, winterfestigkeit, resistenz gegen krankheiten. bezueglich der legeleistung der weiseln, die genetisch fixiert ist, bestehen erhebl. unterschiede. eine verbesserung der weiselqualitaet ist nur durch rigoroses ausmerzen der unbefriedigenden weiseln moeglich. - h. henschel.

**t811 - 0663** the effeca of continuous pollen trapping on sealed brood, honey produktion and gross income in northern alberta (eng)
nelson, donald l., denis mckenna and elmer zumwalt. - in: amer. bee j.. - hamilton, ill. 127(1987)9. - s. 648 - 650 : 1 abb., 2 tab., 14 lit. - arb.st:agric. canada, res. stat. beaverlodge, alberta, canada. - b14, b2096
**die wirkung fortlaufenden pollenabfangens auf die verdeckelte brut, die honigproduktion und das bruttoeinkommen in nordalberta**

60.45.38.05.11.
*pollen; honig; brut; leistung; effektivitaet; tierversuch;*
in den ersten aprilhaelften 1983/85 wurden je 20 bienenpakete (0,9 kg) in beuten geschlagen, die zur haelfte anfang juni pollenfallen untergesetzt bekamen. sie wurden erst nach trachtschluss ende aug. entfernt. die menge der verdeckelten brut war nur 1984 gesichert niedriger bei den versuchsvoelkern, in den uebrigen jahren gleich. die honigproduktion der versuchsvoelker war um 20 % niedriger als die der kontrollvoelker. es wurden im durchschnitt 9,4 kg pollen je volk gewonnen. die gesamteinnahmen lagen trotz geringerer honigproduktion bei den voelkern mit pollenfalle um 21 % ueber denen der kontrollvoelker. - h. kettner.

**t811 - 0664 35 jahre erfahrungen mit der melezitose**
tropper, wl. alois. - in: bienenvater. - wien 108(1987)10. - s. 370 - 372. - b14=za 1054
60.45.38.05.11.; 60.45.38.05.14.; 60.50.25.01.
*waldtracht; honigtau; melezitose; honig; wabe; nosematose;*
das grossaufkommen an festem honig ist das problem vieler waldtrachtimker. vf. hatte 1983 beim waagstock 104 kg zunahme, erntete jedoch nur 30 kg honig je volk. er fand es am besten, die waben mit dem festen honig im freien von den bienen ausfressen zu lassen. waehrend starker honigtautracht werden sehr viele reservewaben benoetigt, damit das brutnest durch die tracht nicht zu sehr eingeengt wird. nach einer tracht mit uebermaessig hohem melezitoseanteil kommt es im kommenden fruehjahr zu starken voelkerverlusten durch nosematose. melezitose ist ein trisaccharid, bestehend aus 2 teilen traubenzucker und 1 teil fruchtzucker. sie kann zwischen 6...30 % in honigtauhonigen vorkommen. - h. kettner.

**t811 - 0665 35 jahre erfahrungen mit der melezitose**
tropper, wl. alois. - in: bienenvater. - wien 108(1987)11. - s. 402 - 407. - b14=za 1054
60.45.38.05.11.; 60.45.38.05.09.; 60.45.38.05.12.
*honigtau; honig; melezitose; fuetterung; wabe; absperrgitter;*
melezitose (m) bildet in dunklen honigtauhonigen einen gelblich-grauen satz, der nur durch umfuellen und trennen aus den honigglaesern entfernt werden kann. nach fossel enthaelt der honigtau von cinara costata 30 %, der von cinara pectinatae 6 %. die verfuetterung festen honigs an die bienen in loesung bringt wenig erfolg. bei tracht sollten die absperrgitter entfernt werden. 10...12 l zuckerloesung 1 : 1 sollten spaet zur fuellung des leeren raumes zwischen brutnest und m-honig als winterfutter eingefuettert werden. die gewinnung des m-honigs als scheibenhonig auf jungfernbau ist moeglich. als stampfhonig ist er ein ausgezeichnetes fruehjahrsreizmittel. zum ausleckenlassen der waben muessen sie vorher entdeckelt und befeuchtet werden. - h. kettner.

**t811 - 0666** electrophoresis of honey: characterization of trace proteins from a complex biological matrix by silver staining (eng)
marshall, thomas; williams, katherine m. - in: analyt. biochem.. - new york 167(1987)2. - s. 301 - 303 : 2 abb., 16 lit. - arb.st:coleraine bt52 1sa, northern ireland, univ. ulster, bio. dep.. - b14=za 5471
**elektrophorese von honig: charakterisierung von spurenproteinen aus einer komplexen biologischen form durch silberfaerbung**
60.45.38.05.11.; 60.10.25.70.10.; 60.10.25.05.10.
*honig; elektrophorese; nachweis; protein;*
die proteine unkonzentrierten honigs wurden nach aufloseung in h2o und denaturierung einer na-dodecylsulfat-polyacrylamidgelelektrophorese bzw. hochaufloesungs-2dimensionalen elektrophorese unterworfen. der nachweis der banden erfolgte mit dem methylamin-inkorporierenden silberfarbstoff. es wurden durchweg 19 proteinbanden in einer anzahl verschiedener australischer honigsorten nachgewiesen. die 2dimensionale elektrophorese ergab zwar nur eine geringere aufloesung. sie erwies sich jedoch als nuetzlich fuer eine weitere charakterisierung der hauptproteinbestandteile. die proteinmuster wurden durch zentrifugation der proben vor der praeparation fuer die elektrophorese nicht beeinflusst. - i. schroeder.

**t811 - 0667 beobachtung und vorhersage der waldtracht**
liebig, gerhard. - in: bienenpflege. - stuttgart (1987)11. - s. 295 - 299. - b14=za 1052
**60.45.38.05.12.**
*waldtracht; honigtau; prognose;*
vf. begruendet ursachen fuer fehleinschaetzungen der trachtsituation bei der waldtracht. es besteht die notwendigkeit zur beobachtung der honigtauerzeuger, zur feststellung ihres besatzes und zur trachtprognose. die waldtrachtbeobachtung sollte auf vereinsebene organisiert werden. - h. kettner.

**t811 - 0668 die tannentracht 1987 : vorhersage und verlauf**
liebig, gerhard. - in: bienenpflege. - stuttgart (1987)12. - s. 327 - 329 : 1 abb., 2 tab.. - b14=za 1052
**60.45.38.05.12.**
*waldtracht; honigtau; prognose; lachnidae; witterung; standort; tanne;*
mit multiplen korrelationsanalysen wurde versucht, in den jahren 1977/87 zusammenhaenge zwischen dem lachnidenbesatz an der tanne und witterungs- sowie standortfaktoren zu finden. dabei ergaben sich unterschiede. an den einzelnen standorten. im allg. fuehrte warmes und feuchtes okt.- und nov.-wetter sowie kuehles maiwetter im folg. sommer zu einem ueberdurchschnittl. lachnidenbesatz. in hoehenlagen spielte auch die anzahl der stammuetter eine rolle. es wird versucht, prognosen fuer die tannentracht zu erstellen. - h. kettner.

**t811 - 0669** incidence d"un traitement phytosanitaire (klartan) en pleine floraison sur varroa jacobsoni (fre)
borneck, r.; merle, b.; torre crossa, j.-p. - in: abeille france et apicult.. - paris (1987)10. - s. 458. - b2096
**die auswirkung der behandlung von bluehenden mandelbaeumen mit dem pflanzenschutzmittel klartan auf varroa jacobsoni**
**60.45.38.05.14.; 60.50.25.04.05.05.; 60.45.38.05.12.**
*varroa-milbe; akarizid; sterblichkeit; infektion;*
bienenvoelker, die stark von varroamilben befallen waren, wurden unter bluehende mandelbaeume gestellt, die mit klartan behandelt wurden. in den ersten 2 d nach der behandlung war eine erhoehte sterberate der varroamilben festzustellen, nach viel regen am folg. tag sank sie wieder auf normal. die sammelbienen trugen den mit klartan vergifteten pollen ein, der sich auch auf die anderen bienen uebertrug und das absterben der varroamilben bewirkte. damit ist die indirekte akarizide wirkung einiger pflanzenschutzmittel bewiesen. - a. frank.

**t811 - 0670** ikonomicheski efekt of prilozhenieto na kompleksnata programa za borba s varoatozata (bul)
kirilov, nasko; stankov, vladimir; georgiev, ivan. - in: veter.-med. nauki. - sofija 24(1987)9. - s. 89 - 94 : 1 tab., 6 lit., zus. in russ., engl.. - b14=za 4614
**der oekonomische nutzen der anwendung eines komplexprogrammes zur bekaempfung der varroatose**
**60.45.38.05.14.; 60.50.25.04.05.05.; 60.01.40.05.10.13.**
*varroatose; bekaempfung; kosten; honig; analyse; tabelle;*
die bekaempfung der varroatose umfasst ein system veter.-med. massnahmen. der oekon. nutzen wird anhand einer formel berechnet und die oekon. ergebnisse (hauptsaechlich honigproduktion) einer periode, in der keine bekaempfung vorgenommen wurde, mit den ergebnissen einer periode verglichen, in der das bekaempfungsprogramm angewandt wurde. mit einbezogen in diesen vergleich wurden die durch die bekaempfung entstandenen kosten, hauptsaechlich fuer medikamente. die ergebnisse sind tabellarisch zusammengestellt. - h. henschel.

**t811 - 0671** comparative toxicity of microencapsulated methyl parathion and emulsifiable concentrate methyl parathion to honey bees (apis mellifera l.) (eng)

mclaren, david a., den p. oldroyd and russel d. goodman. - in: amer. bee j.. - hamilton, ill. 127(1987)10. - s. 718 - 720 : 3 abb., 1 tab., 19 lit. - arb.st:plant res. inst., dep. agric. rural affairs, burnley, victoria, australia. - b14, b 2096
**vergleichende giftigkeit mikrobisch eingekapselten methylparathions und methylparathions als emulsionskonzentrat gegenueber honigbienen (apis mellifica l.)**
**60.45.38.05.14.**
*schadstoff; insektizid; applikation; sterblichkeit; tierversuch;*
in ca. 13 cm2 grosse kaefige mit plasteboden wurden 6-waben-ableger gebracht und die bienen in petrischalen, deren pvc-deckel mit 9 mm loechern versehen waren, mit pollen gefuettert. beide applikationsformen des insektizids wurden ueber die aus den kaefigen herausgenommenen pvc-deckel versprueht und diese dann abends wieder auf die petrischalen gelegt. es wurden bedeutend mehr bienen in den kaefigen getoetet, in denen das mikrobisch eingekapselte gift angewendet wurde. einen tag spaeter gab es keine gesicherten unterschiede mehr in der mortalitaet zwischen den bienen in den kaefigen, in denen das emulsionskonzentrat ausgebracht worden war und der unbehandelten kontrollgruppe. die meisten bienen starben in den beuten. - h. kettner.

**t811 - 0672 ursachenermittlung von bienenvoelkerverlusten**
holznagel, renate. - in: garten u. kleintierzucht, ausg. c. - berlin 27(1988)6. - s. 8 : 1 abb.. - b14=zb 2893
**60.45.38.05.14.; 60.50.25.04.05.05.**
*bienenvolk; verlust; analyse;*

## 60.45.40. andere zweige der tierproduktion (einschl. versuchstier)

**t811 - 0673 dam-wildhaltung mit zukunft? aufgaben in der landschaftspflege und restgruenlandverwertung**
... - in: dlg-mitteilung. - frankfurt/m. 102(1987)15. - s. 806 - 807 : 1 abb., 1 tab.. - b14=z 724
**60.45.40.; 60.75.05.15.**
*tierproduktion; tierhaltung; wildtier; landschaftspflege;*
durch einschraenkung der milchproduktion werden gruenland, altgebaeude und arbeitskraft in der brd frei, wodurch sich als eine der moeglichkeiten die haltung von damwild zur kontrollierten erzeugung von wildfleisch anbietet. z.z. halten 2000 betriebe auf 5000 h 37 000 tiere. vf. gibt die wichtigsten kennzahlen fuer die haltung an, u.a. optimaler besatz 6...8 tiere plus nachzucht/ha, zuchtperiode ab okt. bis jan., 1 hirsch je 20 alttiere, zuchtreife fruehestens mit 3 jahren, setzzeit anfang juni mit -rate bei 90 %. bis zum absetzen werden vom gruenland plus muttermilch 150...200 g tageszunahme erreicht. im winter wird nur der erhaltungsbedarf der tiere gedeckt. getoetet wird per schuss. vf. haelt es moeglich, im jahr 2000 1,6 mill. tiere auf 160 000 ha zu halten. - r. friedrich.

## 60.50.10. physiologie und pathologie der fortpflanzung

**t811 - 0674 biotechnologische entwicklungsperspektiven in der tierproduktion**
smidt, d. - in: wiener tieraeztl. monatsschr.. - wien 75(1988)1. - s. 2 - 6, 8 - 10 : 33 lit., zus. in engl.. - b14=z 823
**60.50.10.25.; 60.45.05.**
*biotechnik; forschung; embryonentransplantation;*
es wird ein ueberblick ueber praxis und forschung der kontrollierten sowie manipultierten biotechnik gegeben. genannt werden die traechtigkeitskontrolle (ultraschall, progesterontest, erforscht werden ein vor-ort-soforttest, der forschungskomplex frueher traechtigkeitsfaktor= epf, rosetten-inhibitions-test zum nachweis von epf), nuklearmagnet.
resonanz-computer-tomographie(nmr-ct) bzw. die roentgen-ct, kontroll- und ueberwachungssysteme in herden unter anwendung der mikroelektronik, embryo-transfer (et). es wird zu et hingewiesen auf multiple ovulation-et, nukleuszuechtung, genkonservierung, weiterhin auf et-assoziierte techniken (klonen, tiefgefrieren, embryoteilung u.ae.) sowie auf den

gen-transfer. - a. lauterbach.

**t811 - 0675** dostizhenija biologicheskojj nauki - na sluzhbu zhivotnovodstva (rus)
amarbaev, a.-sh. m. - in: vestnik sel"skokhoz. nauki. - alma-ata (1988)1. - s. 3 - 7 : 6 lit. - arb.st:institut experimental"noj biologii an kazssr. - b14=zb 3265
**ergebnisse der biologischen wissenschaft - zum wohle der tierzucht**
60.50.10.25.; 60.45.05.05.
*tierproduktion; wissenschaft; tierhygiene; endokrinologie; fruchtbarkeit;*
mit erhoehung des niveaus der veterinaeren kontrolle und der breiten anwendung der kb werden reproduktionsverluste durch infektionskrankheiten bedeutend verringert. die physiol. und endokrinol. kontrolle im reproduktionsprozess und seine regulierung sind wichtig. notwendig ist eine vollwertige und stabile futterbasis. die hormonelle stimulierung der fruchtbarkeit ist voraussetzung fuer die embryonentransplantation. diese ist eine zusaetzl. methode der genet. vervollkommnung, aber kein ersatz fuer die kb. der einsatz von bioregulatoren ist fuer die wiederherstellung des gestoerten endokrinen gleichgewichts effektiv. - k. witt.

**t811 - 0676** vozmozhnost" napravlennogo vozdejjstvija na formirovanie sootnoshenija polov potomstva mlekopitajushhikh (obzor) (rus)
maksimovskijj, l. f. - in: sel"skokhoz. biol.. - moskva (1988)1. - s. 10 - 19 : 1 abb., 39 lit., zus. in engl. - arb.st:novosibirsk, inst. citologii i genetiki so an sssr. - b14=zb 3390
**die moeglichkeit des lenkenden einflusses auf die formierung der geschlechtsverhaeltnisse der nachkommen von saeugetieren**
60.50.10.25.
*geschlechtsbeeinflussung; embryonentransplantation; leistung; zuchtziel; nutztier; tierproduktion;*
fuer die landwirtsch. praxis ist heute nur die methode der ausgewaehlten transplantation von keimen mit einem identifizierten geschlecht zugaenglich. in verbindung mit der methode der superovulation wird die embryonentransplantation schon in breitem masse in der zuechtung von hochleistungstieren angewendet. die identifizierung des geschlechtes der zu transplantierenden embryonen ist ein weiterer schritt in diesem prozess. aber wegen der notwendigkeit der individ. arbeit mit jedem spender- und empfaengertier, der hohen kosten dieser operation kann diese methode die natuerl. vermehrung in gebrauchsherden nicht ersetzen. einige methoden der isolierung der das geschlecht bestimmenden reihenfolgen werden diskutiert. - k. witt.

**t811 - 0677** new directions concerning research on reproduction, biology and biotechnics in cattle (eng)
otel, v.; constantinescu, d.; ilinca, n. - in: bull. acad. sci. agric. et forestieres. - bucarest (1986)15. - s. 211 - 217. - b14=za 5607
**neue richtungen der forschung ueber reproduktion, biologie und biotechnik beim rind**
60.50.10.25.; 60.45.10.10.04.
*rinderproduktion; reproduktion (tier); fortpflanzung; biotechnik; superovulation; embryonentransplantation;*
ausser auf die kb konzentrieren sich die untersuchungen auf die kontrolle der fortpflanzung und deren prophylaxe. es werden geeignete methoden der biotechnik zur intensivierung der fortpflanzung und zur vermeidung von schwergeburten, nachgeburtsverhaltungen u. a. puerperalen erkrankungen dargestellt. der einfluss des bullen auf schwergeburten, die behandlung von zyklusstoerungen mit modernen methoden, die verbesserung der nicht-chirurg. embryonengewinnung und die perfektionierung der superovulation beim embryonentransfer werden behandelt. die wiederverwendung von spenderkuehen im hinblick auf ovulationsrate und uebertragungstauglichkeit der embryonen ohne gefahr von ovarzysten wurde geprueft. - h. busse.

**t811 - 0678** superovulation of cows with pmsg: variation in plasma concentrations of progesterone, oestradiol, lh, cortisol, prolactin and pmsg and in number of preovulatory follicles (eng) bevers, m. m.; dielemann, s. j. - in: animal reprod. sci.. - amsterdam 15(1987)1/2. - s. 37 -52 : 3 abb., 2 tab., 31 lit. - arb.st:klinik veterinaer-geburtshilfe, kuenstl. besamung u. reproduktion, veterinaer-fak., staats-univ. utrecht/ndld.. - b14=za 6016

**superovulation von kuehen mit pmsg: variation in den plasmakonzentrationen von progesteron, oestradiol, lh, cortisol, prolaction und pmsg und anzahl von praeovulatorischen follikeln**

**60.50.10.25.; 60.45.10.10.04.06.; 60.50.10.20.02.20.**

*superovulation; kuh; prostaglandin; lh; follikel;*

42 normalzykl. faersen wurden am 10. zyklustag mit 2500 i.e. pmsg und am 12. mit 2 ml prostaglandin (pg) behandelt. bei 10 faersen erfolgte bis 10 d nach ausloesung der superovulation die bestimmung der progesteron-, estradiol-, lh-, prolactin-, cortisol- und pmsg-gehalte. bei 16,7 % der faersen wurde keine lh-ausschuettung (lh-a) festgestellt. dieses ausbleiben der lh-a nach superovulation schien nicht begruendet zu sein durch signifikant unterschiedl. gehalte von cortisol. prolactin und pmsg i. vgl. zu denen von kuehen, die mit einer lh-a reagierten. das mittlere intervall zwischen pg-injektion und max. der lh-a betrug 43,9+1,5 h. es war mit r= 0,483 negativ korreliert mit der anzahl praeovulator. follikel. - k. pilz.

**t811 - 0679** superovuljacija u vysokoproduktivnykh korov pri obrabotke gormonom fsg (rus)

kuchukhidze, m. n. - in: zhivotnovodstva. - moskva (1987)12. - s. 48 : 1 tab.. - b14=z 418

**superovulation der hochleistungskuehe bei behandlung mit dem hormon fsh**

**60.50.10.25.; 60.45.05.05.03.**

*superovulation; hochleistung; biotechnik; fsh; prostaglandin; embryo;*

zur superovulation wurde das follikelstimulierende hormon der hypophyse ueber 5 d in einer menge von 5 mg morgens und abends mit einem intervall von 12 h eingesetzt, angefangen am 8. tag des oestrus. am 4. tag erhielten die tiere prostaglandin. sie rinderten nach 48 h. die embryonen wurden am 7. tag nach der besamung unblutig entnommen. versuche zeigten, dass eine 3malige hormonbehandlung keinen negativen einfluss auf die superovulation und anzahl der erhaltenen embryonen zeigte. die anzahl unbefruchteter eizellen erhoehte sich jedoch. demzufolge wird eine 2malige behandlung der donoren empfohlen. - h. hoge.

**t811 - 0680** introduction of bulls induces return of cyclic ovarian function in post-partum beef cows (eng)

scott, i. c.; montgomery, g. w. - in: new zealand j. agric. res.. - wellington 30(1987)2. s. 189 - 194 : 2 abb., 1 tab., 23 lit. - arb.st:new zealand, mosgiel, invermay agric. centre. - b14=z 465

**der einfluss von bullen auf die rueckkehr der zyklischen ovarfunktion bei fleischrindkuehen post partum**

**60.50.10.25.; 60.45.10.10.04.01.; 60.45.10.10.04.03.**

*bulle; fleischrind; kuh; brunststimulation; progesteron; anpaarung; + vasektomie;*

es wurden 2 gruppen von angus- und friesian x angus-kuehen von 82 (versuch) bzw. 83 (kontrolle) tieren gebildet. die versuchstiere hatten 21 d vor dem deckakt mit vasektomierten bullen kontakt. die fruehe kontaktbehandlung hatte keinen signifikanten einfluss auf die koerpermasse der tiere. der anteil der kuehe mit erhoehter plasmaprogesteronkonz. war bei den versuchstieren signifikant hoeher als in der kontrollgruppe. die differenz von 4 d im intervall vom abkalben bis zum oestrus (versuch 69 d, kontrolle 73 d) war nicht signifikant, desgleichen die zwischen den abkalbedaten als nicht praxisrelevant eingeschaetzt. - r. thiele.

**t811 - 0681** the involvement of progesterone and luteinizing hormone in the termination of the post-ovulatory rise in plasma oestradiol-17beta concentration in cattle (eng)

abyawardene, s. a.; pope, g. s. - in: animal reprod. sci.. - amsterdam 15(1987)1/2. - s. 27 - 36 : 3 abb., 1 tab., 16 lit. - arb.st:nat. inst. milchwirtschaft, shinfield/gb, abt.. physiol., univ. pittburgs/usa. - b14=za 6016

**die verquickung von progesteron und luteinisierungshormon in der terminierung des post-ovulatorischen anstiegs der plasma-estradiol-17beta-konzentration bei rindern**

60.50.10.25.; 60.45.10.10.04.01.; 60.45.05.05.03.01.01.01.
*faerse; geschlechtszyklus; ovulation; progesteron; oestrogen; lh;*
exogenes progesteron zur aufrechterhaltung einer konz. im plasma von 2 ng/ml hemmt den prae- und post-ovulator. anstieg im plasma-estradiol-17beta. wenn dieser plasma-progesterongehalt 48 h nach der prae-ovulator. estradiol-17beta-gipfel-konz. geschaffen wurde, waren die lh-pulsfrequenz und lh-konz. innerhalb 24 h zum niedrigsten gehaltsmerkmal der lutealphasenmitte des zyklus gehemmt. bei faersen, die kein exogenes progesteron erhielten, wurde dieser niedrige lh-gehalt erstmals zum zeitpunkt des sinkens des plasma-estradiol-17beta von dessen post-ovulator. gipfel zum basalen gehalt und dem anstieg des plasma-progesteron auf 2 ng/ml festgestellt. - k. pilz.

**t811 - 0682** ispol"zovanie follikotropina dlja stimuljacii poliovuljacii u korov-donorov (rus)
ovchinnikov, a. v.; bukarov, n. g.; grafenau, p. - in: zhivotnovodstva. - moskva (1987)12. - s. 45 - 46 : 3 tab. - arb.st:forschungsinst. f. tierz. nitra, cssr. - b14=z 418
**nutzung von follikotropin fuer die stimulierung der polyovulation bei donorkuehen**
60.50.10.25.; 60.45.10.10.04.03.
*kuh; brunststimulation; superovulation; embryonentransplantation; wirkstoff; +donorkuh;*
1986/87 wurden untersuchungen zur vgl. bewertung der effektivitaet einer nutzung des hypophysenpraeparates follikotropin spofa (cssr) und des praeparates fsg-11 (usa) durchgefuehrt. die produktionaprobation des praeparates spofa zeigte, dass ein einsatz in dosen von 64...96 mg fuer die stimulierung der polyovulation bei donoren das erhalten von 4 und mehr geeigneten embryos garantiert. um die effektivitaet der transplantation zu verbessern und eine beschleunigte vermehrung hochwertiger genotypen zu sichern ist die einfuehrung der embryoteilung erforderlich. die hierbei erhaltenen monozygoten tiere sind von wiss. und prakt. interesse. - h. hoge.

**t811 - 0683** transplantacija ehmbrionov (rus)
gorbachev, a.; korshunov, p.; dobrynin, s. - in: ural"skie nivy. - sverdlovsk (1987)11. - s. 52 - 53 - arb.st:ural niischoza. - b14=zb 2966
**die embryonentransplantation**
60.50.10.25.; 60.45.10.10.04.02.; 60.45.10.10.08.
*embryonentransplantation; faerse; fuetterung; tierhaltung; milchleistung; lagerung; +donor; +rezipient;*
bei der transplantation von embryonen muss sorgfaeltig an die wahl der empfaengertiere herangegangen werden. es duerften keine faersen dafuer verwendet werden, die mehrmals umrindern und andere physiol. abweichungen aufweisen. die sorgfaeltige auswahl der spenderkuehe in verbindung mit einer strengeren kontrolle ihres physiol. zustandes, der fuetterung und halten ist notwendig. spenderkuehe muessen gut auf die follikelstimulierenden hormone reagieren. ihre milchleistung darf nicht unter 7000 kg bei 4 % fett liegen. das optimale alter der spenderkuehe betraegt 3...5 laktationen. ihre lm im alter von 16...18 mon. muss 370...400 kg betragen. die embryonenentnahme, kurzfristige lagerung derselben und transplantation werden erlaeutert. - k. witt.

**t811 - 0684** present status of embryo transfer in cattle (eng)
wagner, h.-g. r. - in: world animal rev.. - rome (1987)64. - s. 2 - 11 : 9 abb., 4 tab., 38 lit. - arb.st:kuenstl. besam. u. zuchtentwickl., tierprod. u. gesundheitsabt. fao rom. - b14=zb 3875
**gegenwaertiger stand des embryotransfers bei rindern**
60.50.10.25.; 60.45.10.10.04.01.; 60.45.10.10.05.02.
*embryonentransplantation; reproduktion (tier); auslesezuechtung; tiefgefrieren; qualitaet; rind;*
es wird ein ueberblick zum stand und den techniken des embryotransfers bei rindern (etr) vermittelt. im einzelnen werden die teilaufgaben selektion der donoren und rezipienten, superovulation, rueckgewinnung und qualitaetsbeurteilung von embryonen, transfer und tiefgefrierung gewertet. obwohl der etr nicht alle reproduktionsprobleme loesen kann, vermag er die forschung zu befaehigen, diesen problemen naeher zu kommen einschliesslich einer besseren kenntnis der physiologie. - k. pilz.

**t811 - 0685** poluchenie rannikh ehmbrionov krupnogo rogatogo skota in vitro (rus)
ehrnst, l. k.; khachaturov, e. n.; jarnykh, e. v. - in: sel"skokhoz. biol.. - moskva (1987)12. - s. 60 - 65 : 4 abb., 3 tab., zus. in engl.. - b14=zb 3390
**die gewinnung frueher embryonen von rindern "in vitro"**
60.50.10.25.; 60.45.10.10.05.02.
*rind; embryo; befruchtung; in vitro;*
ein wichtiger aspekt der gewinnung frueher rinderembryonen ausserhalb des organismus ist die dauer der kultivierung der oozyten bis zur befruchtung. die befruchtung "in vitro" reifender eizellen muss nicht dann durchgefuehrt werden, wenn das stadium der metaphase 2 (9...12 h nach kultivierungsbeginn), sondern zum spaeteren zeitpunkt (nach 25...26 h kultivierung), wenn das stadium der anaphase 2 der meiose bei etwa 40 % der eizellen erreicht ist. der zusatz von 2 % dimethylsulfoxid (dmso) zur naehrloesung hat einen guenstigen einfluss auf die kultivierung. bei fehlen von dmso wirkt der zusatz von insulin positiv. - k. witt.

**t811 - 0686** genetic change in a nucleus breeding dairy herd using embryo transfer (eng)
juga, j.; maeki-tanila, a. - in: acta agric. scand.. - stockholm 37(1987)4. - s. 511 - 519 : 7 tab., 12 lit. - arb.st:landwirtsch. forsch.-zentr., abt. tierzucht, joikoinen, finnland. - b14=z 178
**genetische veraenderung in einer milchrind-nukleusherde bei anwendung des embryotransfers**
60.50.10.25.; 60.45.10.10.05.02.; 60.45.10.10.06.02.
*milchrind; embryonentransplantation; auslesezuechtung; genetik; milchleistung; edva;*
mittels einer computersimulation wurde die genet. veraenderung bei selektion auf milchleistung in einer nukleusherde bei anwendung von polyovulation und embryotransfer (moet) untersucht. an einer kleinen herde bei 256 nachkommen je generation (3,7 jahre) wurde der effekt auf die genet. reaktion bei begrenzter populationsgroesse studiert. es wurden alternative systeme mit unterschiedl. anzahl an vaetern und anwendung der nachzuchtpruefung-information beruecksichtigt. die genet. reaktion in der simulierten milchleistung betrug 1,0...1,26 % je jahr fuer die differenzierten alternativsysteme. das war wesentlich niedriger als die theoret. im moet-schema vorhergesagte von 1,78...2,24 % je jahr. - k. pilz.

**t811 - 0687** treatment with progesterone affects follicular steroidogenesis in anoestrous ewes (eng)
hunter, m. g.; southee, j. a. - in: animal reprod. sci.. - amsterdam 14(1987)4. - s. 273 - 279 : 1 tab., 17 lit. - arb.st:afrc forsch.-gruppe hormone u. landwirtsch. nutztierreprod. univ. nottingham, landwirtsch.-schule sutton bonington/gr. brit.. - b14=za 6016
**behandlung mit progesteron beeinflusst die follikulaere steroidgenese bei anoestrischen mutterschafen**
60.50.10.25.; 60.45.15.10.01.04.03.
*romney-marsh-schaf; brunst; progesteron; follikel; reife; oestrogen;*
von 2 gr. zu je 6 romney-marsh-mutterschafen wurden 1 gr. (t) vor dem schlachten mit progesteron-implantaten behandelt. von beiden wurden die ovarien nach dem schlachten zurueckgewonnen und die reifungsmerkmale der follikel ueber 2 mm dmr. vergleichsweise ermittelt. follikel ueber 4 mm dmr. von t hatten eine signifikant reduzierte kapazitaet an sekretiertem estradiol aber eine erhoehte faehigkeit hcg zu binden, i. vgl. zur kontrollgruppe (k). es bestand ebenfalls ein unterschied in den beziehungen der follikelmerkmale beider gruppen einschliesslich einer signifikanten korrelation zwischen follikulaerem progesteron und hcg-bindung zum theca-gewebe in grossen follikeln von t, die bei k nicht vorhanden sind. - k. pilz.

**t811 - 0688** genetic basis of variation in reproductive performance : 1. ewe lambs treated with fluorogestone acetate and pmsg in a controlled environment (eng)
shrestha, j. n. b.; heaney, d. p. - in: animal reprod. sci.. - amsterdam 14(1987)4. - s. 281 - 291 : 3 tab., 31 lit. - arb.st:tierzuchtforsch. zentr. ottawa/kanada. - b14=za 6016
**genetische basis der variation in der fruchtbarkeitsleistung : 1. mitt. behandlung von**

**zibbenlaemmern mit fluorogeston-azetat und pmsg in einer kontrollierten umwelt**
**60.50.10.25.; 60.45.15.10.01.04.06.; 60.45.15.10.01.05.02.**
*fruchtbarkeit; brunstsynchronisation; pms; heritabilitaet; lamm; auslesezuechtung;*
es wurden aufzeichnungen ueber 2380 zibbenlaemmern von 432 vaetern 3 synthet. linien hinsichtlich fruchtbarkeitsmerkmalen (f) ausgewertet. in der heritabilitaet der f wurden insignifikante trends saisonaler unterschiede festgestellt. die h2-werte fuer fruchtbarkeit und mehrlingsgeburten von 0,22 und 0,13 bei mutterschafen, die nach zulassung bei synchronisation und brunstbeobachtung lammten, weisen darauf hin, dass ein geringer genet. fortschritt durch selektion auf diese merkmale erreicht wird. die indirekte selektion von zibbenlaemmern basierend auf alter und lm kann eine effektivere alternative zur direkten selektion auf genet. verbesserung sein. - k. pilz.

**t811 - 0689** transplantacija na embrioni pri ovce (bul)
ljuckanov, georgi. - in: zhivotnovudni nauki. - sofija 24(1987)9. - s. 31 - 34 : 2 tab., 6 lit., zus. in russ., engl.. - b14=za 4615
**embryonentransplantation bei schafen**
**60.50.10.25.; 60.45.15.10.01.04.03.; 60.45.15.10.01.04.07.**
*embryonentransplantation; schaf; brunst; medikament; traechtigkeit;*
an je 2 mutterschafen, die als donoren fuer embryonen vorgesehen waren, wurden zur superovulation die praeparate pregmagon und foligon im abstand von 10 und 11 d vom oestrus erprobt. die besten resultate brachte die behandlung mit 1500 i.e.foligon am 11. tag. die traechtigkeitsrate bei den rezipienten inkubierter embryonen lag bei 33 % und wird als sehr gut eingeschaetzt. die im zusammenhang mit den transplantationen durchgefuehrten operationen hatten kaum auswirkungen auf die nachfolg. zyklen und die befruchtung der donoren und der nach der transplantation nicht traechtigen mutterschafe. 6 operierte schafe (72 %) wurden nach besamung traechtig. - h.-g. thulke / grosspoesna.

**t811 - 0690 untersuchungen zum vollstaendigen ersatz des hcg durch eine einmalige injektion von gn-rh bei der ovulationsstimulation der jungsauen**
schlegel, werner; biedermann, gerlinde; baumann, martina. - in: arch. tierzucht. - berlin 31(1988)4. - s. 343 - 349 : zus. in russ., engl. - nach zus.. - b14=za 2286
**60.50.10.25.; 60.45.20.10.04.05.**
*jungsau; brunststimulation; injektion; gonadotropin; follikel;*
mit einem vollstaendigen ersatz des hcg durch gn-rh ist kein ausreichender synchronisationseffekt bei der ovulation fuer eine terminorientierte besamung von jungsauen zu erreichen. bei den geprueften varianten zwischen 600 und 1200 myg gn-rh blieb der anteil der ovulierten follikel z. t. erheblich unter dem geforderten mindestwert von 85,0 %, waehrend die vergleichvarianten mit 500 ie bzw. 300 ie hcg/300 myg gn-rh z. t. deutlich darueber lagen. auch eine veraenderung des injektionszeitpunktes gegenueber dem sonst ueblichen termin erbrachte keine verbesserung der ergebnisse. von den ueberprueften dosierungen erwies sich die von 750 myg gn-rh als rel. am besten.

**t811 - 0691** een bijzonder geval van embryotransplantatie bij een paard (dut)
moyaert, i.; oyaert, t.; spincemaille, j. - in: vlaams diergeneeskd. t.. - gent 56(1987)4. - s. 337 - 339 : 1 abb., 2 lit., zus. in engl. - nach engl. zus.. - b14=za 4358
**ein spezieller fall von embryotransfer bei einem pferd**
**60.50.10.25.; 60.45.37.10.04.**
*pferd; stute; traechtigkeit; embryonentransplantation;*
bei einer stute, die an durch beta-haemolyt. streptokokken verursachter metritis erkrankt war, wurde 8 d nach dem decken ein embryo unblutig ausgespuelt. unmittelbar nach dem spuelen wurden antibiotika intrauterin infundiert und prostaglandine i.m. injeziert. der embryo wurde eingefroren und in fluessigem stickstoff aufbewahrt. 4 d nach der spuelung kam es bei der stute zur ovulation. 8 d spaeter wurde der embryo aufgetaut und unblutig in dieselbe stute implantiert. dieser transfer fuehrte zur traechtigkeit.

**t811 - 0692 fusion embryonaler mauszellen mittels peg**

brockmann, gudrun; roschlau, knut. - in: arch. tierzucht. - berlin 31(1988)4. - 407 - 417 : 1 abb., 4 tab., 21 lit., zus. in russ., engl. - nach zus.. - b14=za 2286
**60.50.10.25.; 60.45.40.**
*mus; zellkern; klon; fruchtbarkeit; +gentechnik; +polyethylenglycol;*
es werden moeglichkeiten zur manipulation der reproduktion in erwaegung gezogen, um die rekombination des elterl. erbgutes zu umgehen. exper. zur klonierung erfordern sichere methoden der zellkernuebertragung zwischen zellkerndonor und -rezipientenzelle. in der vorliegenden arbeit wurde die polyethylenglycol(peg)-induzierte zellfusion fuer die zellkernuebertragung zwischen embryonalen zellen frueher furchungsstadien der maus getestet. unter verschiedenen handelsuebl. peg-sorten wurden mit peg 4000 (buna) nach einer behandlung von intakten mausembryonen im 2-zell-stadium ueber 1,0 und 1,5 min in 45%iger peg-loesung die signifikant hoechsten fusionseffektivitaeten von 35,5 bzw. 30,9 % erzielt. die fusionsprodukte entwickelten sich in vitro bis zur blastozyste.

## 61.10.15. be- und verarbeitungstechnologie; technik; verpackung (fleisch, eier)

**t811 - 0693** soft scald induced damage of chicken skin (eng)
thomas, c. j.; mcmeekin, t. a.; mccall, d. - in: brit. poultry sci.. - edinburgh 28(1987)4. - s. 659 - 662 : 6 abb., 8 lit. - arb.st:dep. of agric. sci., univ. of tasmania, gpo box 252 c, hobart, tasmania, australia. - ha133
**mildes bruehen induziert schaeden in der huehnerhaut**
61.10.15.10.
*huhn; schlachten; bruehen; gefieder; ruspfen; haut;*
die kombinierte anwendung von milden bruehen (bruehtemp. 50...54 cel) und mechan. federrupfen fuehrte zwar zu keiner gesicherten entfernung von epidermisgewebe an der hautoberflaeche von kommerziell verarbeiteten mastkueken. mildes bruehen und rupfen verursachten aber eine partielle trennung des stratum corneum vom darunter befindl. keimgewebe ebenso wie eine signifikante schaedigung der zellen dieses gewebes. hiervon waren bes. die zellen dicht an der gewebsgrenze epidermis-haut betroffen. - h.hattenhauer / merbitz.

## 61.10.20. analytik; zusammensetzung; qualitaet (fleisch, eier)

**t811 - 0694** effect of a single injection of adrenaline on shell ultrastructure in a series of eggs from domestic hens (eng)
sarah e. solomon; hughes, b. o.; gilbert, a. b. - in: brit. poultry sci.. - edinburgh 28(1987)4. - s. 585 - 588 : 10 abb., 6 lit. - arb.st:univ. of glasgow school of vet. med., bearsden road, bearsden, glasgow. - ha133
**einfluss einer einmaligen adrenalininjektion auf die ultrastruktur der eischale in einer serie von huehnereiern**
61.10.20.
*huhn; eischale; impfen; adrenalin; struktur;*
an hennen wurde je 1 mg adrenalin (a) in 1 ml wasser s.c. appliziert und die schalenstruktur der ersten 3 danach gelegten eier mit der von vorher von derselben henne gelegten und mit der von kontrolleiern von unbehandelten hennen verglichen. das erste ei nach der a-behandlung war im wesentlichen normal. aber das jeweils 2. oder 3. ei wies in allen geweben von der mamilla- bis zur kutikulaschicht elektronenmikroskopisch nachgewiesene schwere strukturelle veraenderungen auf. eier, die 20 d oder laenger nach a-behandlung gelegt wurden, waren normal. eier, die nach stoerungen oder stressen der tiere gelegt werden, sind demnach auch in ihrer schalenstruktur geschaedigt. - h. hattenhauer / merbitz.

**t811 - 0695** factors affecting egg yolk pigmentation (eng)
hunton, p. - in: poultry internat.. - mount morris, ill. 26(1987)13. - s. 64 : 2 tab.. - ha133

**die dotterfaerbung beeinflussende faktoren**
**61.10.20.; 60.45.25.05.05.07.02.**
*huhn; eidotter; farbe; futtermittel; karotin; xanthophyll;*
die dotterfarbe (df) wird weitgehend vom vorhandensein von farbstoffen (f) oder deren vorstufen im futter bestimmt. welche df vom verbraucher bevorzugt wird, ist in einzelnen laendern bzw. gebieten unterschiedlich. die bestimmung der df wird i. allg. nach der roche-farbskala vorgenommen. df wird durch gelbe und rote oxicarotenoide hervorgerufen, die mit dem futter aufgenommen und unveraendert im dotter abgelagert werden. die menge der f im dotter ist abhaengig von der gesamtmenge an f im futter und von genetisch bedingten unterschieden der individuen. zusaetzlich zu den in den futterbestandteilen vorhandenen f koennen synthetisch hergestellte eingesetzt werden. eine vorhersage der df ist schwierig, wurde aber von north (1981) auf der basis des xanthophyll-gehaltes versucht. - e. hoegel / merbitz.

**t811 - 0696** egg grading as a form of quality control (eng)
overfield, n. d. - in: poultry. - doetinchem 3(1987)3. - s. 10 - 12 : 1 tab., 8 abb. - arb.st:agric. development advisory serv. leeds, uk. - b14=zb 4247
**eiersortierung als eine form der qualitaetskontrolle**
**61.10.20.**
*huhn; ei; eiqualitaet; sortieranlage; markt;*
qualitaetskontrolle ist ein notwendiger bestandteil des vermarktungsprozesses jedes produktes. die eiersortierung ist eine form der qualitaetskontrolle, in der die eier indentifiziert, klassifiziert und separiert werden. sie hat fuer verbraucher und erzeuger vorteile, besitzt fuer beide aber auch nachteile. in grossbritannien sind eiersortiersysteme seit 1929 eingefuehrt. seit 1973 muessen alle eier, die auf den markt kommen, nach dem eg-standard sortiert sein. - h. hattenhauer / merbitz.

**t811 - 0697** caracterisation anatomique de la carcasse de la canette de barbarie (cairina moschata l.) (fre)
ricard, f. h. - in: ann. zootechn.. - paris 36(1987)2. - s. 109 - 119 : 6 tab., 10 lit., zus. in engl.. - unter techn. mitarb. von g. marche ; . - b14=za 1162
**anatomische charakterisierung des schlachtkoerpers der barbarie-ente (cairina moschata l.)**
**61.10.20.; 60.45.25.15.05.06.**
*ente; schlachtkoerper; keule; haut; wachstum;*
der schlachtkoerper der barbarie-ente setzt sich folgendermassen zusammen: brustanteil 16,2, bauchfett 4,1, s.c. fettablagerungen 4,0, und die abgeloeste haut ohne fluegel 10,7 %. die korrelationen zwischen der bruttomasse der verschiedenen teile waren hoch, die zwischen der lm und den fettdepot-anteilen lagen bei 0,6. die korrelationen ergaben eine rel. unabhaengigkeit zwischen der entwicklung der haut und der des fettgewebes. ergebnisse 3 anderer versuche mit 10 wo. alten barbarie-enten lauteten uebereinstimmend. wie beim huhn vermittelt die summe von keule + bein ein klares bild vom anteil der haut und dem s. c. fett des ges. schlachtkoerpers. die ergebnisse sind fuer gefluegelschlachtbetriebe interessant. - h. busse.

## 61.20.25. analytik; zusammensetzung; qualitaet (getreide und mischfutter)

**t811 - 0698 zur mikroskopischen differenzierung von "ramie-meal" in gruenmehlen**
hohmann, b. - in: landwirtsch. forsch.. - frankfurt/m. 29(1987)4. - s. 269 - 273 : 2 abb., 5 lit., zus. in engl., franz. - nach zus.. - b14=z 307
**61.20.25.; 61.20.20.**
*mischfutter; mischfutterkomponente; urticaceae; trockengruenfutter; nachweis; laborverf; +ramie;*
blaetter der ramie-pflanze (boehmeria nivea (l.) gaudich, fam. urticaceae), die in anbaulaendern bei der gewinnung der nesselfaser mit anfallen und dort verfuettert werden, kommen gelegentlich im getrockneten zustand in europa in den handel, um als "gruenmehl" mischfuttern zugesetzt zu werden. um den futtermittelmikroskopiker eine identifizierung eines derart.

materials im vermahlenen zustand zu ermoeglichen, wurden die wichtigsten anatom. differenzierungsmerkmale erarbeitet und aufgezeigt. bei ramie-blaettern findet man im mikroskop. flaechenbild, das man ja meist in vermahlenen materialien antrifft, eine reihe von typ. elementen.

## Inhaltsverzeichnis

Seite

# notationsregister

# n o t a t i o n s r e g i s t e r

# n o t a t i o n s r e g i s t e r

# BIOMETRICAL JOURNAL

Journal of Mathematical Methods in Biosciences

Edited at Karl-Weierstraß-Institut of Mathematics, Academy of Sciences of the GDR, by Erna Weber (Berlin), Editor-in-Chief
Editors: Heinz Ahrens (Berlin), Klaus Bellmann (Berlin)
Assisted by an international Editorial Board


The Biometrical Journal was founded for the purpose of publishing contributions on mathematical control of biosciences.
The scope includes papers on new theoretical aspects of mathematics and its application to biological sciences in the widest sense of the definition (including biology, medicine, agricultural science, forestry) or on the application of known mathematical and statistical methods to new areas. These may be methods of mathematical statistics an approaches to mathematical cybernetics model building of biological systems with due consideration of electronic data processing. Accepted for publication: original papers, summary reports on the latest developments in the above areas, proceedings and book reviews.
*Of interest to* Biologists, anthropologists, psychologists, physicians, agricultural and forestry theorists, and mathematicians dealing with statistics.
Biometrical Journal is indexed in Current Contents/Physical, Chemical & Earth Sciences, Science Citation Index Automatic Subject Citation Alert, CompuMath Citation Index and Journal Contents in Quantitative Methods.


Published yearly, 1 volume (8 numbers).
Volume 29, 1987.
17 cm by 24 cm. Annual list of contents.
Annual subscription DM 336,—; single number DM 42,—.
Order number: 1060. ISSN 0323-3847.


Orders can be sent

- *in the GDR* to Postzeitungsvertrieb or to Akademie-Verlag Berlin, Leipziger Str 3—4, PF 1233, DDR-1086 Berlin;
- *in the other socialist countries* to a bookshop for foreign language literature or to the competent news-distributing agency,
  *in the FRG and Berlin (West)* to a bookshop or to the wholesale distributing agency Kunst und Wissen, Erich Bieber OHG, Wilhelmstraße 4, D-7000 Stuttgart 1,
- *in the other Western European countries* to Kunst und Wissen, Erich Bieber GmbH, General Wille-Straße 4, CH-8002 Zürich,
- *in USA and Canada* to VCH Publishers, Inc., 303 NW 12th Avenue, Deerfield Beach, FL 33442-1788, USA,
- *in other countries* to the international book- and journalselling trade; to Buchexport, Volkseigener Außenhandelsbetrieb der DDR, Postfach 160, DDR-7010 Leipzig, or to Akademie-Verlag Berlin, Leipziger Str. 3—4, PF 1233, DDR-1086 Berlin.


AKADEMIE-VERLAG · BERLIN
Leipziger Str. 3—4, DDR-1086 Berlin

| Größenart | SI-Einheit | EDV-gerechte Schreibw. in den „agroselekt“-Heften | weitere übliche Einheiten | EDV-gerechte Schreibweise in den „agroselekt“-Heften | Umrechnungen |
|---|---|---|---|---|---|
| Kraftmoment (Drehmoment) | Newtonmeter (N · m) | n · m | mN · m, N · cm, kN · m | mn · m, n · cm, kn · m | 1 N · m = 1 $m^2 \cdot kg \cdot s^{-2}$<br>1 kp · m = 9,81 N · m |
| Dynamische Viskosität | Pascalsekunde (Pa · s) | pa · s | mPa · s | mpa · s | 1 Pa · s = 1 N · s/$m^2$<br>1 Poise (P) = 0,1 Pa · s |
| Kinematische Viskosität | ($m^2$/s) | m2/s | $mm^2$/s | mm2/s | 1 $m^2$/s = 1 Pa · s · $m^3 \cdot kg^{-1}$<br>1 Stokes (St) = 1 $cm^2$/s = = $10^{-4}$ $m^2$/s |
| Arbeit | Joule (J) | j | mJ, kJ, MJ, GJ, TJ, W · h, kW · h, MW · h, GW · h, TW · h | mj, kj, maj, gj, tj, w · h, kw · h, maw · h, gw · h, tw · h | 1 J = 1 N · m<br>1 W · h = 3,6 kW · s = 3,6 kJ<br>1 cal = 4,19 J<br>1 kcal = 4,19 kJ<br>1 kp · m = 9,81 J ≈ 10 J<br>1 erg = $10^{-7}$ J |
| Leistung | Watt (W) | w | µW, mW, kW, MW, GW | myw, mw, kw, maw, gw | 1 W = 1 J/s<br>1 kp · m/s = 9,81 W<br>1 kcal/s = 4,19 kW<br>1 kcal/h = 1,16 W<br>1 erg/s = $10^{-7}$ W<br>1 PS = 735,5 W |
| Temperatur | Kelvin (K) | k | mK, kK, °C | mk, kk, cel | |
| Wärmemenge | Joule (J) | j | mJ, kJ, MJ, GJ | mj, kj, maj, gj | 1 cal = 4,1868 J<br>1 kcal = 4,19 kJ |
| Exposition (Ionendosis) | Coulomb je Kilogramm (C/kg) | c/kg | µC/kg, mC/kg | myc/kg, mc/kg | 1 C/kg = 1 $kg^{-1}$ · s · A<br>1 Röntgen (R) = = 2,58 · $10^{-4}$ C/kg |
| Energiedosis | Gray (Gy) | gy | µGy, mGy kGy | mygy, mgy, kgy | 1 Gy = 1 J/kg = 1 $m^2 \cdot s^{-2}$<br>1 Rad (rd) = $10^{-2}$ Gy |
| Aktivität | Becquerel (Bq) | bq | mBq, kBq, MBq, GBq, TBq | mbq, kbq, mabq, gbq, tbq | 1 Bq = 1 $s^{-1}$<br>1 Curie (Ci) = 3,7 · $10^{10}$ Bq = = 37 GBq |
| Stoffmenge | Mol (mol) | mol | µmol, mmol, kmol | mymol, mmol, kmol | |

**Vorsätze zur Bildung von Vielfachen und Teilen von metrischen Einheiten**

| Vorsatz | Kurzzeichen | Bedeutung | EDV-gerecht in den „agroselekt“-Heften | Vorsatz | Kurzzeichen | Bedeutung | EDV-gerecht in den „agroselekt“-Heften |
|---|---|---|---|---|---|---|---|
| Tera | T | $10^{12}$ | t | Dezi | d | $10^{-1}$ | d |
| Giga | G | $10^{9}$ | g | Zenti | c | $10^{-2}$ | c |
| Mega | M | $10^{6}$ | ma | Milli | m | $10^{-3}$ | m |
| Kilo | k | $10^{3}$ | k | Mikro | µ | $10^{-6}$ | my |
| Hekto | h | $10^{2}$ | h | Nano | n | $10^{-9}$ | n |
| Deka | da | $10^{1}$ | da | Piko | p | $10^{-12}$ | p |

## Ausgewählte SI-Einheiten in EDV-gerechter Schreibweise und deren Umrechnung

Grundlage: DDR-Standard TGL 31548 „Einheiten physikalischer Größen", 1979

Zur eindeutigen Unterscheidung von Einheitenvorsätzen und Einheitenprodukten werden die Vorsätze ohne Leerstelle zur Einheit geschrieben und die Produkte mit Multiplikationszeichen.

| Größenart | SI-Einheit | EDV-gerechte Schreibw. in den „agroselekt"-Heften | weitere übliche Einheiten | EDV-gerechte Schreibweise in den „agroselekt"-Heften | Umrechnungen |
|---|---|---|---|---|---|
| Länge | Meter (m) | m | nm, μm, mm cm, dm, km | nm, mym, mm, cm, dm, km | |
| Fläche | Quadratmeter ($m^2$) | m2 | $mm^2$, $cm^2$, $dm^2$, $km^2$, ha f. Landw. | mm2, cm2, dm2, km2, ha | 1 ha = 10000 $m^2$ |
| Volumen | Kubikmeter ($m^3$) | m3 | $mm^3$, $cm^3$, $dm^3$, $km^3$, μl, ml, cl, dl, l, hl | mm3, cm3, dm3, km3, myl, ml, cl, dl, l, hl | |
| Ebener Winkel | Radiant (rad) | rad | μrad, mrad °, ', " | myrad, mrad, deg, mnt, sec | 1° = 17,45 mrad<br>1' = 290,9 μrad<br>1" = 4,85 μrad |
| Zeit | Sekunde (s) | s | ns, μs, ms, ks, min, h, d, Mon., a | ns, mys, ms, ks, min, h, d, mon., a | |
| Frequenz | Hertz (Hz) | hz | kHz, MHz, GHz, U/s, U/min = 1/min U/h = 1/h | khz, mahz, ghz, U/s, U/min, U/h | 1 Hz = 1/s<br>1/min = $1{,}667 \cdot 10^{-2}$ Hz<br>1/h = $2{,}778 \cdot 10^{-4}$ Hz |
| Geschwindigkeit | (m/s) | m/s | m/min, m/h, km/h | m/min, m/h, km/h | 1 m/min = $1{,}667 \cdot 10^{-2}$ m/s<br>1 m/h = $2{,}778 \cdot 10^{-4}$ m/s<br>1 km/h = 0,278 m/s |
| Masse | Kilogramm (kg) | kg | μg, mg, Mg, dt, t, kt, Mt | myg, mg, mag/dt, t, kt, mat | |
| Dichte | ($kg/m^3$) | kg/m3 | $kg/dm^2$, $g/cm^3$, $Mg/m^3$, kg/l, $t/m^3$ | kg/dm3, g/cm3, mag/m3 kg/l, t/m3 | |
| Kraft | Newton (N) | n | μN, mN, kN, MN | myn, mn, kn, man | 1 N = $1\ m \cdot kg \cdot s^{-2}$<br>1 kp = 9,81 N<br>1 dyn = $10^{-5}$ N |
| Druck | Pascal (Pa) | pa | μPa, mPa, kPa, MPa | mypa, mpa, kpa, mapa | 1 $kp/cm^2$ = $9{,}81 \cdot 10^4$ Pa<br>1 at = $9{,}81 \cdot 10^4$ Pa<br>1 m WS = 9,81 kPa<br>1 mm WS = 9,81 Pa<br>1 atm = 0,1 MPa |

Fortsetzung 3. Umschlagseite